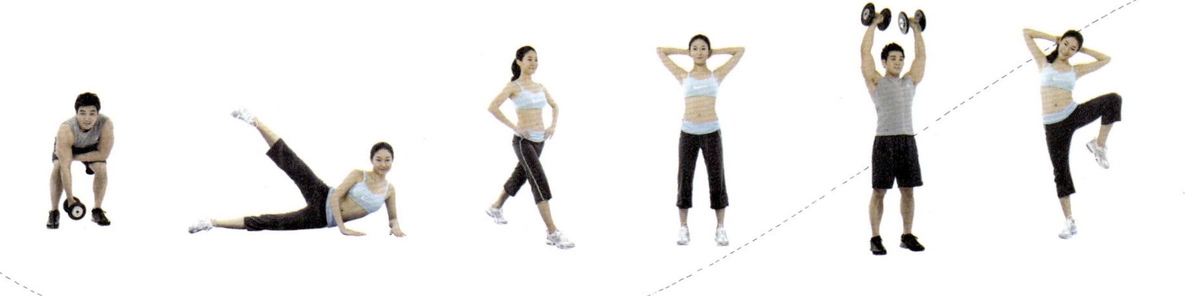

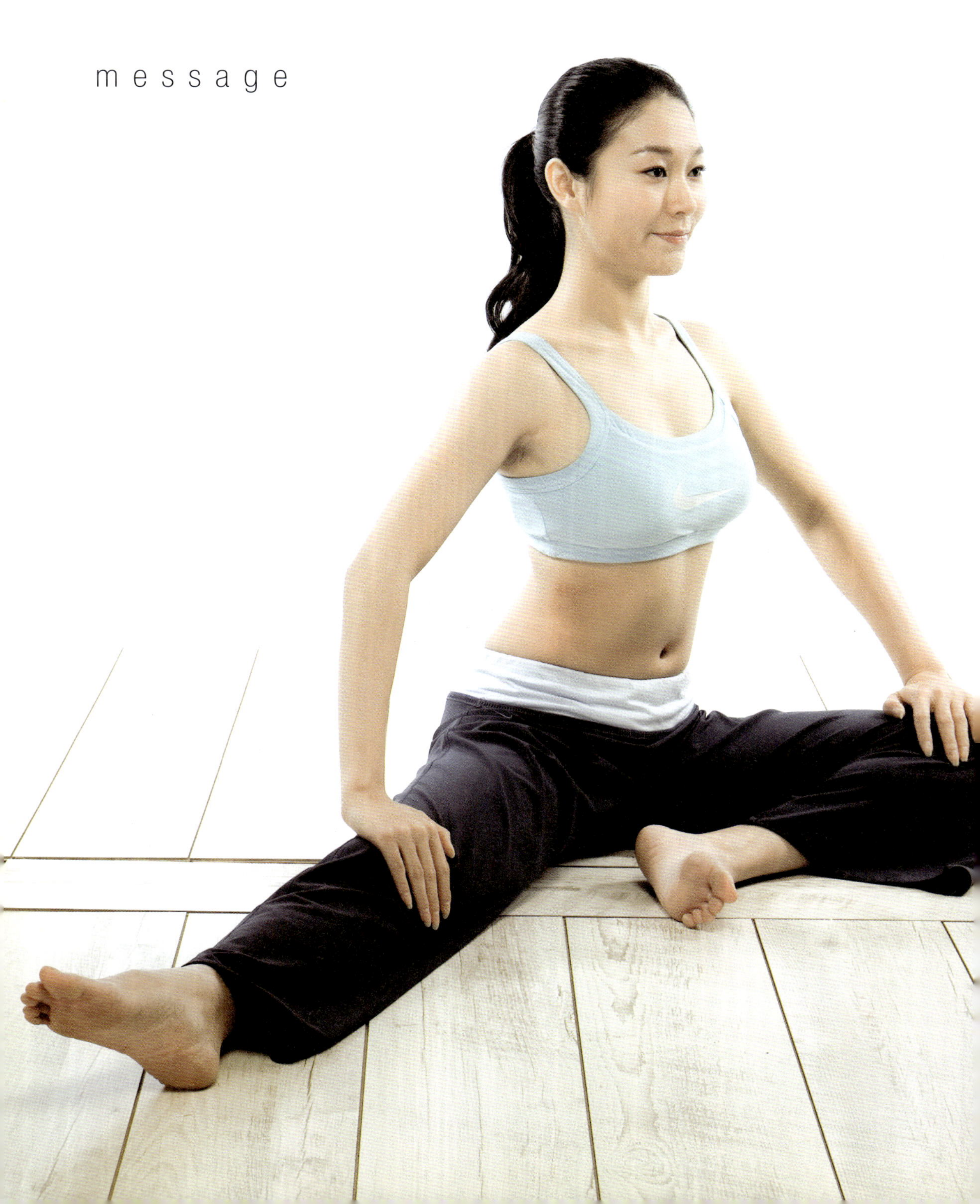
message

예전에 미국의 한 유명한 잡지사에서 각 분야별로 성공한 사람들을
선정해 이들의 특징을 정리한 기사가 있었다.
이 기사에 의하면 사회적으로 성공한 이들의 공통점은
대부분 배가 나오지 않았다는 것이다.
즉, 이제 날씬하고 건강한 몸매는 아름다움, 나아가서는
철저한 자기 관리와 자신감의 상징으로 여겨지고 있다.
두둑한 뱃살은 이제 더 이상의 부나 인격의 상징이 아니다.
자기 관리에 게으른 사람의 표상일 뿐 아니라 각종 성인병을 일으키는
주범이라 할 수 있다.
그 동안 뱃살 빼기에 수없이 실패했더라도 이번에는 반드시 성공할 수 있다!
단, 무작정 굶거나 윗몸 일으키기만 열심히 하는
원시적인 다이어트 방법에서 벗어나야 한다.
자신의 복부비만 원인을 알고, 그에 맞는 운동법과 식이요법,
생활법을 찾아 완벽하게 짜여진 뱃살 빼기 프로그램에 도전해 보자.
머지않아 모두 부러워하는 멋진 복근을 갖게 될 것이다.
중요한 것은 할 수 있다는 의지와 인내심이다.
자신감을 갖고 지금 바로 시작해 보자!

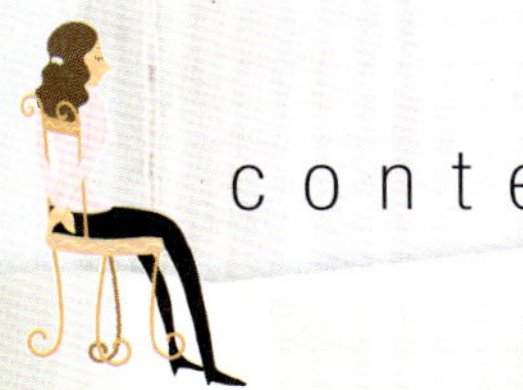

contents

두 가지 책속 부록

1

트레이너 변정민의
몸 만들기 6주 파워트레이닝

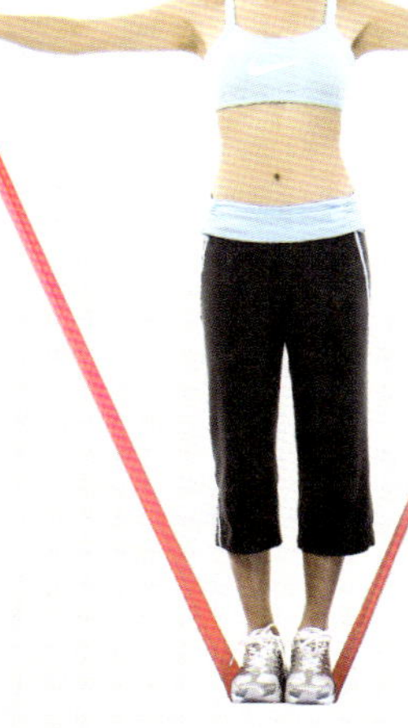

2

신나게 뱃살 빼는
다이어트 댄스

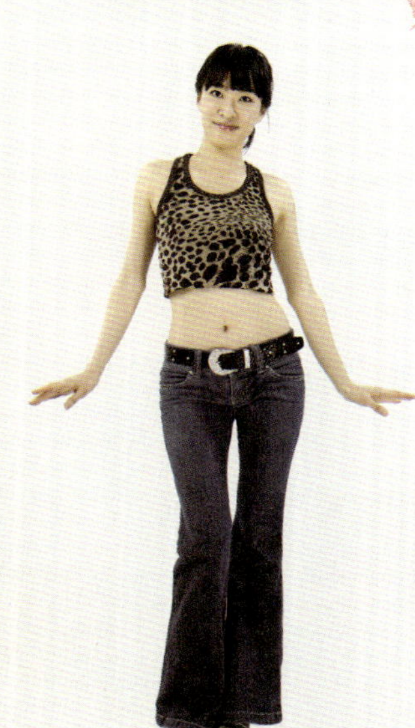

part 1

뱃살,
알고 빼자

chapter 1
위험한 뱃살의 정체
뱃살에 관한 오해 풀기 ·············· 14
왜 배가 나올까 ·············· 18
뱃살에 대해 꼭 알아야 할 것 ·············· 22
뱃살이 건강에 치명적인 이유 ·············· 24

chapter 2
복부비만의 타입별 해결 방법
아랫배 볼록형 ·············· 28
윗배 볼록형 ·············· 30
옆구리 비어짐형 ·············· 32
풍만한 남산형 ·············· 34

chapter 3
뱃살 빼는 운동 · 생활 · 식사 법칙
뱃살 빼는 운동 법칙 ·············· 38
뱃살 빼는 생활 수칙 ·············· 40
뱃살 빼는 식사 법칙 ·············· 42
마인드 컨트럴 ·············· 44

part 2

확실한 뱃살 제거
프로그램 7

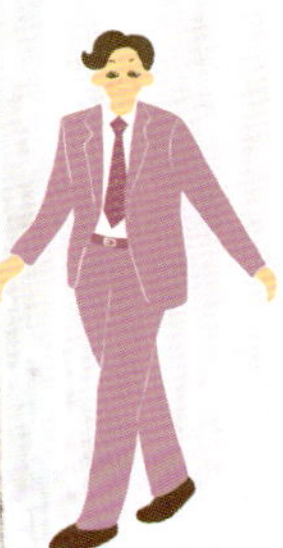

chapter 1
유산소 운동
워킹 ·············· 50
줄넘기 ·············· 52
자전거 ·············· 54
수영 ·············· 56
조깅 ·············· 58
등산 ·············· 59

chapter 2
부위별 복근 운동
복부 근육의 분류와 특징 ·············· 62
유연성을 길러주는 스트레칭 ·············· 64
초급자용 1단계 코스 ·············· 68
중급자용 2단계 코스 ·············· 74
상급자용 3단계 코스 ·············· 80

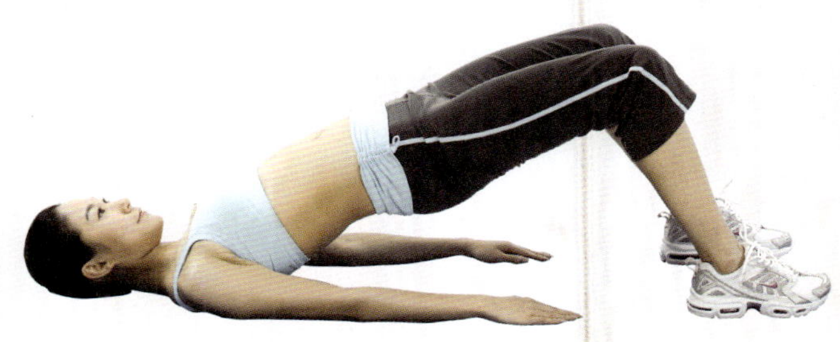

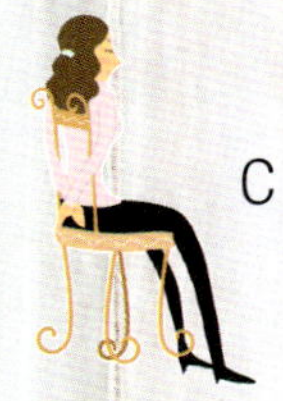

c o n t e n t s

chapter 3

우아하게 뱃살 빼는 요가

요가의 매력과 효과 ┈┈┈┈┈┈ 88

윗배를 날씬하게 해 주는 동작 ┈┈┈┈┈ 90

아랫배를 날씬하게 해 주는 동작 ┈┈┈┈┈ 94

전신의 균형을 잡아주는 동작 ┈┈┈┈┈ 98

chapter 4

신나게 뱃살 빼는 댄스타임

뱃살 빼는 다이어트 댄스 ┈┈┈┈┈┈ 104

chapter 5

뱃살 빼는 체질별 한방 요법

한방에서 보는 뱃살 ┈┈┈┈┈┈ 118

한방 병원 프로그램 ┈┈┈┈┈┈ 122

침 요법 ┈┈┈┈┈┈ 124

청혈 요법 ┈┈┈┈┈┈ 128

기타 한방 요법 ┈┈┈┈┈┈ 131

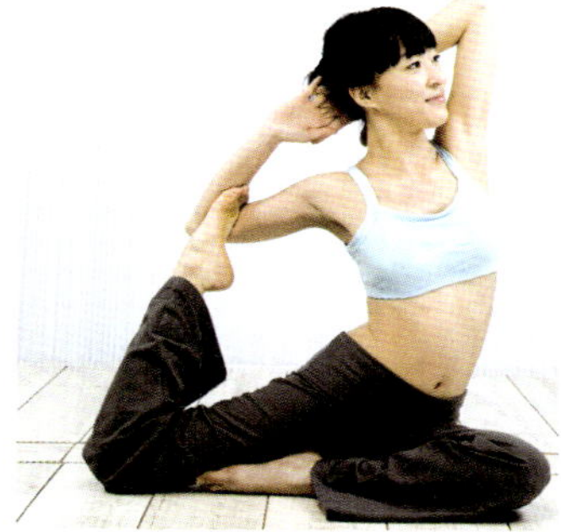

chapter 6

경락 마사지 & 지압법

무통 경락 마사지 ┈┈┈┈┈┈ 136

아로마 경락 마사지 ┈┈┈┈┈┈ 138

쉬운 지압법 ┈┈┈┈┈┈ 140

손가락 경락 지압법 ┈┈┈┈┈┈ 142

chapter 7

전문 치료법

약물 치료법 ┈┈┈┈┈┈ 144

주사 치료법 ┈┈┈┈┈┈ 146

지방 흡입술 ┈┈┈┈┈┈ 148

p a r t 3

복부를 탄력있게 유지하는 법

chapter 1
날씬한 복부를 유지하는 식사 원칙

무엇을 먹을까 ·········· 156
어떻게 먹을까 ·········· 160
얼마나 먹을까 ·········· 164
언제 먹을까 ·········· 168

chapter 2
생활 속 T.P.O 복근 스트레칭

Time 아침에 일어나서 ·········· 174
　　　 출·퇴근하면서 ·········· 176
　　　 잠자기 전 ·········· 178
Place 회사에서 ·········· 180
　　　 지하철에서 ·········· 182
　　　 거실에서 ·········· 184
Occasion 목욕할 때 ·········· 186
　　　 TV볼 때 ·········· 188

chapter 3
복부의 독소를 제거하는 해독 생활법

명상요법 ·········· 194
식이요법 ·········· 196
해독 경락 운동 ·········· 194

15분 Tips

36　허리띠의 길이가 길수록 수명은 짧아지는 'X'증후군
45　뱃살 찌는 사람들의 10가지 습관 vs
　　뱃살 안찌는 사람들의 10가지 습관
60　운동 후 피로 풀어 주는 발 맛사지
86　복근 운동 이것만은 지키자!
102　요가의 효과를 높이기 위한 10가지 방법
115　유산소 운동을 위한 휘트니스 센터 선택법
150　뱃살 빼주는 식품 & 체중 감량 보조제
170　혈액형으로 알아보는 내 몸에 맞는 식생활
172　뱃살 날리는 일주일 식단표
192　똑똑한 장보기 & 살 안찌는 요리 방법
202　뱃살 다이어트 중 올 수 있는 위험 신호!

Thanks To

촬영협찬　…　웨이브 휘트니스 (02-598-8466)
헤어&메이크업 …　제니하우스 청담점 (02-3448-7114)
의상협찬　…　나이키 (02-2006-5749),
　　　　　　영국 easyoga (02-552-1915)
소품협찬　…　영국 easyoga (www.easyoga.co.kr),
　　　　　　나움 (www.naum.biz / 0707-019-7575)
도움 주신 곳 …　강남 베스트클리닉 (02-592-4560),
　　　　　　자생한방병원 (02-3218-2000),
　　　　　　은영 요가클리닉 (02-2256-8858),
　　　　　　예한의원 해독클리닉 (02-254-2060)

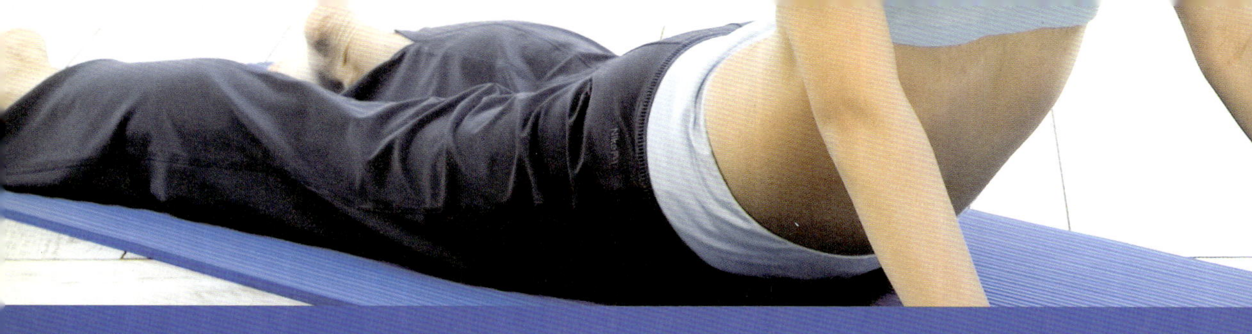

15분 포인트 요가

요가는 균형이 무너진 우리의 몸을 바르게 잡아준다. 인체의 중심이 흔들리고 균형이 무너지면 신체 불균형이 올 수 있다. 또한 이런 불균형은 우리 몸 곳곳에 영향을 미쳐 부분 비만의 원인이 된다. 하루 15분, 신체의 균형을 잡아 줄 수 있는 요가는 우리의 몸이 가장 필요로 하는 간단한 전신 운동법이다.

윗배를 날씬하게 만드는 동작

아르타 마센드라 자세 가부좌를 한 자세에서 오른쪽 다리를 왼쪽 다리 밖으로 옮기고 몸통을 비틀어 주는 자세. 소화불량 증세를 없애주고 상복부에 자극을 주어 군살을 빼준다.

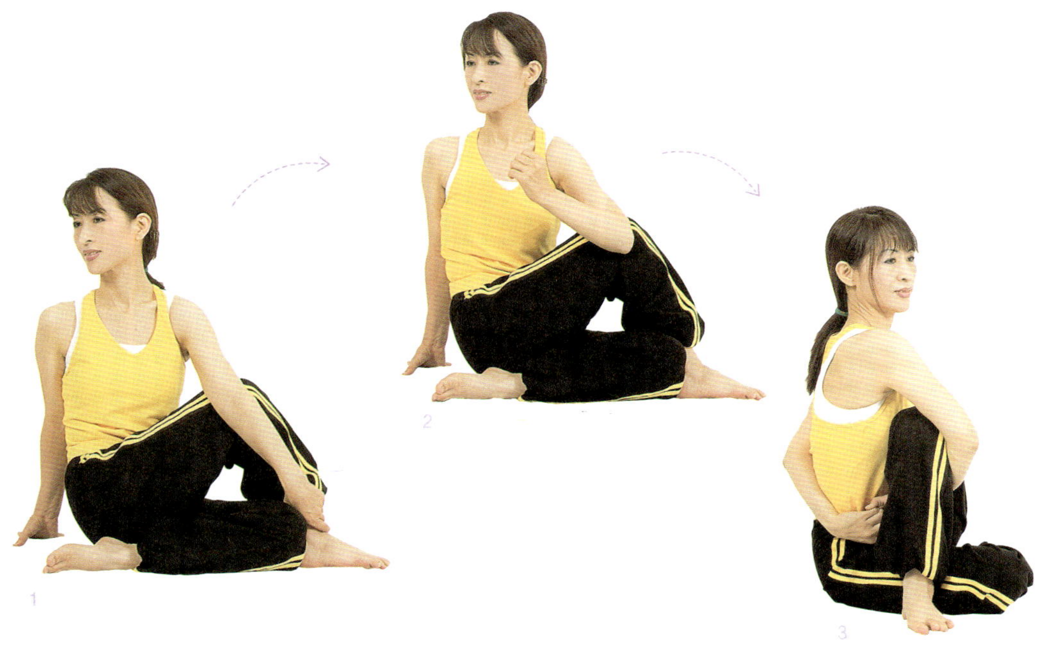

코브라 자세 │ 발끝과 손끝을 펴고 배꼽이 마루에서 떨어지지 않을 정도로만 상반신을 일으키는 자세. 전신의
근육이 펴지는 느낌이 들 때까지 그 자세에서 숨을 고른다.

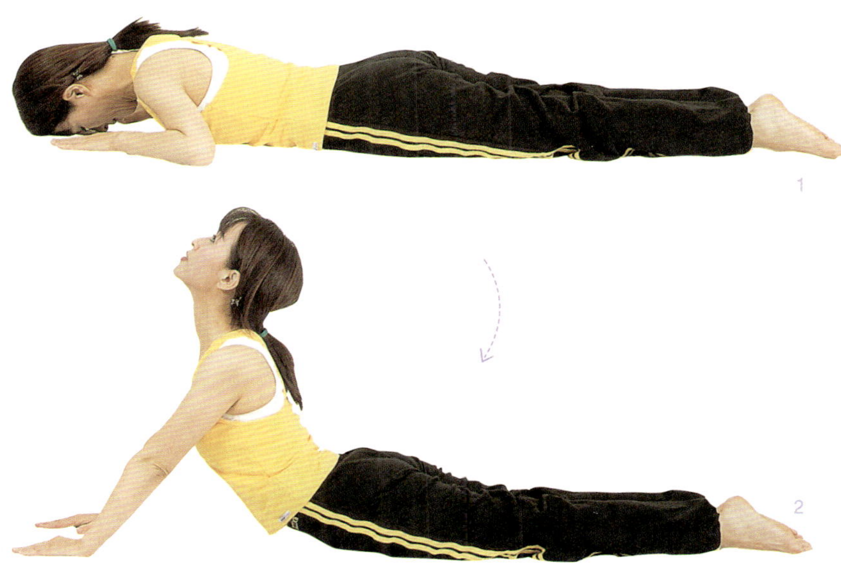

복부 비만 제거 자세 │ 팔꿈치를 바닥에 대고 고개를 뒤르 젖힌 다음 두 다리를 빠르게 위아래로 올렸다 내
렸다 하는 자세로 상복부의 지방을 분해하는 효과가 있다.

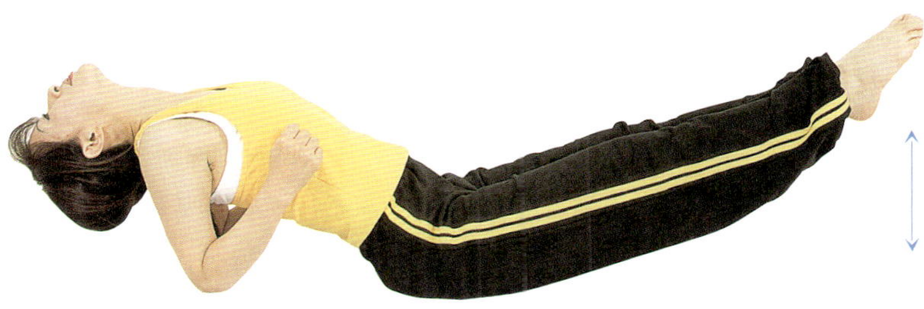

<table>
<tr><td rowspan="3">

**동작을 할 때
주의할 점**

</td><td>

① 요가는 공복에 하는 것이 가장 좋다.
  식사 후라면 3~4시간이 지난 후에 하는 것이 좋다.

</td></tr>
<tr><td>

② 몸을 불편하게 하는 속옷은 피하도록 하고 가능하면
  공기 중에 피부를 많이 노출해 피부 호흡을 유도한다.

</td></tr>
<tr><td>

③ 조용하고 은은한 색조의 장소가 좋으며
  담요 4장을 접은 정도의 두께 위에서 하는 것이 좋다.

</td></tr>
</table>

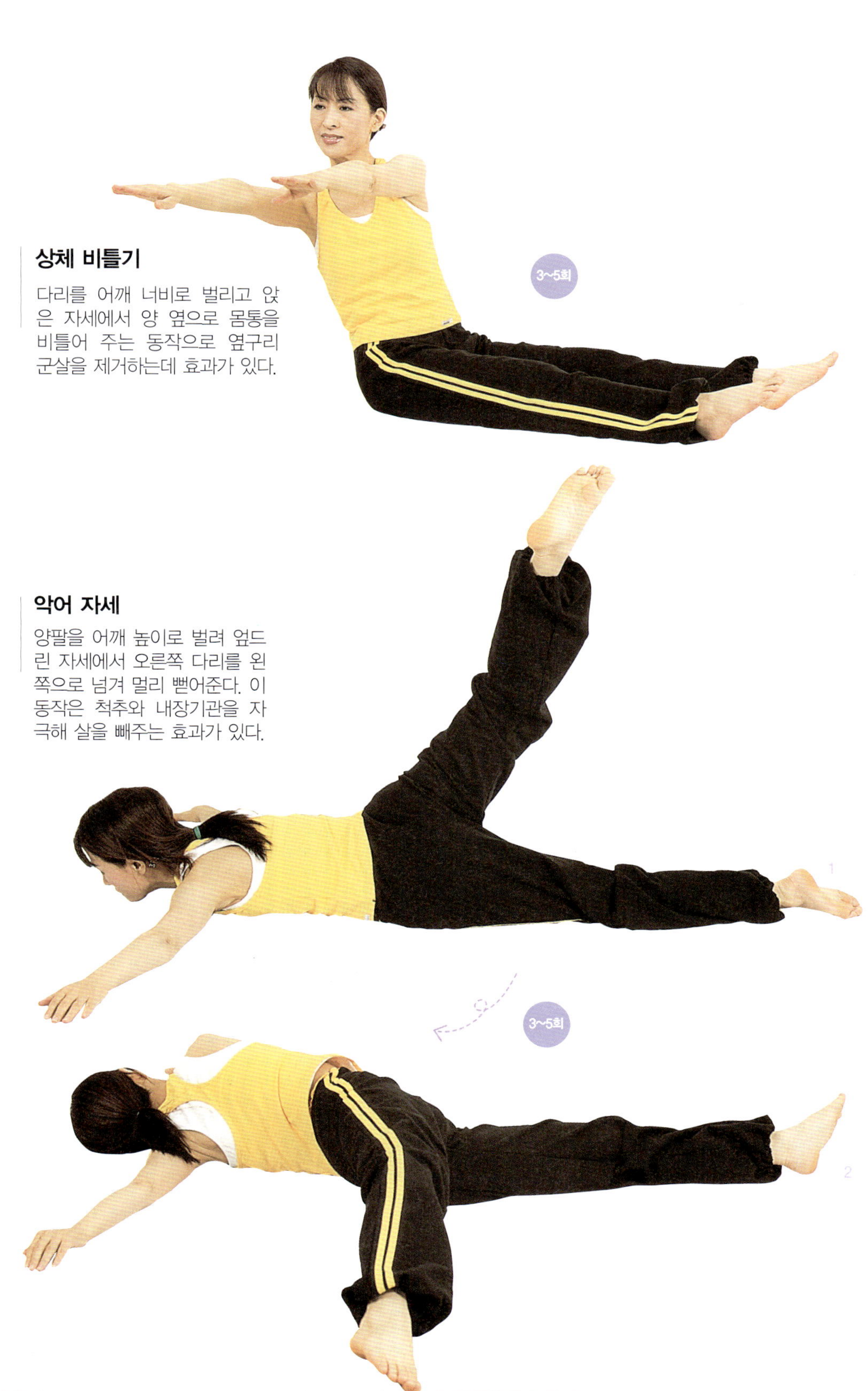

상체 비틀기

다리를 어깨 너비로 벌리고 앉은 자세에서 양 옆으로 몸통을 비틀어 주는 동작으로 옆구리 군살을 제거하는데 효과가 있다.

악어 자세

양팔을 어깨 높이로 벌려 엎드린 자세에서 오른쪽 다리를 왼쪽으로 넘겨 멀리 뻗어준다. 이 동작은 척추와 내장기관을 자극해 살을 빼주는 효과가 있다.

아랫배를 날씬하게 만드는 동작

복식 호흡 │ 결가부좌의 편안한 자세로 척추를 쭉 펴고 앉아 가슴을 펴고 천천히 숨을 내쉰다. 호흡만 잘해도 뱃살은 빠진다.

단전 강화 자세 Ⅰ

손바닥으로 바닥을 짚고 앉은 다음 숨을 들이마시며 양쪽 다리를 들어올린다. 이 때 아랫배에 힘이 들어가는지 확인한다. 이 자세에서 팔을 앞으로 쭉 뻗는다. 아랫배에 힘이 들어가면서 하복부의 지방이 분해된다.

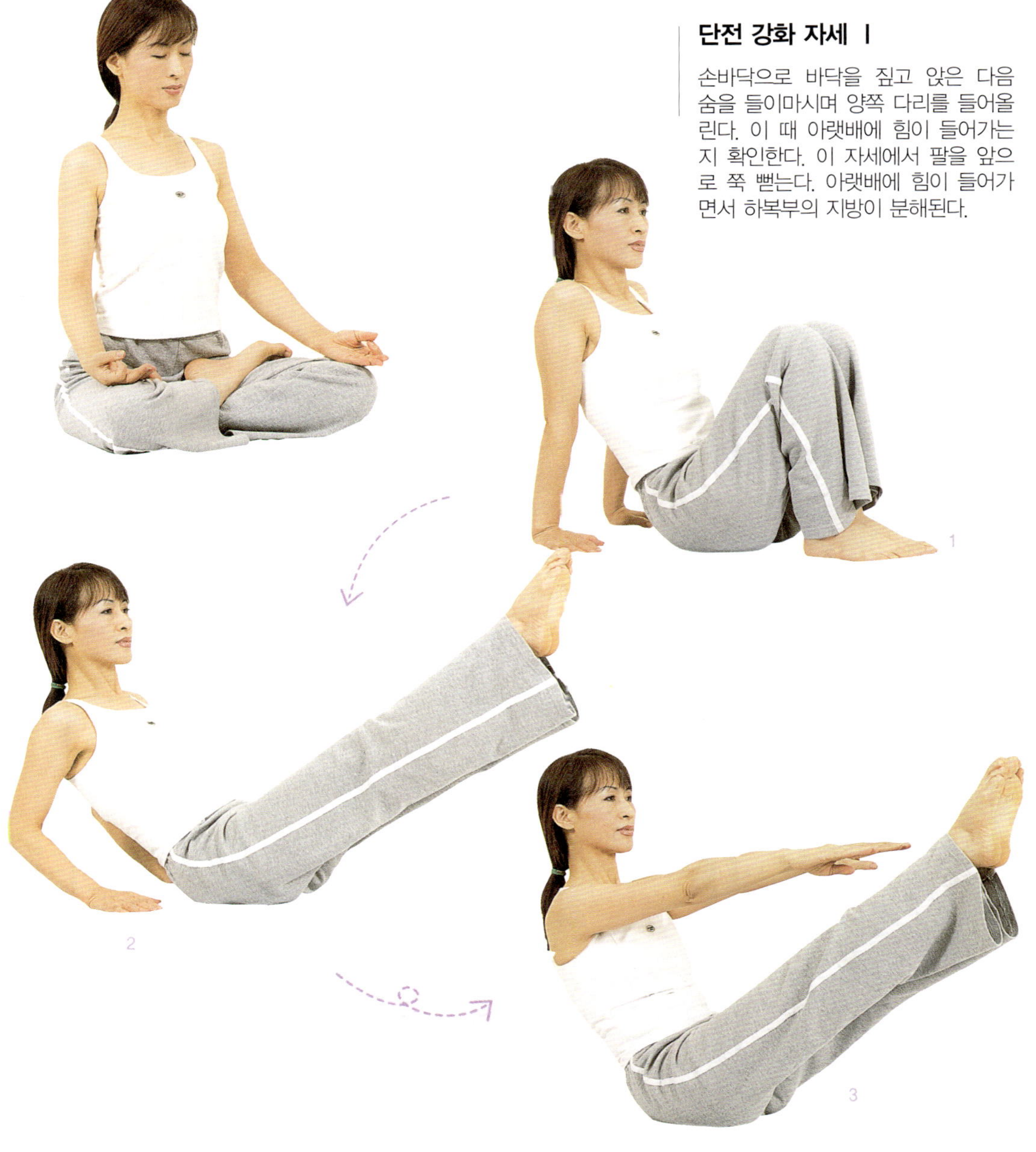

단전 강화 자세 II | 누워서 손을 만세 하듯 위로 쭉 뻗은 다음 숨을 짧게 내쉬면서 상체를 일으킨다. 상체를 일으킬 때는 아랫배를 두드리면서 힘을 준다. 숨을 내쉬면서 천천히 상체를 내린다.

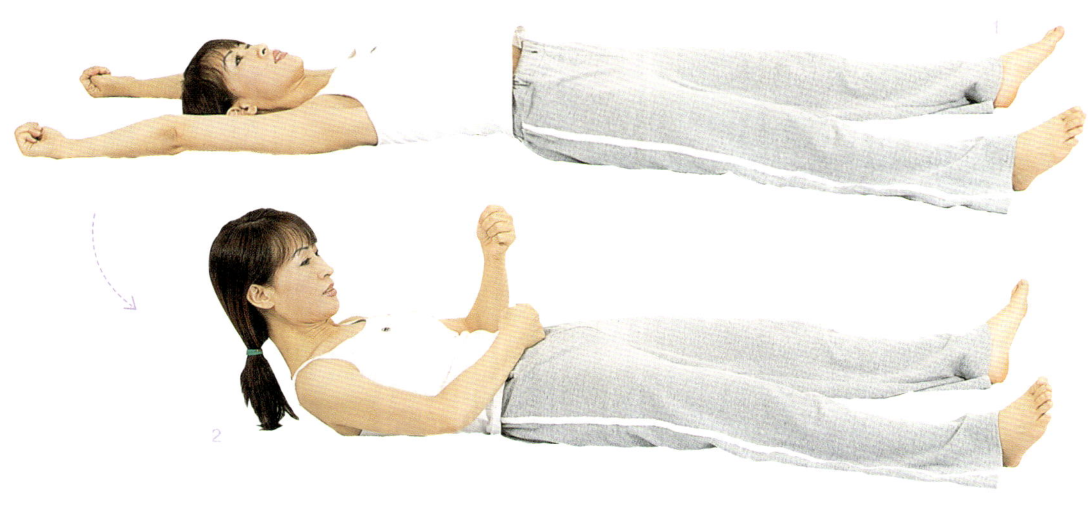

단전 통일 자세 | 다리를 어깨 너비로 벌리고 서서 발뒤꿈치를 들고 팔을 뒤로 뻗는다. 숨을 내쉬면서 무릎을 굽히고 팔은 앞으로 곧게 뻗는다. 이 자세에서 숨을 참고 아랫배로 전신의 힘을 모은다.

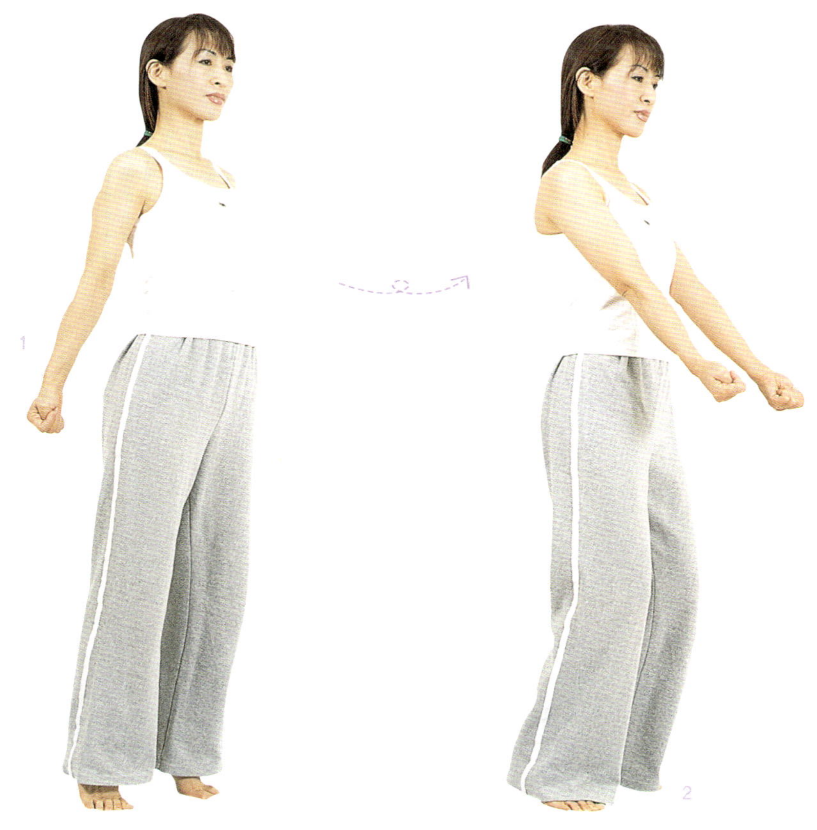

복근 운동 | 등을 똑바로 펴고 다리를 모으고 앉은 자세에서 엄지손가락이 안으로 가도록 주먹을 쥔다. 상체를 눕혀 팔꿈치를 바닥에 대고 몸을 지탱하면서 다리를 들어올렸다 내렸다를 반복한다.

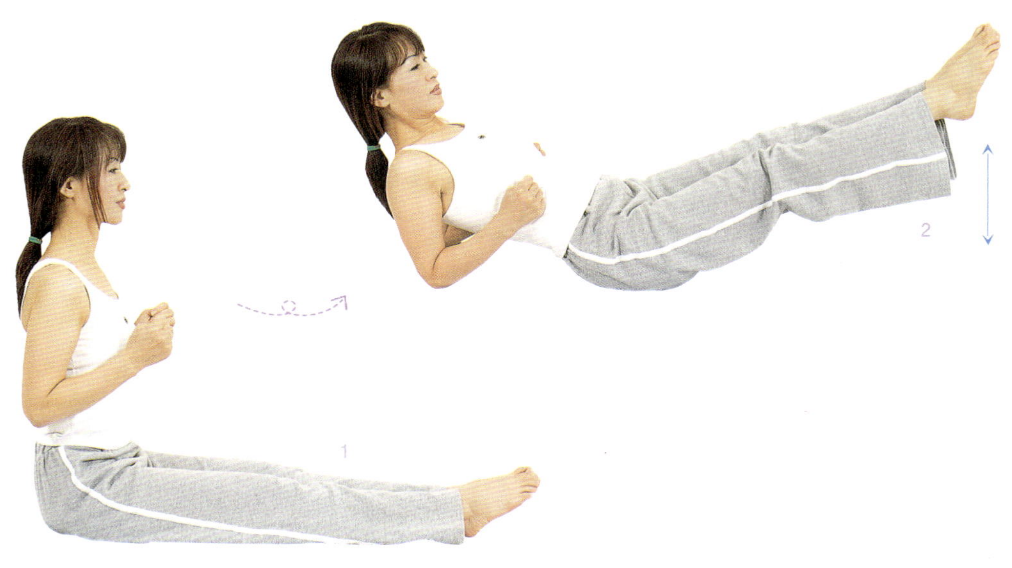

코브라 자세의 두 가지 변형 | 발 안쪽이 바닥에 닿도록 바닥에 엎드린 후 숨을 내쉬면서 상체를 들어올렸다 내렸다를 반복한다. 그런 다음 발바닥이 서로 맞붙게 발을 모으고 숨을 내쉬면서 상체를 상복부까지 들어올렸다 내렸다를 반복한다.

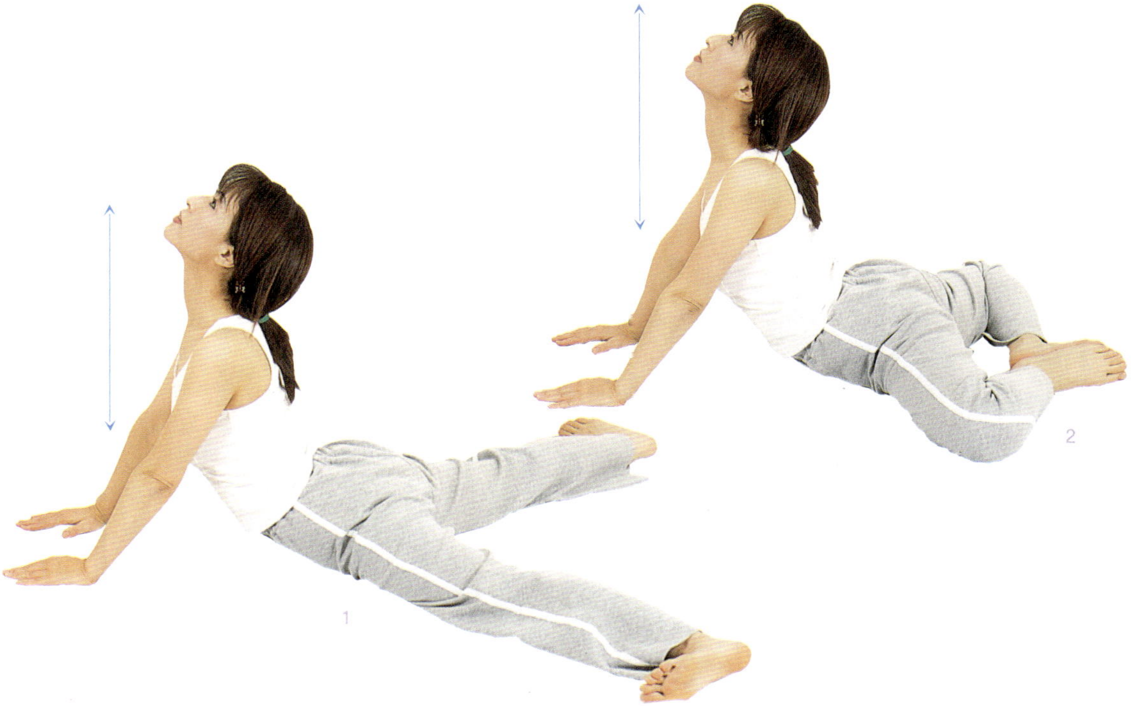

아랫배 강화 운동 | 양손을 머리 뒤로 깍지 끼고 눕는다. 엄지발가락을 맞대고 발뒤꿈치를 벌린 상태로 다리를 위아래로 움직여 허벅지 안쪽에 긴장감을 준다. 이는 내장기관을 단련시키는 작용을 한다.

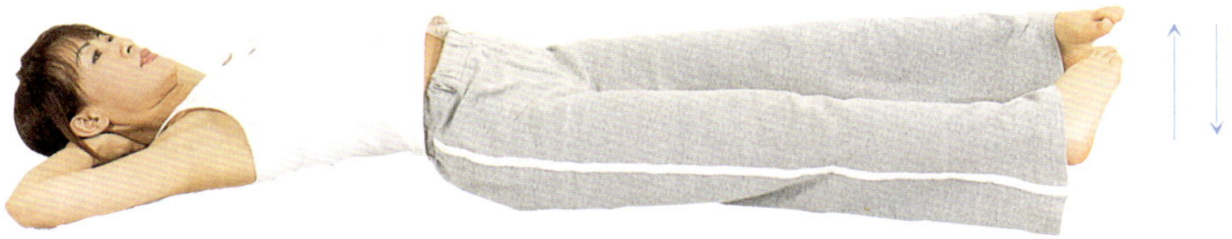

식전 호흡 | 무릎을 꿇고 앉아 오른손은 주먹을 쥔채 배에, 왼손은 배 위의 오른손을 감싼 다음 상체를 숙여 이마가 바닥에 닿게 한다. 이런 식전 호흡은 변비 해소에 도움이 된다.

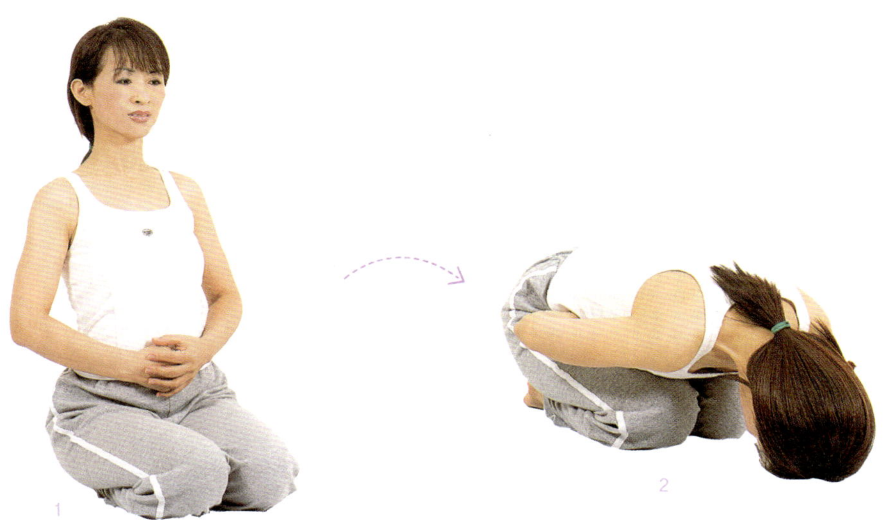

<table>
<tr><td rowspan="2">부위별
효과적인
동작</td><td>윗배 비만 : 상복부 비만은 장기를 둔화시키기 때문에 건강에도 위협받는다. 윗배를 날씬하게 하기 위해서는 척추신경을 자극하는 운동과 호흡법을 활용한다.</td></tr>
<tr><td>아랫배 비만 : 하복부 비만은 배설 기관의 이상과 관계가 깊다. 때문에 스트레스로부터 벗어날 수 있는 호흡법과 배설 기관에 해당되는 척추가 자극을 받을 수 있는 동작들을 주로 해준다.</td></tr>
</table>

전신의 균형을 잡아주는 동작

정화 체조 Ⅰ | 배를 대고 엎드린 다음 숨을 마시면서 턱을 치켜올려 상체를 뒤로 젖힌다. 다시 숨을 토하면서 엉덩이를 높이 들어올리고 팔을 앞쪽으로 벋으면서 상체가 바닥에 닿을 정도로 깊숙이 숙인다.

정화 체조 Ⅱ | 다리를 넓게 벌리고 서서 양손을 깍지 낀다. 숨을 들이마시면서 오른쪽부터 둥글고 크게 몸을 회전한다.

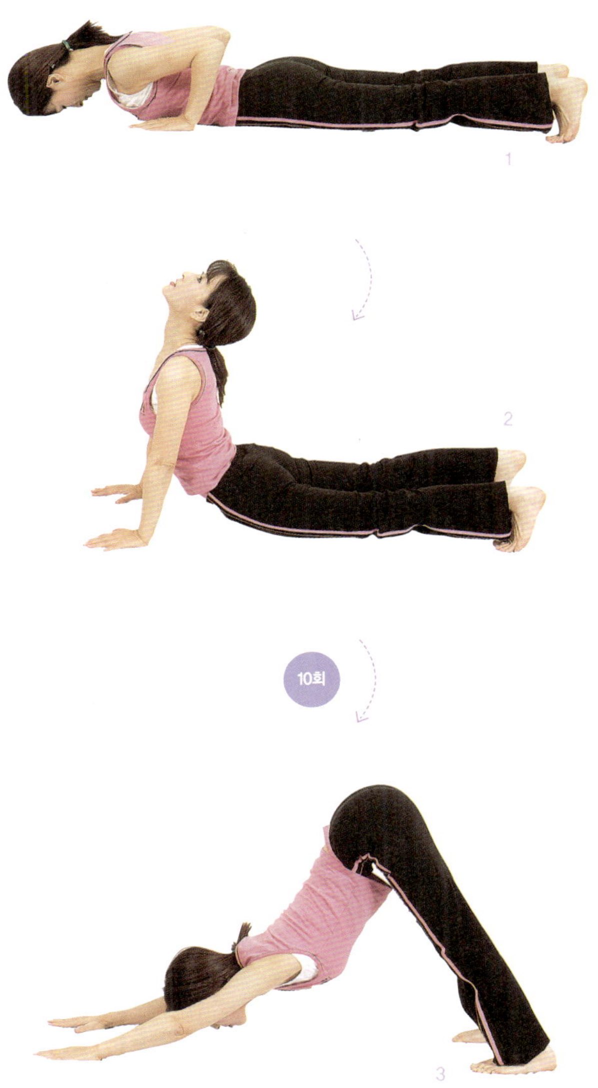

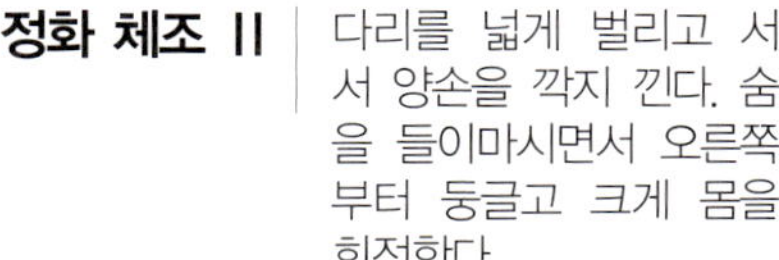

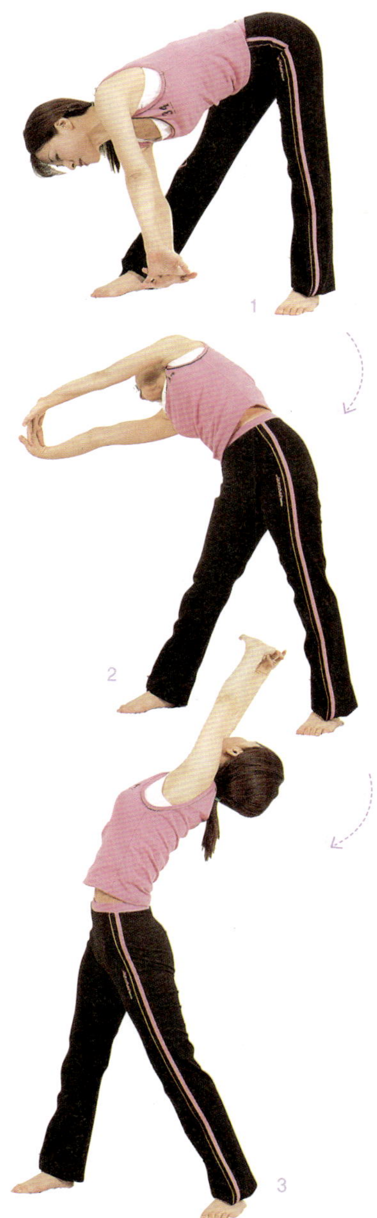

왼쪽 다리를 뒤로 구부려 왼손으로 발목을 잡고 오른손을 앞으로 뻗어 균형을 잡는다.
그 상태에서 상체를 앞으로 숙이면서 왼쪽 무릎을 들어준다. 반대쪽도 같은 방법으로 한다.

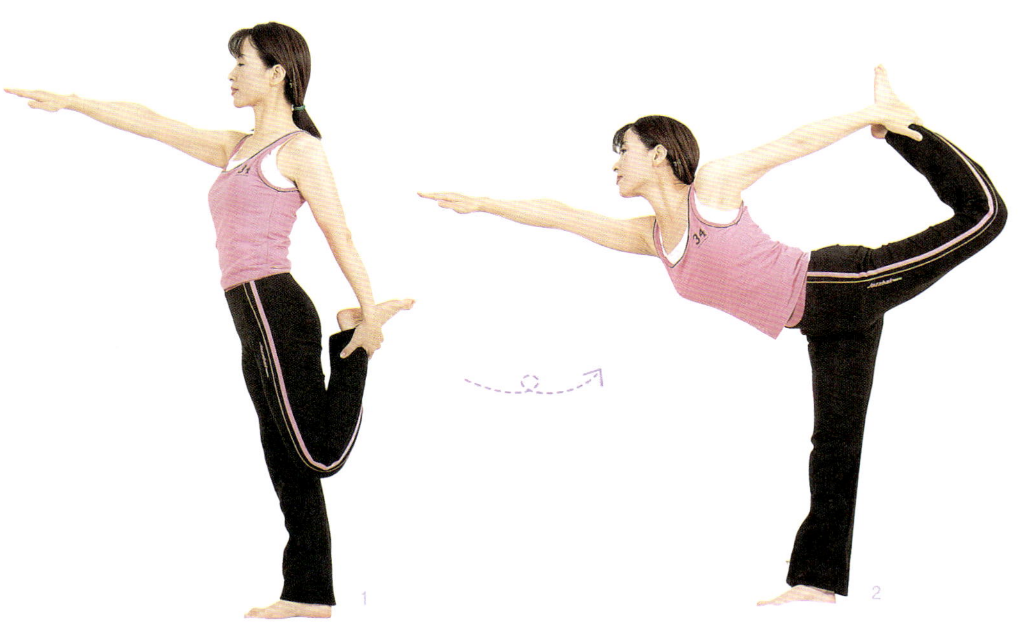

양손을 목 뒤에서 깍지를 끼고 선 다음 상체를 앞으로 숙이면서 오른발을 뒤로 들어 올린다.
이 때 다리와 등은 일직선이 되도록 유지한다. 이 체조는 한쪽으로 쏠려 생긴 증상들을 해소해준다.

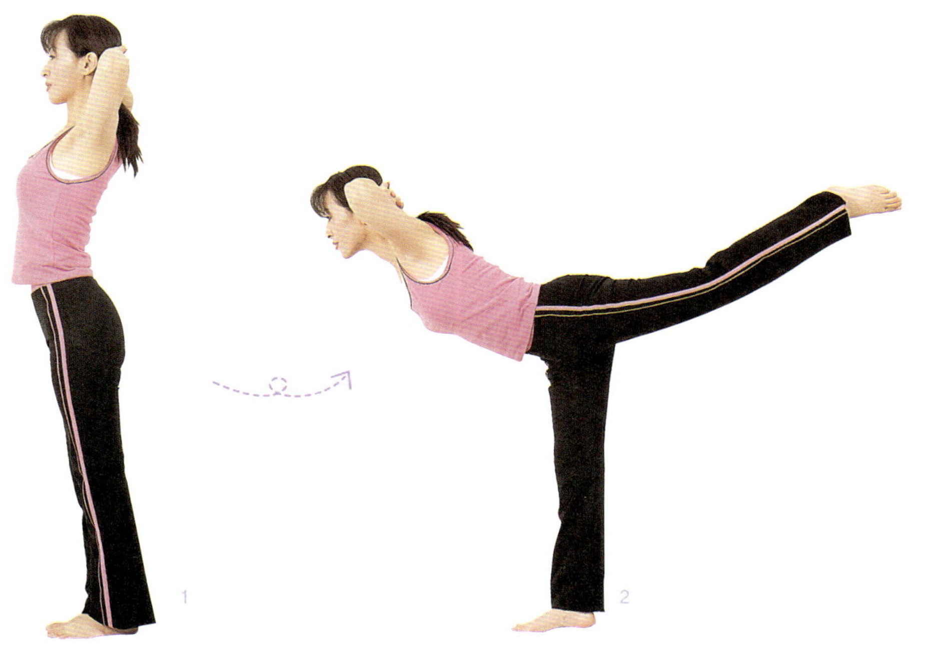

균형 체조 Ⅲ | 오른발을 몸쪽으로 구부려 오른손으로 오른발 뒤꿈치를 잡는다. 잡은 오른발을 바깥쪽으로 쭉 펴면서 위로 들어올린다. 반대 쪽도 같은 횟수만큼 동작을 해 준다. 전신의 균형과 조화에 효과적인 동작으로 몸의 라인이 예뻐진다.

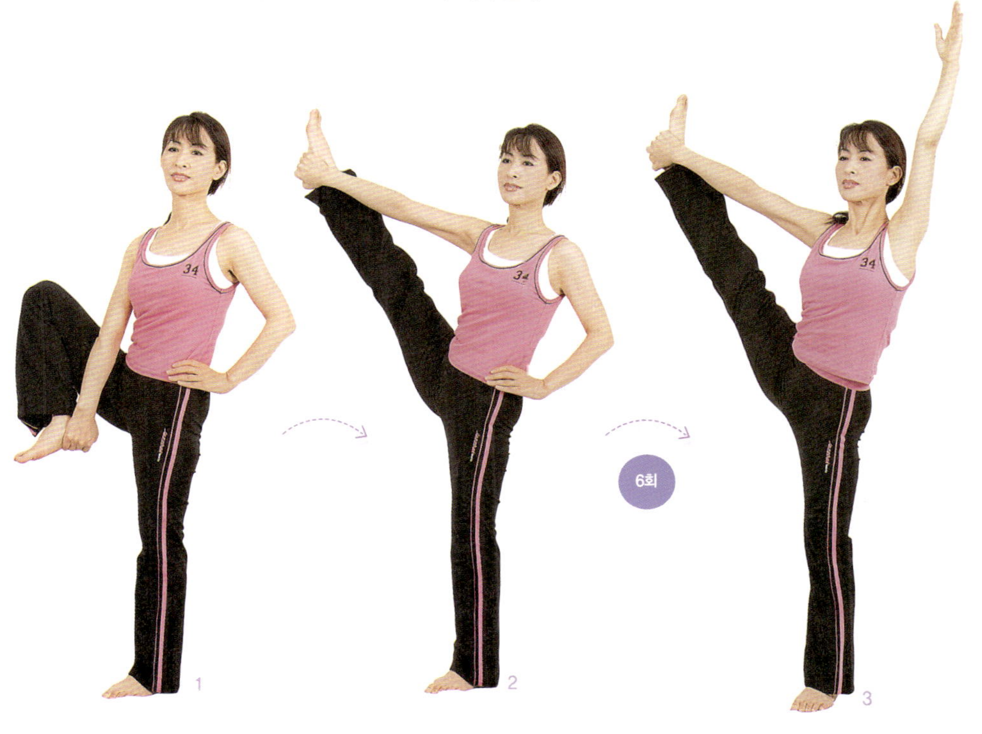

까마귀 자세 | 양 손을 바닥을 짚고 다리를 벌려 앉은 자세에서 엉덩이를 약간 들어 몸을 지탱한다. 숨을 내 쉬면서 발을 천천히 바닥에서 뗀다. 이 자세는 골반을 바로 잡아 신체의 균형력을 키워준다.

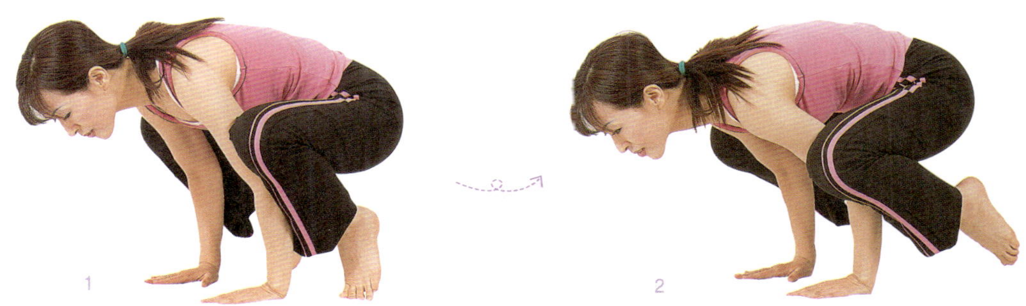

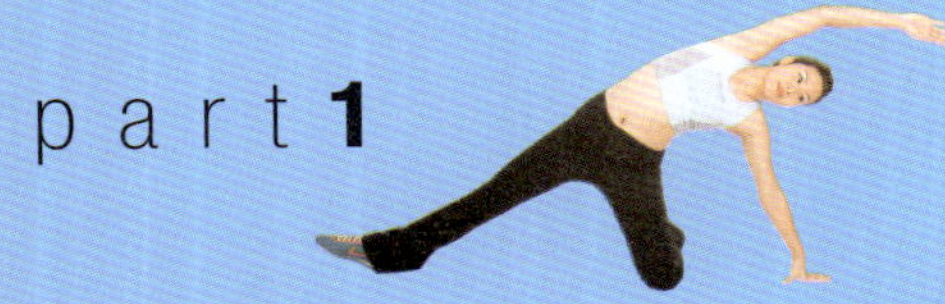

뱃살, 알고 빼자

인간의 신체 중 가장 살이 찌기 쉬우면서
빼기 힘든 부분이 바로 복부다.
특히 **복부비만은** 각종 성인병의 원인이 되기
때문에 문제가 더 심각하다. 건강은 물론,
보기에도 좋지 않은 뱃살을
제거하려면 우선 **뱃살의 정체**부터
알아보도록 하자.

13 위험한 뱃살의 정체
27 복부비만의 타입별 해결 방법
37 뱃살 빼는 운동 · 생활 · 식사 법

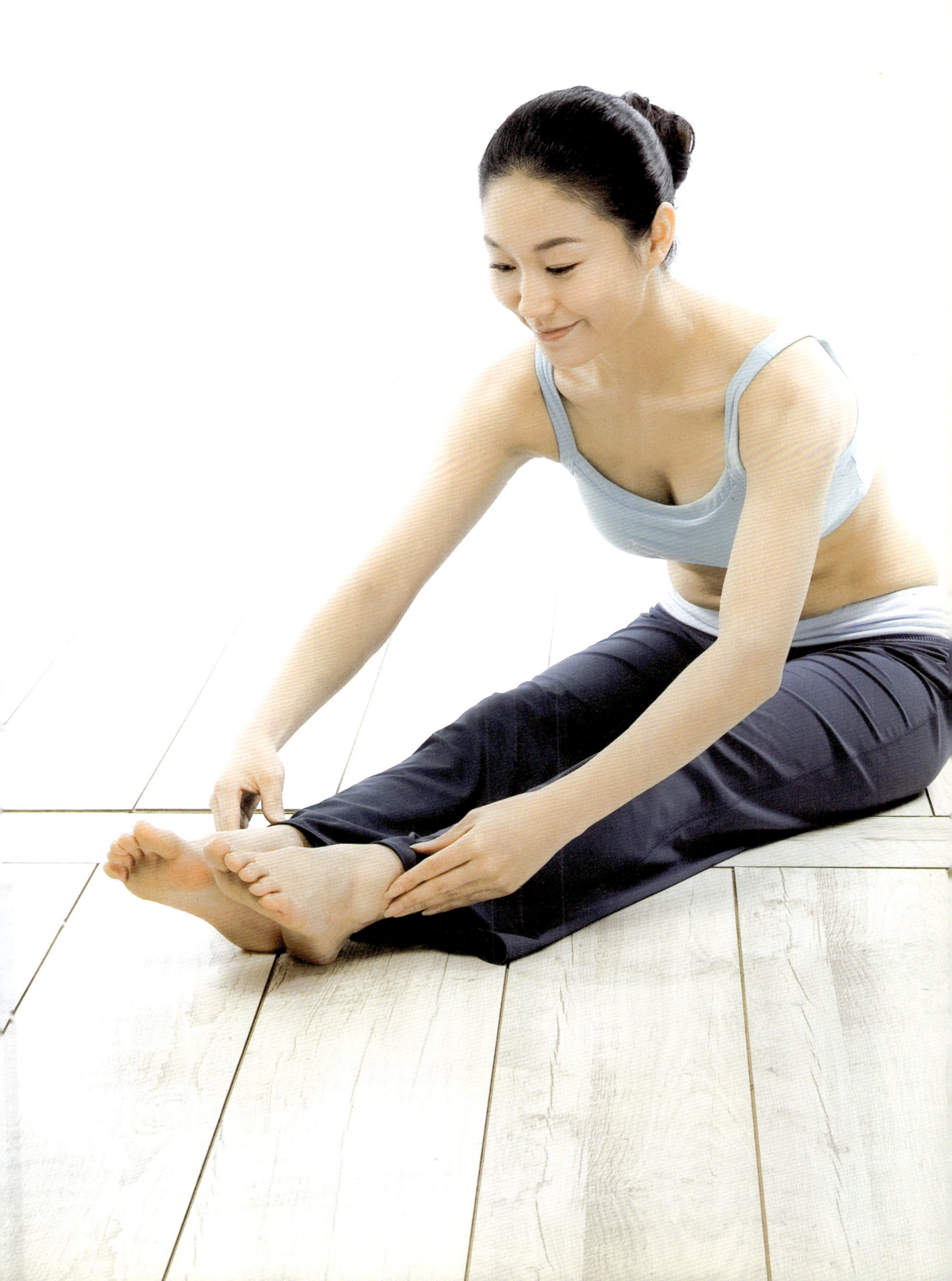

1 st week

뱃살 빼기 4주 플랜 다이어리

	오늘 나의 식사		운동	몸무게	배변	컨디션	목욕
mon	B	kal					
	L	kal					
	D	kal		kg			
tue	B	kal					
	L	kal					
	D	kal		kg			
wed	B	kal					
	L	kal					
	D	kal		kg			
thu	B	kal					
	L	kal					
	D	kal		kg			
fri	B	kal					
	L	kal					
	D	kal		kg			
sat	B	kal					
	L	kal					
	D	kal		kg			
sun	B	kal					
	L	kal					
	D	kal		kg			

MEMO

(B:아침 L:점심 D:저녁)

위험한 뱃살의 정체

뱃살은 보기에도 거북하지만 건강에도 나쁜 영향을 끼친다.
특히 나이가 들면서 생기는 신체변화로 간단하게
생각하기에는 심각한 문제가 많다.
빼기도 힘들고 건강에도 좋지 않은 뱃살에 대해 좀 더 다양하게 알아보자.

① 뱃살에 관한 오해 풀기

② 왜 배가 나올까?

③ 뱃살에 대해 꼭 알아야 할 것

④ 뱃살이 건강에 치명적인 이유

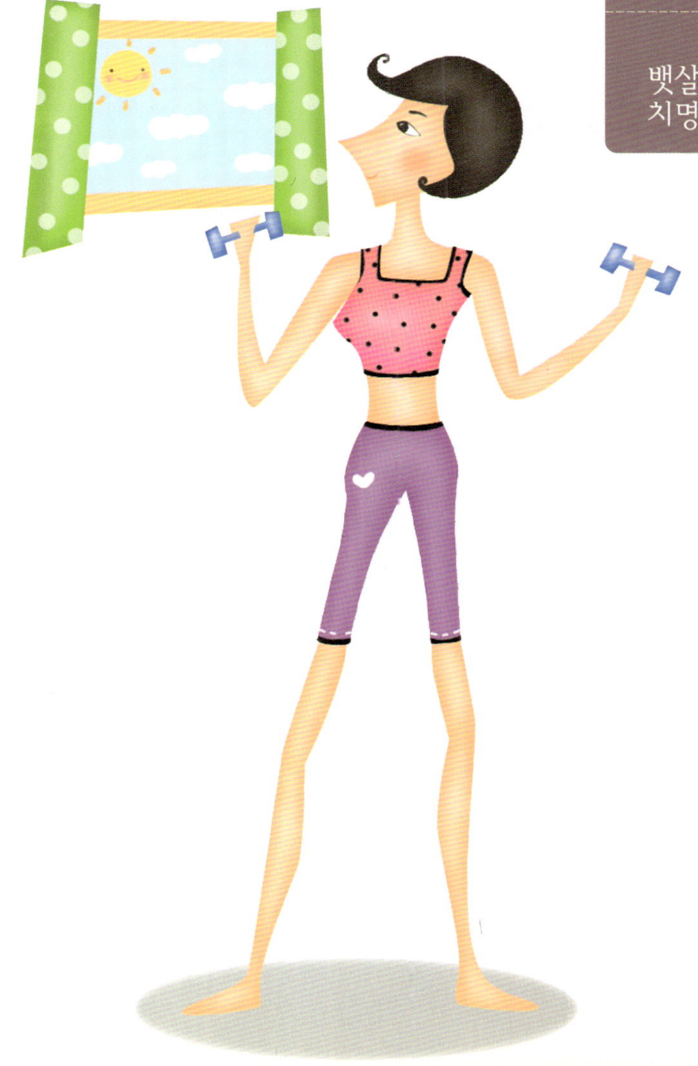

뱃살에 관한 오해 풀기

나이가 들면 배는 자연스럽게 나온다거나 밥을 굶으면 뱃살이 빠진다는 등 뱃살에 대해 잘못 알고 있는 부분이 많다. 다음 내용을 통해 뱃살에 관한 오해를 말끔히 풀어보자.

●●●●● 뱃살은 나잇살이다

30대 중반의 회사원 김씨는 이제 더 이상 점점 늘어나는 뱃살을 감당하기 힘들어졌다. 이대로 두면 안될 것 같아 뱃살빼기 작전에 돌입! 하지만 자신보다 배가 훨씬 많이 나온 부장이 이런 이야기를 한다. "나이가 들면 당연히 배가 나오는 거야. 나잇살은 절대 안 빠지니까 괜한 헛수고하지 말라고." 뱃살을 빼기 위해 굳은 맘을 다졌다가 이런 말을 들으니 고개를 갸우뚱하며 '정말 그런가' 하는 김씨.

사실 이런 경우는 우리 주변에 얼마든지 많다. 나이가 들면 당연히 붙게 된다는 나잇살. 과연 뱃살도 그런 것일까?

【 오해 풀기 】

한마디로 NO! 뱃살은 나잇살이 아니다.

만약 어떤 사람이 배가 나오기 시작했다면 그것은 이미 오래 전부터 뱃살이 나올 준비를 하고 있었다는 의미로 받아들여야만 한다. 좀더 쉽게 설명하면 배가 나오기 시작한 사람은 언제부터인가 살이 찔 수밖에 없는 생활 습관을 쭉 유지해온 사람이다.

예를 들어 야식이나 음주를 즐기거나, 평소 특별한 운동은 하지 않았고 걷는 것도 별로 좋아하지 않아 자동차로만 이동하는 등 계속해서 운동으로 소비하는 열량보다 먹는 양이 더 많았다. 그리고 그것이 점차 생활습관으로 굳어지면서 어느 순간부터 배가 나오게 된 것이다.

그런데 이러한 생활습관은 학생 때보다는 직장 생활을 하면서부터 형성되었을 확률이 높고, 그렇기 때문에 직장생활을 하면서부터 배가 나오기 시작한 사람들이 많다. 이런 이유로 인해 많은 사람들이 '나이가 드니깐…' 이라고 스스로 결론을 내버리지만 그것은 큰 오해이다.

나이가 들면 에너지 소비율이 떨어지므로 같은 정도로 음식을 섭취하고 활동하면 확실히 살이 찌기 쉽다. 그러므로 나이가 들수록 소식과 운동을 생활화해야 한다.

복근 운동을 하면 뱃살이 쫙쫙 빠진다

많은 사람들이 윗몸일으키기나 훌라후프 운동 등 복부에 집중된 운동을 하면 뱃살이 쫙쫙 빠진다고 생각한다. 그래서 밤마다 열심히 복근 운동을 하거나 TV를 보면서 훌라후프를 돌리곤 한다. 한달 후면 배가 홀쭉해질까?

이것은 크나큰 착각. 어떤 특정 부위를 운동한다고 해서 그 부위의 살이 빠지는 것은 아니기 때문이다.

만약 팔 운동을 한다고 상상해보자. 이때 팔을 움직이면서 연소되는 지방은 팔에 있는 지방일 것 같지만 사실은 몸 전체에 축적되어 있는 지방들이 체계적인 싸이클에 의해 조금씩 연소되는 것이다.

그러므로 꼭 복부에 국한된 운동이 아니더라도 달리나 걷기, 수영 등의 운동을 해 살이 빠지게 되면 어느 순간 복부에 있는 지방까지 빠지게 되는 것이다. 물론 운동을 열심히 해서 다른 부위의 살은 다 빠지는 데도 뱃살만 빠지지 않는 특수한 경우도 있지단 대부분은 그렇지 않다.

단, 복근의 힘이 매우 약해 조금만 음식을 많이 먹거나 배에 가스가 차면 배가 금새 나오는 사람들이 있는데, 복부의 근육을 강화하던 이런 현상을 막을 수 있다.

뱃살의 두께가 얇고 딱딱하면 복부비만이 아니다

복부비만에 대해 많은 사람들이 오해하기 쉬운 점이 있다. 그것은 배의 두께만을 가지고 비만이냐 아니냐를 판단하는 것과 배가 나왔더라도 그것이 단단하면 이를 근육이라고 착각하는 것이다. 그래서 배를 손으로 잡아서 많이 잡히면 복부비만이라고 생각하는데 이것은 단지 피하지방의 정도일 뿐 복부비만을 판단하는 절대적인 기준이 될 수 없다.

【 수해 풀기 】

중요한 것은 내장지방, 즉 복부의 장기와 장기 사이에 분포하는 지방을 고려해야 한다는 것이다. 또한 나온 배가 단단할 경우 이것은 지방조직을 단단히 연결해 주고 있는 조직이 발달해서 단단하게 느껴지는 것이지 근육이 아닐 확률이 높다.

또한 복부비만과 일반적으로 '똥배'라고 불리는 아랫배는 서로 차이가 있다는 것을 알아야 한다. 복부비만은 명치 아래 배꼽 주변의 윗배가 나온 것이고 아랫배는 대장에 변이 축적돼 있거나 가스가 가득하여 하복부가 불룩 솟아오른 것이다. 그러므로 아랫배를 복부비만으로 오해하거나 아랫배가 없으니 문제없다고 생각하는 것은 정확한 판단이 아니다.

뱃살을 쥐어짜거나 진동시키면 뱃살이 빠진다

사우나에서 배를 흔들거나 손으로 쥐어짜듯 자극하는 사람들을 흔히 볼 수 있는데 이러한 자극요법으로 과연 뱃살이 빠질까?

【 수해 풀기 】

결론은 '절대 그렇지 않다'이다.

윗몸일으키기와 같은 근육 운동도 지방을 분해하는 효과가 매우 적은데, 배를 열심히 주무르거나 가만히 누워 있는 상태에서 기계가 운동을 시키는 것, 혹은 기계로 배를 진동시키는 방법이 효과가 있다고 생각하는지. 이것은 단지 뱃살을 떼어내는 듯한 느낌이자 기분이 드는 것일 뿐, 실제로 뱃살을 감소시키는 데는 아무 영향도 주지 못한다는 것을 명심하자.

강도 높은 운동을 해야만 뱃살이 빠진다

운동으로 살을 빼고자 하는 사람들은 단시일 내에 효과를 거두기 위해 강도 높은 운동을 무리하게 하는 경우가 많은데, 이는 매우 위험하다. 그뿐 아니라 허기를 느껴 더 먹게 되므로 오히려 역효과가 생긴다.

【 수해 풀기 】

뱃살을 빼는 것도 다른 건강 관리법과 마찬가지로 단시일 내에 승부를 내려해서는 안 된다. 자칫하면 건강을 해치게 될 수도 있고, 뼈나 관절에 무리를 주어 역효과를 초래하기 때문이다.

또한 지방이 연소되는 원리를 따져봐도 같은 결론을 얻을 수 있다. 우리 몸은 강도가 높은 운동을 하게 되면 체내에 저장된 글리코겐(포도당의 저장형태)과 근육을 분해하여 사용하고 지방은 적게 사용한다. 이때 글리코겐은 수분을 3~4배 정도 포함하고 있기 때문에 만약 글리코겐 1kg을 소비하면 3~4kg의 수분이 빠지게 된다. 그래서 살이 빠진 듯한 착각을 주기 쉽지만 실제 지방은 거의 빠지지 않는 상태가 된다.

관장이나 장세척을 하면 배가 들어간다

변비에 걸리면 배가 항상 더부룩하고 가스가 차서 배가 나오는 경우가 있다. 이때 관장 같은 인위적인 방법으로 배변을 하게 되면 당연히 나왔던 배가 들어가긴 하겠지만, 이것은 배의 지방이 빠지는 것과는 다른 원리이다.

배가 나온 원인이 변비가 아니라 지방이 쌓인 경우라면 이런 인위적인 방법이 별로 도움이 안 된다는 것은 조금만 생각해도 이해할 수 있을 것이다. 간혹 살을 빼기 위해 관장을 수시로 하거나 장을 세척한다는 명목으로 변비약을 먹는 여성들이 있는데, 이는 자칫하면 건강까지 해칠 수 있는 매우 위험하고 바람직하지 못한 방법이다.

코르셋을 입거나 허리띠를 졸라매면 뱃살이 빠진다

코르셋은 튀어나온 뱃살을 눌러주기 때문에 배가 나온 것을 어느 정도 커버할 수는 있다. 하지만 이것은 단지 시각적으로 그렇게 보이는 것일 뿐, 뱃살을 빼는 것과는 아무런 상관이 없다.

오히려 지나치게 복부를 조이게 되면 다리에서 복부를 지나 심장으로 가는 큰 정맥을 누르게 된다. 그래서 혈액순환이 잘 안돼 다리에 피가 몰리게 되고 따라서 정맥류를 초래하거나 피로의 원인이 된다.

하지만 자신에게 맞는 적당한 속옷을 갖춰 입고 허리띠를 매는 습관은 배가 나오지 않도록 늘 긴장을 유지하게 하는 효과는 있다.

왜 배가 나올까?

배는 신체 구조상 지방이 잘 모이는 부위이다. 하지만 여러 가지 이유에 의해 뱃살은 쉽게 남산만해질 수 있다. 많이 먹고 적게 움직이거나 폭식, 과식, 야식 등 뱃살이 찌는 원인은 다양하다.

배둘레햄은 지방이 축적되어 생기는 것이다

살이 찌는 원리는 단순하다. 먹은 양보다 운동량이 적게 되면 체내에 영양분이 남게 되므로 이것이 살이 되는 것이다.

속칭 '배둘레햄'이라고 불리는 복부비만은 남성의 경우 군대 제대 후나 결혼 직후에, 여성의 경우는 임신과 출산 이후에 급속도로 늘어나게 된다. 이러한 특성 때문에 많은 사람들이 뱃살은 특별한 경로로 늘어나는 것이라고 생각하지만 사실 그런 것은 아니다.

물론 여러 가지 환경과 조건으로 인해, 무엇보다도 우리의 몸 자체가 우선적으로 배에 지방을 축적한다는 특성 때문에 다른 부위에 비해 배에 살이 집중되는 경우가 많지만 앞서 설명했듯 살이 찌는 원리는 단순한 것이고 뱃살 역시 마찬가지이다.

운동 부족으로 인한 열량 과다도 뱃살의 원인

다시 설명하지만 뱃살은 섭취하는 양보다 소비하는 열량이 적기 때문에 생긴다. 많이 움직이고 평소 꾸준히 운동을 한 사람은 배가 나오기 힘들다. 하지만 요즘 현대인들은 하루 종일 업무에 시달리고 접대나 회식이 잦다보니 저녁식사가 술자리가 되는 경우가 많다.

이렇게 먹는 열량이 높은 반면, 소비열량은 점점 줄어들고 있다. 자동차나 엘리베이터 등으로 걸을 수 있는 기회도 많이 줄어들고, 그나마도 움직이기보다는 책상에 앉아 있는 시간이 많아졌다. 상황이 이렇다 보니 꼭 게으른 사람이 아니더라도 본의 아니게 몸을 움직일 기회가 점점 줄어드는 것이다.

이렇듯 섭취한 열량에 비해 소모하는 열량이 적은 현대인의 라이프 스타일 자체가 점점 더 복부비만 환자가 늘어나게 만드는 주범이 되는 것이다.

배는 다른 부위보다 체지방이 쉽게 쌓인다

젊은 여성의 경우 주로 지방이 축적되는 부위는 엉덩이, 허벅지, 아랫배 등으로 하체에 집중되어 있다. 특히 아랫배는 체지방이 쉽게 쌓이면서 빠지기는 힘든 부위다. 살이 한번 쪘다가 빠지더라도 뱃살만 고스란히 남는 것은 바로 이런 이유 때문이다.

식사와 운동으로 체중을 조절하면서 복부의 지방을 연소시키는 유산소 운동을 꾸준히 해주지 않으면, 늘어나는 뱃살을 감당할 수가 없게 된다.

과음은 남자 복부비만의 가장 큰 원인

남자들의 경우 배에 지방에 쌓이는 원인이 여성과는 조금 차이가 있는데, 무엇보다도 과음과 과식, 운동 부족 등으로 인해 내장에 지방이 쌓이게 되어 배가 나오는 경우가 많다.

일반적으로 뱃살을 손으로 잡았을 때 두께가 2~3cm 정도라면 하루 30분 정도 집에서 혼자 하는 간단한 운동으로도 효과를 볼 수 있다. 5~6cm 이내라면 운동센터를 이용하는 것도 좋다. 8~9cm 이상이라면 심각한 비만이므로 전문 치료기관의 도움을 받아야 한다.

출산 후에는 호르몬의 변화로 배가 나올 수 있다

처녀 때는 한 몸매 했었는데 임신하고부터 뚱뚱해졌다고 호소하는 여성이 참으로 많다. 임신과 출산 후 뱃살이 찌는 이유는 두 가지로 해석할 수 있는데, 우선 호르몬 분비 변화에서 그 원인을 찾을 수 있다. 출산 후부터는 아기에게 젖을 먹여야 하기 때문에 평상시보다 더 많은 영양섭취를 하게 된다. 그런데 이때 체내에는 프로락틴이라는 수유분비 호르몬이 분비되면서 상대적으로 에스트로겐의 분비가 적어진다.

이 영향으로 기초대사량이 낮아지는 반면 식사량은 늘어나다보니 몸이 살찌기 쉬운 상태로 된다. 특히 수유를 시작한지 10개월 정도 되면 프로락틴이 자연스럽게 줄어들게 되는데, 이때가 체중을 원래 상태로 돌리기 좋은 시기이다.

임신을 하면 복부에 지방이 쌓이게 된다

임신을 하면 점차적으로 커가는 태아를 보호하기 위하여 복부에 지방이 많이 쌓이면서 복부근육이 팽창되고 피부가 늘어난다. 그러다가 출산 후 팽창된 근육과 지방이 빨리 정상으로 되돌아가지 못해 복부비만이 되는 경우가 많다. 평소 몸이 건강하고 근육과 피부의 탄력성이 좋으며 복부 혈액순환이 잘되는 사람은 임신 때 불어났던 배가 정상으로 되돌아오는 시기도 빠르지만, 반대의 경우는 복부비만이 될 가능성이 매우 높다.

술은 뱃살을 늘리는 주범

술은 열량만 있고 영양소가 없기 때문에 뱃살과 무관하다고 생각할 수 있지만 전혀 그렇지 않다. 특히 많은 전문가들이 한국 중년 남성의 볼록한 뱃살의 주 원인으로 '술'을 꼽는 데에는 다 그만한 이유가 있다.

술을 마실 때는 뇌의 식욕조절 시스템이 억제되어 평소보다 더 많은 양의 음식을 먹게 된다. 또한 밤에는 소화기능이 활발하지 않은데, 술을 마시고 나면 소화기능이 더 떨어지게 되어 안주가 뱃속에 고스란히 남게 돼 살이 찌는 것이다.

과도한 음주는 체지방률을 증가시킨다

술을 과다하게 마시면 근육에서 아미노산이나 지방을 끄집어내어 에너지원으로 쓰기 때문에 근육이 부실해진다. 단기적으로 체중이 줄어드는 사람도 있지만 체지방률은 오히려 올라간다. 게다가 알코올은 남성호르몬의 분비를 감소시키기 때문에 근육 형성에 장애를 가져와 물렁살이 되게 한다.

또한 밤에는 복부비만을 유발하는 효소가 활성화되는 시간이므로 이 시간에 야식을 먹는다는 것은 뱃살이 찌기 바라는 행위와 같다. 특히 우리나라 사람들은 저녁 이후 하루 섭취하는 열량의 절반 이상을 섭취한다는 '밤식사 증후군(Night Eating Syndrome)'을 겪는 사람들이 많아 복부비만의 문제가 더욱 심각하다.

소화기의 기능이 나쁜 것도 뱃살의 원인

위장이나 장의 기능이 약하거나 대장의 활동이 좋지 않으면 복부비만이 나타날 수 있다. 이런 경우 배에 가스가 자주 차거나 변비 등의 증세를 보이는 경우가 많은데 이럴 때 복부의 근육 운동과 혈액순환이 나빠져 살이 붙게 되는 것이다.

평소 과식을 하거나 자주 굶는 경우에도 이런 증상이 나타나게 된다. 폭식과 절식을 반복하면 위가 줄었다 늘었다 하는 과정에서 위장이 처져 윗배가 나오거나, 대장의 운동이 약해져 아랫배가 나오게 되는 것이다.

남성호르몬이 증가하면 복부에 지방이 쉽게 쌓이게 된다

40~50대 여성들 중에는 뚱뚱하게 배가 나온 사람들이 많다. 흔히 '똥배'라고 부르는 정도의 차원을 넘어서 복부 전체가 두툼해진 모양이다.

이러한 현상의 원인은 바로 남성호르몬 때문인데, 남성호르몬은 우리 몸의 과잉 에너지를 지방화해 뱃속에 쌓아두는데 중요한 역할을 한다.

폐경기가 지나면 복부비만에 걸릴 확률이 높다

폐경기가 지난 중년 여성은 여성호르몬이 줄어드는 대신 남성호르몬이 증가하게 된다. 그렇기 때문에 보통 '배둘레햄'이라고 불리는 남성들처럼 지방이 내장으로 몰리게 되어 심각한 복부비만이 생기게 되는 것이다.

사실 여성들은 원래 여성호르몬의 영향으로 지방을 엉덩이와 아랫배, 유방 등에 피하지방 형태로 저장한다.

그래서 대부분의 젊은 여성들이 다른 부위에 비해 아랫배가 나왔다거나 허벅지가 굵다고 호소한다. 하지만 남성호르몬이 늘어나는 폐경기가 지나면 복부비만이 생기게 되므로 팔과 다리가 가늘어지고 오히려 배만 나오게 된다.

흡연자의 복부둘레가 비흡연자보다 더 두껍다

연구조사에 따르면 흡연자의 복부둘레는 비흡연자보다 평균 3cm 정도 더 두껍다고 한다. 또한 엉덩이 둘레도 흡연자가 훨씬 두꺼운 것으로 나타났다.

이 같은 원인은 흡연이 복부에 지방을 축적하는데 관여하는 부신피질호르몬의 분비를 촉진시키기 때문이라는 것이 정설이다. 또한 니코틴이 체내지방을 복부로 모으는 역할을 하는 아드레날린과 분자구조가 흡사하기 때문이라는 설명도 있다.

뱃살에 대해 꼭 알아야 할 것

뱃살은 빼기도 힘들지만 열심히 뺐다하더라도 날씬한 상태를 지속하기 어렵다. 게다가 조금만 방심하면 다시 쉽게 찔 수 있다. 그러므로 뱃살을 빼기로 결심했다면 기본적인 지식을 가지고 꾸준히 노력하도록 하자.

●●● 뱃살은 다른 부위에 비해 빼기가 힘들다

넘치는 뱃살 때문에 고민을 하다가도 많은 사람들이 뱃살을 운명인 양 받아들이는 데에는 다 이유가 있다. 그만큼 뱃살은 빼기 힘들기 때문이다.

건강은 건강할 때 지키라는 말이 얼마나 중요한 진리인지 깨닫지 못하는 사람들이 많은데, 뱃살에 있어서도 이 원칙은 어김없이 적용된다. 애초부터 배가 나오지 않게 관리를 하는 것이 매우 중요하다는 뜻이다.

처음부터 찌지 않게 관리한다

뱃살이 나오기 시작했다는 것은 이미 그 사람이 좋지 못한 생활습관에 길들여져 있다는 것을 말한다. 그러므로 한번 찌기 시작한 뱃살을 뺀다는 것은 습관을 바꾸는 것이기 때문에 자기와의 지독한 싸움이 될 수밖에 없다.

특히 자신과의 싸움에서 이기기는 쉽지 않기 때문에 처음부터 찌지 않게 관리하는 것이 중요하며, 찐 살을 빼기 위해서는 엄청난 노력과 의지가 요구된다는 것을 각오해야 할 것이다.

꾸준히 운동하는 사람은 뱃살이 찌지 않는다

꾸준히 운동하는 사람들은 쉽게 살이 찌지 않는다.

시간을 내서 운동한다고 해서 반드시 헬스클럽에 나가야 한다는 의미는 아니다. 물론 요즘은 생활이 너무나 바쁘게 돌아가고 각종 문명의 이기들로 몸을 많이 움직이지 않기 때문에 그렇게 해서라도 섭취 열량과 운동량의 균형을 맞출 수밖에 없는 것이 지금의 현실이다.

하지만 보다 중요한 것은 생활습관이다. 과식이나 과음을 즐기고, 가까운 거리도 꼭 차를 가지고 다니거나, 주말이면 낮잠만을 즐기는 사람들은 자연히 살이 찔 수밖에 없다.

평소에 몸을 많이 움직인다

앞서 말했지만 현대인의 라이프 스타일 자체가 운동부족 현상을 야기시킨다. 그렇기 때문에 이젠 '어떻게 하면 내 몸이 편할까?'만을 생각하지 말고 '어떻게 하면 조금이라도 더 효율적으로 몸을 움직일 수 있을까?'를 염두에 두고 생활해야 한다. 이미 과거에 비해서 우리 몸은 너무나 편해졌기 때문에 일부러 몸을 움직이지 않으면 살은 당연히 찔 수밖에 없다.

복부비만은 엄연한 질병임을 명심하자

뱃살은 단순히 '배에 살이 쪄서 보기 싫다'라는 미적인 측면만이 문제가 아니다. 이것은 질병이며 그냥 두면 큰일난다. 병을 고치기 위해서는 처방도 중요하지만 무엇보다도 환자의 의지가 가장 중요하듯 뱃살을 빼기 위해서도 본인의 의지가 가장 중요하다.

처방은 이미 나와 있다. 바로 섭취하는 열량보다 운동으로 소모하는 열량을 높이는 것이다.

사실 뱃살이 나오지 않는 보통의 건장한 체격이라면 특별히 어떤 것을 늘리거나 줄이기보다는 섭취량과 운동량의 균형을 유지하는 것이 가장 좋다. 하지만 뱃살이 이미 나와 있는 경우라면 운동량을 늘려야 한다. 또한 자신의 식생활을 점검해 평상시 청량 음료나 인스턴트 식품을 섭취하고 있다면 최대한 자제하는 것도 중요하다.

뱃살은 빼는 것보다 유지가 중요하다

다시 원래의 날씬한 모습으로 되돌아 왔다고 해서 결코 방심해서는 안 된다. 복부에 살이 쪘던 원인이 무엇이었는가를 생각해보고 언제든지 다시 살이 찔 수 있다는 가능성을 염두에 두어야 한다.

뱃살을 뺀다는 것을 단순히 살을 빼는 일이라고 생각하지 말고 항상 더 많이 움직이고 이전까지 잘못된 생활습관을 고치는 일이라고 생각하자. 그렇게 되면 뱃살이 빠진 후의 삶은 새로운 삶이 될 수 있을 것이다.

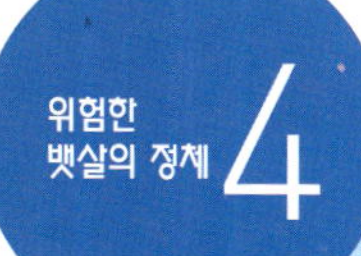

뱃살이 건강에 치명적인 이유

뱃살은 시각적으로도 마이너스 요인이 되지만, 건강에는 더 치명적이다. 특히 내장비만일 경우 각종 성인병및 당뇨병에 걸릴 확률이 커지므로 건강을 위해서라도 꼭 뱃살을 빼도록 하자.

두둑한 배는 더 이상 부의 상징이 아니다

적당히 배가 나와야 보기가 좋다고 생각되던 시절이 있었다. 어느 정도 나온 배는 부와 덕의 상징이라 여겼고, 배가 너무 없으면 약골처럼 보인다고 하여 특히 나이가 들수록 두둑한 배를 선호하는 경향이 짙었다.

하지만 요즘 세상에 배가 부의 상징이라느니, 덕의 상징이라느니 했다가는 망신당하기 일쑤다. 뱃살은 과식과 과음, 운동 부족 등 잘못된 생활습관으로 인해 축적된 지방 덩어리일 뿐이라는 인식이 일반화 됐기 때문이다.

뱃살은 건강에 치명적이다

뱃살이 문제가 되는 것은 단순히 '보기에 좋지 않다'라는 데만 있는 것이 아니다. 더 중요한 것은 뱃살이 우리 건강에 치명적인 것이라는 것이다.

아래에 좀더 자세히 설명하겠지만, 뱃살은 우리 몸에 쌓여진 불필요한 지방 덩어리이기 때문에 이로 인한 각종 성인병은 물론, 만성 피로와 의욕 감퇴, 그리고 수명까지 단축시키는 그야말로 무시무시한 건강의 적이라는 것을 명심해야 한다.

날씬한 복부는 자기관리의 지표

한 가지 더 이야기하자면 예전에 미국의 한 유명 잡지사에서는 각 분야에서 성공한 사람들을 선정해 이들의 특징을 정리한 기사가 선보였는데, 여기서도 어김없이 뱃살에 대한 이야기가 언급되고 있다. 사회적으로 성공한 이들의 대부분이 배가 나오지 않았다는 것이다.

이처럼 날씬한 복부가 아름다움과 젊음, 나아가서는 철저한 건강 관리와 자기 관리의 지표라는 것은 더 이상 이론의 여지가 없는 사실로 받아들여지고 있다.

그러므로 자꾸만 불러오는 배를 가만히 두는 사람들이나 아직까지 뱃살을 자기 신체의 일부분으로 소중히 간직하고 있는 사람들은 이제 더 이상 어줍잖은 변명으로 자신을 합리화해서는 안 된다. 지금 바로, 뱃살과의 전쟁을 선포할 때다.

뱃살과 건강은 무조건 반비례한다

배가 나온 사람들은 다들 경험하는 것이겠지만 나날이 옷 사이즈를 늘려야 할 때마다, 또는 거울 앞에 섰을 때 눈에 띄게 튀어나온 배를 볼 때마다 생기는 자기 혐오감이란 이루 말할 수 없다. 어쩌다 외출을 하려고 튀어나온 배를 가리기 위해 이 옷 저 옷을 갈아입다 보면 그야말로 한숨이 절로 나온다.

계속해서 이러한 스트레스를 반복적으로 받다보니 많은 사람들이 '이젠 정말 뱃살을 빼야겠다' 라고 결심하지만 단지 아름다운 몸매를 갖추기 위해서 뱃살을 빼야 한다고 생각하면 큰 오산이다. 아름다움도 아름다움이지만, 뱃살은 건강을 해치는 가장 큰 적이라는 것을 인식해야 한다.

뱃살은 콜레스테롤 수치와 정비례한다

뱃살이 건강에 치명적이라는 것은 이미 여러 연구결과를 통해 알려진 사실이다. 학자들 중에서는 복부비만이 흡연으로 인한 나쁜 영향보다 더 큰 것이라고 할 정도다.

뱃살이 늘어나면 콜레스테롤이나 중성지방의 수치가 높아지며 고지혈증으로 발전된다. 문제는 이 고지혈증이 협심증, 심근경색, 뇌졸중 등 동맥경화성 질환의 발생 위험을 증가시키는데 있다.

뱃살로 인해 심장혈관의 폭이 좁아지면서 심장은 항상 과로하게 되고, 혈액순환의 방해를 받는다. 그래서 배가 나온 사람들은 조금만 운동을 해도 숨이 턱턱 막혀오게 되는 것이다. 또한 항상 몸이 피로하고 온몸이 나른하여 만사에 의욕이 저하된다.

복부비만은 성인병에 걸릴 확률을 높인다

이 밖에도 뱃살은 온갖 성인병의 주요 원인이다.

일단 당뇨병의 위험이 매우 커진다. 배가 나오면 간에서 생성하는 포도당은 증가하는 반면 인슐린의 기능은 떨어지게 되고, 자연적으로 식사량도 증가하면서 혈당이 높아지게 된다.

이렇게 되면 지방간도 될 수가 있다. 인슐린 분비가 촉진되고 그로 인해 칼로리가 남아돌게 되는데, 이 칼로리가 중성지방의 형태로 간에 축적되기 때문이다. 게다가 대장암, 췌장암, 담낭암, 전립선암 등에 걸릴 확률도 높아진다는 것이 과학적으로도 증명된 연구 결과들이다.

뱃살은 피하지방보다 내장지방이 더 문제

흔히 우리가 말하는 뱃살은 피하지방과 내장지방으로 나누어진다.

피하지방은 말 그대로 복부 피부 아래에 쌓여진 지방으로 배와 허리 전체가 불룩하게 살찐, 흔히 여성들에게 많이 나타나는 비만형이다. 내장지방은 내장지방에 비해 식사 조절과 운동으로 빠질 수 있는 확률이 높지만, 피하지방의 경우는 그보다 빼기가 더 힘이 든다.

남성의 복부비만은 여자보다 훨씬 위험하다

내장지방은 배만 앞으로 볼록하게 나와 '붕어형' 비만으로도 불리는데, 특히 내장지방은 지방제거 수술로도 제거하기가 힘들다.

남성들의 복부비만은 피하지방보다는 내장지방이 원인인 경우가 많다. 그런데 이 내장지방은 당뇨병, 고혈압, 고지혈증 등 각종 성인병에 걸릴 확률을 높여 준다. 그렇기때문에 특히 남성들의 복부비만이 더욱 위험하다고 하는 것이다.

내장비만인 사람은 당뇨병에 걸리기 쉽다

내장지방이 건강에 치명적인 이유는 내장 주위의 지방세포는 피하지방에 비해 체내 대사가 훨씬 쉽기 때문이다. 따라서 내장지방이 많을수록 혈액 속으로 흘러 들어가는 지방의 양이 많아지고, 이것이 혈중 콜레스테롤 수치를 높이게 된다.

또한 내장지방은 인체의 혈당을 조절해 주는 호르몬인 인슐린의 작용을 방해하여 결과적으로 혈압도 높아지고 당뇨에 걸릴 확률도 높아지게 되는 것이다.

복부비만의 타입별 해결 방법

복부비만은 배가 나온 유형에 따라 여러 가지로 나눌 수 있다.
그리고 각각의 유형에 따라 원인과 해결방법이 조금씩 다르다.
그러므로 자신의 복부비만 유형을 찾고 그 유형에 따라
건강한 다이어트를 해보자.

① 아랫배 볼록형

② 윗배 볼록형

③ 옆구리 비어짐형

④ 풍만한 남산형

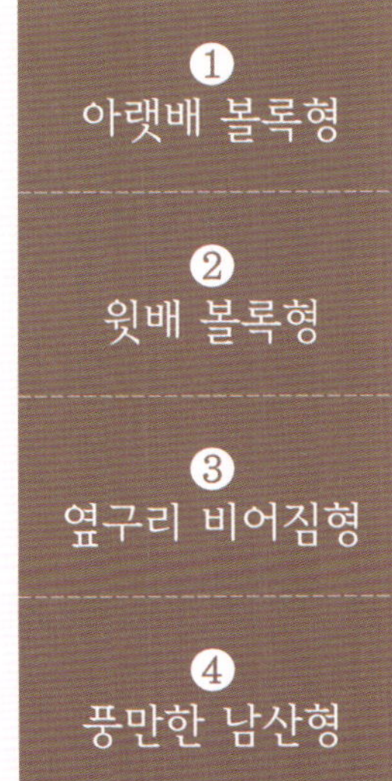

아랫배 볼록형

변비가 심하고 활동량이 적은 여성에게서 흔히 나타나는 비만 유형. 아랫배와 함께 허벅지와 둔부에도 지방이 많이 쌓이는 것이 특징이다. 이런 유형은 식이섬유가 풍부한 음식을 많이 먹고 활동량을 늘려야 한다.

여자들에게 많이 나타나는 유형

여자는 나이를 한 살 먹을 때마다 허리 사이즈가 1인치 늘어난다는 말이 있다. 출산과 운동 부족 등으로 나이가 들수록 살이 찐다는 이야기다.

서양 배와 모양이 비슷하다고 하여 배 모양 비만이라고도 하는 이러한 유형은 주로 여성들에게서 많이 나타난다. 여성은 남성과 달리 호르몬의 영향으로 피하에 지방이 주로 축적되기 때문이다.

피하에 축적된 이러한 지방은 혈액순환에 장애가 생기면서 점차 딱딱해지게 되고 지방세포가 섬유화 되어감에 따라 셀룰라이트로 발전하게 된다. 내장에 지방이 많은 비만보다는 위험성이 덜 하지만 그래도 위험하기는 마찬가지이다.

활동량을 증가시키는 것이 최우선

치료방법은 우선 활동량을 증가시켜야 한다. 일상에서 짧은 거리는 차를 타기보다 걷는 습관을 들이는 것이 좋다.

변비가 심한 경우에는 아랫배가 더 볼록해 보이므로 육식보다는 식이섬유가 풍부한 야채와 과일을 충분히 섭취하도록 한다.

바쁜 경우에는 시중에 나와 있는 식이섬유 음료를 섭취해도 무방하다. 또한 식이섬유 음료 외에 충분한 수분을 섭취하고 화장실에 오래 앉아 있는 습관을 들여 변비를 해결해야 한다.

계단 오르내리기, 수영, 스트레칭이 적합

아랫배가 많이 나온 유형에게 좋은 운동은 계단 오르내리기, 수영 등을 꼽을 수 있다. 운동 횟수는 일주일 4~5일, 하루 30분 정도면 적당하다.

또한 가벼운 스트레칭도 도움이 되는데 윗몸을 뒤로 젖히기와 팔과 다리를 들어 V자 자세를 취하는 동작이 도움이 된다.

윗몸 뒤로 젖히기를 꾸준히 반복

운동 중 윗몸 뒤로 젖히기를 할 때 바닥에서 10~20㎝ 높이까지 젖히는데, 지나치게 높이는 것은 금물이다. 한 번 할 때 5회씩 반복하며 점차 강도를 높여 10회 이상까지 강도를 높이는 것이 좋다.

팔과 다리를 들어 V자 만들기도 한 번 할 때 8~10초 정도 유지하면서 5회 반복한다. 마찬가지로 강도를 점차 높여 10회까지 반복할 수 있도록 한다. 훌라후프도 국소적인 혈액순환을 도와주므로 뱃살 빼기에 효과가 있다.

이와 같은 노력에도 불구하고 피하지방이 해결되지 않으면 지방 흡입술이나 최근 도입된 경피적 지방 분해 장비를 사용해 보는 것도 도움이 된다.

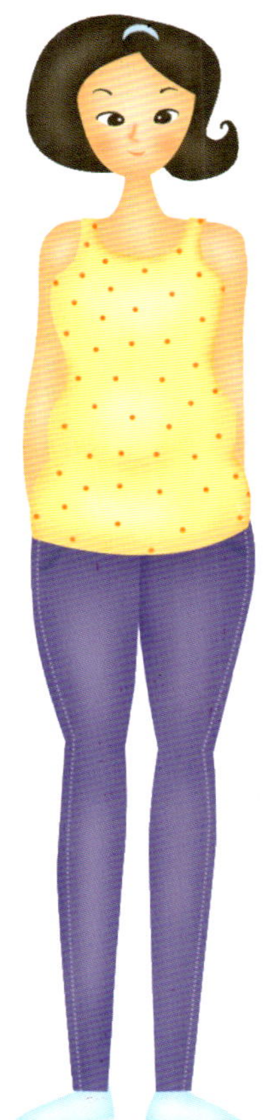

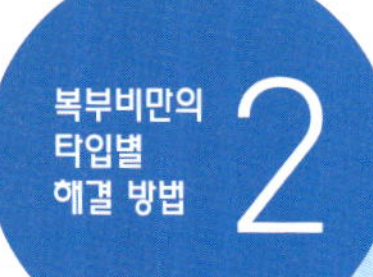

윗배 볼록형

남성에게서 흔히 나타나는 비만형태로 폭식과 과식을 자주 하는 사람에게 가장 많이 타나난다. 이 유형은 내장비만이라고도 하는데 건강에 나쁜 영향을 끼치므로 식이요법과 운동요법을 병행하도록 한다.

● ● ● 성인병이 염려되는 내장비만

이러한 복부비만의 유형은 팔과 다리는 가늘고 윗배만 볼록 튀어나와 거미형 비만이라고도 한다. 또는 여성에서 나타나는 피하지방과는 달리 내장에 지방이 많이 쌓인다 하여 내장비만이라고도 한다.

이들의 복부를 컴퓨터로 단층 촬영을 해보면 피하에는 지방이 많지 않은 반면 장 간막 사이사이에 지방이 두껍게 분포되어 있는 것을 볼 수 있다.

일반적으로 복부비만인 사람은 비만하지 않은 사람에 비해 고혈압에 걸릴 확률이 10배나 높고 간질환은 2.2배, 당뇨병은 1.8배나 된다는 조사결과가 있다. 하지만 이러한 내장형 비만은 피하지방보다 고혈압, 당뇨, 고지혈증 등 성인병에 걸릴 확률이 더 크다. 또한 심혈관 질환의 위험요인으로 돌연사를 일으킬 수 있는 유형의 비만이므로 철저하게 관리해야 하고 신체의 다른 합병증의 유무를 파악해 함께 치료해야 한다.

저칼로리 식단 위주의 식사

치료에서 무엇보다 중요한 것은 철저한 식이요법과 운동요법이 우선 되어야 한다. 복근 운동은 근육만을 단련 시킬 뿐 내장에 있는 지방을 분해하지는 못하기 때문이다.

우선, 하루 1500kcal 정도로 칼로리를 조절해야 하고 야채와 해조류의 식단과 저지방 위주로 식사를 해야 한다. 고기는 먹어도 괜찮지만 기름을 뺀 삶은 살코기를 먹는 것이 좋으며, 짜거나 매운 음식을 피한다. 술과 담배도 절대 금물이다.

특히, 이 유형은 스트레스로 한꺼번에 폭식과 과식을 자주 하는 사람에게 많이 나타나므로 스트레스를 해소할 다른 방법을 찾는것도 중요하다.

규칙적인 유산소 운동이 적합

운동은 규칙적으로 실시해야 하며 유산소 운동이 좋다.

관절에 무리가 없는 사람이라면 가볍게 달리기나 빨리 걷기를 하루에 30분 이상, 일주일에 5회 이상, 3개월 이상 꾸준히 실시해야 한다. 관절에 무리가 있는 사람은 수영이나 자전거 페달 밟기가 이상적이다.

충분한 스트레칭으로 지방 연소를 돕는다

운동 전 스트레칭도 과격한 운동으로 인한 관절과 근육의 손상을 막아주므로 필수적이다. 스트레칭을 할 때는 천천히 근육을 늘려가면서 10~20초간 그 자세를 유지하는 것이 중요하다. 그러면 근육의 유연성이 늘어나고, 혈액 순환이 좋아져 몸이 따뜻해지고, 지방 연소율이 좋아지게 된다.

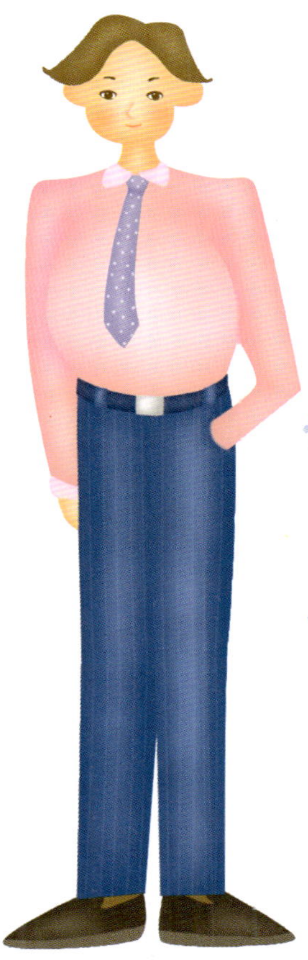

옆구리 비어짐형

바지를 입어도 허릿살이 비어져 나오는 유형. 주로 출산 후의 여성들에게서 많이 나타나는데 아랫배 볼록형과 마찬가지로 피하 지방, 즉 셀룰라이트가 원인인 경우가 많다.

● ● ● 산후 비만이 가장 큰 원인

아랫배 볼록형과는 달리 피부에 탄력이 없고 늘어져 있어 외관상으로도 거북한 경우가 많다. 우리나라 산모들은 다른 나라와 달리 전통적으로 산후 조리를 중요하게 생각하는데, 임신 중에도 엄마보다는 태아에게 관심이 집중되므로 집안에서 움직이지 않고 과도한 영양 섭취를 하게 된다.

출산 후에는 산후 조리를 하는 동안 움직임과 활동이 극히 제한되기 때문에 임신 중 늘어났던 배와 증가된 체중이 정상으로 돌아오지 못하는 경우가 많다. 우리나라 여성 비만의 60% 이상이 산후 비만이 원인이다.

유산소 운동과 복부 운동이 효과적

피하지방은 식이요법이나 운동요법으로도 잘 반응하지 않기 때문에 시간과 장소를 가리지 않고 꾸준히 운동을 하는 것이 중요하다. 또한 지방 섭취를 줄이고 보리밥, 현미밥 등 잡곡밥을 먹도록 한다.

운동은 다른 유형과 마찬가지로 유산소 운동이 효과적으로 수영과 에어로빅이 가장 알맞다. 또한 이들에게는 늘어난 피부에 탄력을 넣어 주고 피하의 지방을 제거하는 복부 운동이 필수적이다.

바닥에 앉아 다리를 쭉 뻗은 상태에서 양손으로 타올의 양끝을 잡고 팔을 쭉 뻗어 좌우로 허리를 움직여준다. 좌우 각각 10~15회 정도 실시. 또 다른 방법은 다리를 벌린 상태에서 앉아 몸을 옆으로 굽힌다. 마찬가지로 좌우 각각 10~15회 정도 실시한다.

셀룰라이트를 제거하는 아로마 마사지

피부에 톤을 높이기 위해 아로마를 이용한 마사지도 효과적이다. 피부의

톤을 높이고 피하의 셀룰라이트를 제거할 수 있는 오일을 잘 혼합해 복부의
늘어진 부분을 감싸듯 마사지하면 피부의 탄력도 얻고 셀룰라이트 제거 효
과도 볼 수 있다.

피부에 탄력을 주는 기계치료

기계적인 치료방법으로는 지방분해 장비를 이용하여 피부의 탄력과 지방
을 함께 제거하는 방법이 있다.

스킨토닉을 이용하여 늘어난 피부에 탄력을 불어넣어 즈고 초음파와 전기
자극을 통해 지방을 분해하게 된다. 이 방법은 수술적 방법이 아니므로 지방
흡입과 같은 부작용이 걱정되는 사람에게 안성맞춤이다. 하지만 기계치료
라고 해도 분해된 지방을 연소하는 유산소 운동은 필수적이다.

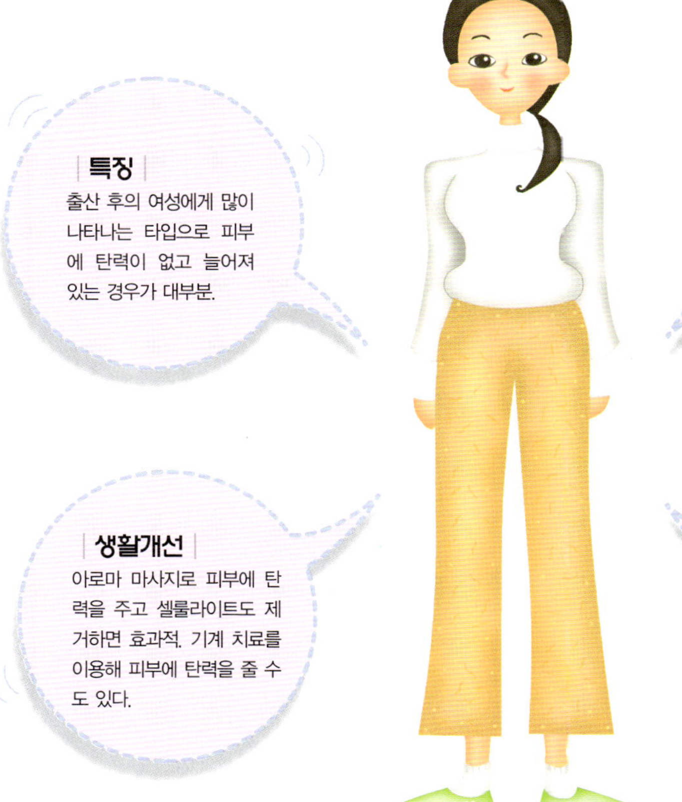

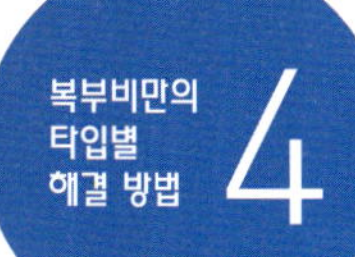

풍만한 남산형

남산형 복부비만은 배의 위와 아래가 모두 나온 경우를 말한다. 이들은 주로 어려서부터 비만인 경우가 많은데, 다른 유형보다 성인병에 걸릴 확률도 높으므로 장기간 꾸준히 치료하는 것이 좋다.

●●● 성인병이 가장 염려되는 타입

성인이 되어 나타나는 비만인 경우 지방 세포의 수는 늘어나지 않고 지방 세포 자체의 크기가 커진다. 반면 소아 비만인 경우는 지방 세포 수가 늘어나기 때문에 다른 모든 형태의 비만보다 더욱 치료하기 힘든 경우라 할 수 있다.

물론 다른 형태의 복부비만이 점점 심해지는 경우 남산형 복부비만으로 진행될 수 있다. 남산형 비만은 피하의 지방 뿐 아니라 내장의 지방도 증가해 각종 성인병과 관련된 합병증이 가장 많이 생기게 되는 타입이다.

다양한 방법의 치료를 병행

남산형 복부비만 환자들은 운동요법과 식이요법, 행동수정요법, 약물요법이 모두 필요한 경우가 많다. 또한 신체의 합병증이 동반된 경우가 많으므로 다양한 방법을 병행해야 한다.

철저한 식이요법과 비만을 유발하게 되는 행동 양식을 변화시켜주는 행동수정요법, 그리고 규칙적으로 시행할 수 있는 운동을 꾸준히 시행하는 것이 좋다.

취미로 할 수 있는 운동이 적합

남산형 복부비만은 몇 달 안에 해결되어질 문제가 아니다. 적어도 1~2년 이상 규칙적으로 운동을 해야 하므로 여럿이 즐겁게 할 수 있는 운동을 하는 것이 좋다.

일반적으로 강도가 높지 않은 운동이 알맞는데, 혼자서 하는 운동보다는 누군가와 함께 할 수 있는 테니스와 탁구 등이 좋으며 댄스처럼 즐거우면서도 칼로리를 소모할 수 있는 운동이면 더욱 좋다. 또한 다이어트에 의한 스트레스를 줄이는 방법으로 요가 등을 하면 마음의 평안도 찾고 살도 빼는 이중의 효과를 얻을 수 있다. 남산형 복부비만 타입은 점차·이러한 운동을 취미 생활로 발전시켜 나가는 것이 바람직하다.

절대적인 식이요법이 필수

식이요법으로는 금연, 금주가 필수. 또한 단 음식, 청량음료, 패스트푸드는 피하고 곡물과 야채 위주의 식단을 짜야 한다. 열량은 하루 1500kcal 이하로 제한하도록 한다. 등푸른 생선과 기름을 뺀 살코기로 부족한 동물성 단백질을 채우는 것도 중요한 포인트.

물론 고도 비만에 걸린 사람 중 신체의 합병증이 동반된 경우에 한해서 전문가의 처방과 진찰하에 하루 700~800kcal의 초 저열량 다이어트를 실시하는 경우도 있다.

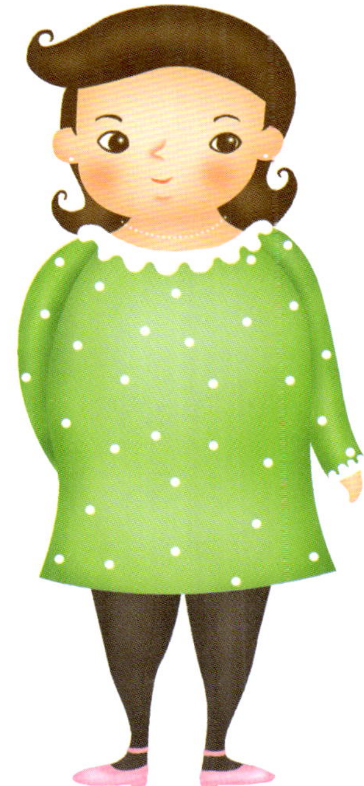

허리띠의 길이가 길수록 수명은 짧아지는 'X 증후군'

중년의 경우 정상 체중을 기준으로 몸무게 1kg이 늘면 사망률이 3% 증가한다고 한다. 또한 체질량질수 (BMI)에 비례해서 사망률이 증가하며 체질량 지수가 35를 넘는 경우 당뇨병 사망률이 8배 증가하고, 암 사망률은 1.5배 증가한다는 보고서가 발표됐다.

학계에서는 북부비만이 관상동맥 질환과 뇌졸중의 원인이 될 뿐 아니라 인슐린 저향성, 고혈압, 고지혈증 등 심혈관계 질환의 위험도를 증가시키는 위험 인자들이 여러 양상으로 나타나는 경향이 있어서 복부 비만을 일컬어 'X증후군'이라고 부른다.

올해 초 세계적인 환경 연구단체인 월드워치연구소의 보고서에 의하면 세계인구 62억 중 11억명이 칼로리를 과다 섭취하면서 몸을 거의 움직이지 않는 비만인구라고 지적했다.

우리나라에서도 최근 몇 년 사이 비만인구가 3명 중 1명 꼴로 크게 늘어났지만 아직까지 비만을 미용의 문제로 여기는 수준에 머물고 있다고 전문가들은 지적한다. 세계보건기구(WTO)도 비만을 '치료가 필요한 비전염성 질병'으로 규정하면서 "비만이 21세기 인류 건강에 가장 심각한 위험 중 하나가 될 것"이라고 전망했다.

게다가 서울 지역 18세 이상 3800명을 대상으로 실시한 비만도 조사에 따르면 32.7%(남자 33.1%, 여자 32.2%)가 비만인 것으로 나타났으며, 40~50대 중·장년 층의 비만자가 평균 44%로 청년층의 두 배인 것으로 조사됐다. 특히 이 비만 수치는 남자의 경우 95년에 조사한 11.7%(여자 18.0%)보다 5년 사이 3배 가까이 증가한 것으로 분석되어 그 심각성을 더해가고 있다.

또한 우리나라의 경우 비만자의 95%가 특별한 질환 없이 과식과 운동부족 등으로 인한 단순 비만자이며 잘못된 생활습관이나 지나친 음주문화, 서구화된 식습관, 과식과 편식 등이 뱃살을 키운다고 전문가들은 진단했다.

특히 유독 남성들에게 복부비만이 문제가 되는 까닭은 대부분 직장인들이 저녁식사 때 각종 회식과 음주 등으로 한꺼번에 많은 열량을 섭취하면서 거의 운동을 하지 않아 항상 남아도는 열량이 지방으로 바뀌어 배 안에 축적되기 때문으로 지금의 음주문화가 건강에 얼마나 치명적인가를 하루 빨리 인식해야 한다고 의학자들은 강조한다.

뱃살 빼는 운동 · 생활 · 식사 법칙

최소한의 노력으로 최대한의 효과를 보고 싶다면 뱃살 빼는 법칙을
정해 실천하는 것이 좋다. 처음에는 익숙하지 않아도 의식적으로 지키도록
노력을 하면 빠른 시일 내에 노력의 결과를 얻을 수 있을 것이다.

①
운동 법칙

②
생활 수칙

③
식사 법칙

④
마인드 컨트럴

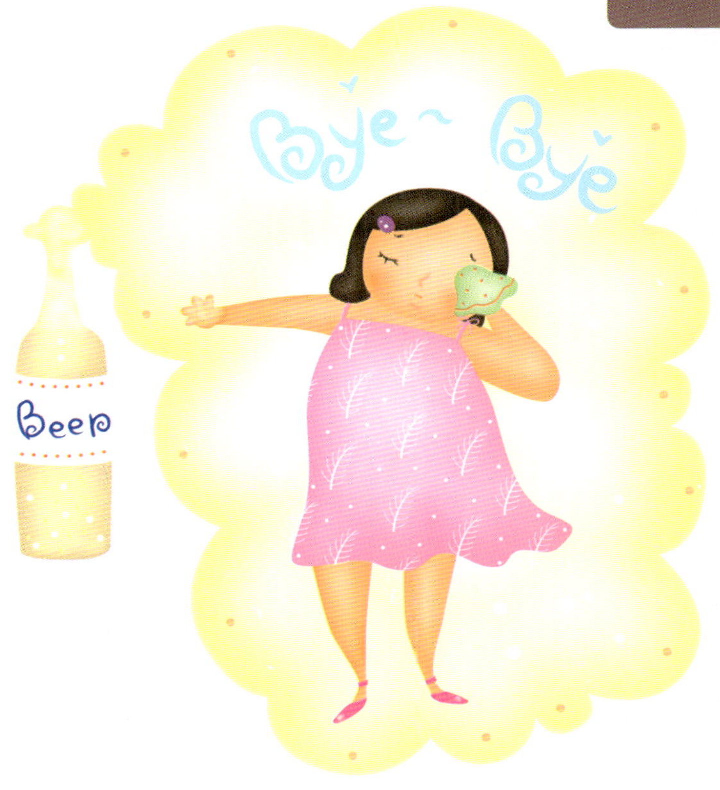

뱃살 빼는 운동 법칙

무작정 운동을 한다고 살이 빠지는 것은 아니다. 원하는 시간 내에 원하는 만큼의 사이즈를 줄이고 싶다면 정해진 운동 법칙을 지키는 것이 중요하다. 특히 가벼운 운동을 지속적으로 꾸준히 하면 쉽게 성공할 수 있다.

고강도 운동보다는 저강도 운동을 한다

저강도 운동이란 최대 운동 능력의 50~60% 범위 내에서 행해지는 운동을 말한다. 조깅을 예로 든다면 옆 사람과 이야기를 나눌 수 있을 정도의 운동강도라고 할 수 있다.

저강도 운동은 식욕을 억제하는 효과가 있을 뿐 아니라 교감신경계 호르몬, 성장호르몬 등의 호르몬이 분비되어 혈당을 새로 만드는 작용을 하는데, 이로 인해 몸 안의 체지방이 원활히 분해된다. 이외에도 저강도 운동은 지속적으로 할 수 있기 때문에 몸의 기초대사율을 높이는 한편 근육량도 늘려준다. 가벼운 걷기, 조깅, 수영, 줄넘기 등이 이에 속한다.

반면 고강도 운동은 지속하기도 힘들고 몸에 무리를 주기 때문에 오히려 역효과를 초래할 수 있다. 또한 강도가 높은 운동은 오히려 지방이 분해되는 것을 막고 근육에 필요한 단백질이나 칼슘을 소모시킬 위험이 있다.

유산소 운동으로 에너지 소모를 늘린다

가장 좋은 것은 저강도 운동인 동시에 유산소 운동이다. 가벼운 조깅이나 걷기, 줄넘기 혹은 계단 오르내리기 등은 유산소 운동이면서도 몸에 무리를 주지 않아 뱃살을 빼는 운동으로 추천할 만하다.

여기서 명심해야 할 사실은 특수한 경우를 제외하고는 체중이 감량되면 자연히 뱃살이 줄어든다는 것이다. 그러므로 뱃살을 빼기 위해 반드시 배를 자극하는 운동을 해야 한다는 생각은 큰 오산이다. 살은 어떤 부위를 움직인다고 해서 반드시 그 부위의 살만 빠지는 것이 아니다. 뱃살 역시, 일단 체중감량을 위한 기본적인 운동을 하면서 복근을 움직이고 강화하는 체조를 병행해야만 효과가 높다.

**생활 속에서
운동 찾기**

특별히 시간을 내어 하는 운동보다도 더 중요한 것은 자신의 생활 속에서 활동량을 늘일 수 있는 방법을 터득하는 것이 좋다. 예를 들면 TV를 보면서 잡지책 여러 권을 놓고 밟고 올랐다가 내렸다를 반복한다든지, 엘리베이터를 이용하지 말고 계단을 이용한다든지 하는 등의 '많이 움직이는' 생활습관을 기르는 것이 좋다.

3-3-3 법칙을 늘 생각한다

유산소 운동들은 지방 분해 효과가 뛰어나 내장지방을 줄이는데 효과가 크다. 하지만 여기서 유념해야 할 것이 있다.

바로 유산소 운동의 '3-3-3법칙'이다. 이것은 일주일에 반드시 '3번 이상' 운동할 것, 한 번 운동할 때 '30분 정도 (또는 땀이 흠뻑 날 정도)' 해 줄 것. 그리고 '3개월 이상' 지속해야 된다는 것이다.

단기간에 살을 빼기위해 하루에 몇 시간씩 운동하는 것보다는 이 3-3-3법칙에 맞춰 3개월 이상 지속해야 한다는 생각으로 뱃살 빼기에 임해야 한다.

유산소 운동과 복근 트레이닝을 병행한다

무턱대고 윗몸일으키기를 하거나 기구를 이용하여 복근을 자극하는 것만으로는 효과를 얻을 수 없다. 복부에 살이 아니라 근육이 탄탄하게 생기게 되면 살이 잘 찌지 않는 체질로 바뀌게 되긴 하지만, 우선적으로 필요한 것은 체지방을 연소시키는 일이다. 그러므로 근력 트레이닝보다는 저강도의 유산소 운동을 하면서 복근 트레이닝을 병행해야만 시너지 효과가 커지게 된다.

물론 윗몸일으키기라도 하는 것이 안 하는 것보다는 백 배 낫다. 하지만 이것은 복근을 강화시켜 뱃살이 찌지 않게 하는 데는 효과가 높지만, 엄청나게 늘어난 배의 지방을 연소시키기에는 역부족이다.

식사량을 조절해서 운동효과를 높인다

평소 지나치게 많이 먹거나 좋지 못한 식습관을 가지고 있는 사람이라면 먹는 양이나 습관을 조절하면서 운동량을 늘리자. 그러면 그 효과는 더욱 커진다. 복부비만이 심각한 경우 전문가들이 반드시 식이요법과 운동을 병행하라고 하는 이유도 바로 이 때문이다.

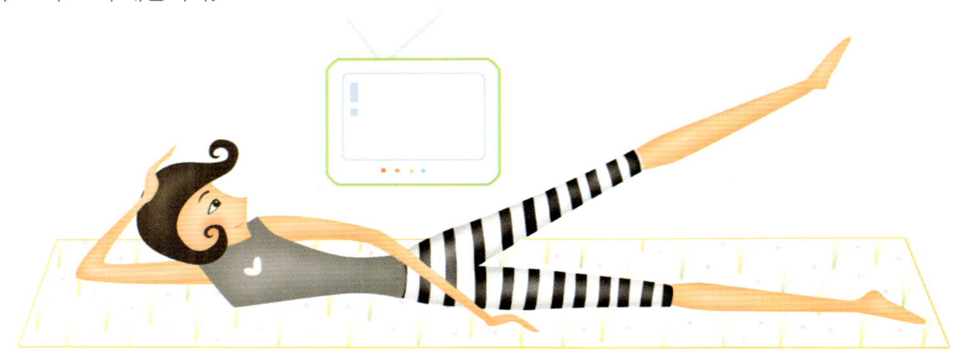

뱃살 빼는 생활 수칙

무절제하거나 게으른 생활을 오래 하다보면 늘어나는 것은 뱃살 밖에 없다. 하지만 항상 긴장하고 노력하면 누구나 날씬한 복부를 가질 수 있다. 특히 식사 후 바로 자리에 앉거나 눕는 습관이 있다면 꼭 고치도록 하자.

군것질은 반드시 삼가라

TV를 보거나 책을 읽으면서 반드시 무언가를 먹어야만 하는 사람들이 있다. 하지만 군것질은 쓸데없는 열량을 섭취하게 하는 주범이다.

심각한 복부비만이 아니라면 먹는 양은 평소대로 먹고 운동량을 늘리는 것이 좋지만, 평소 자신이 군것질로 열량을 과잉 섭취하고 있다면 우선 이 습관을 바꾸는 것이 현명하다. 양을 줄이려면 식사의 질을 높이는 것도 좋다.

헐렁한 옷보다는 꼭 맞는 옷을 입어라

헐렁한 옷을 입게 되면 몸매를 가리게 되고, 그렇게 되면 몸매 관리에 소홀해질 수가 있다. 아무리 편안한 시간이라도 의식적으로 헐렁한 옷을 입는 것은 피하고 자신의 몸매를 항상 확인하며 긴장할 수 있는 조건을 마련하는 것이 좋다. 단, 너무 꽉 끼는 옷은 지방 분해를 방해할 뿐만 아니라 건강에도 해로우므로 공기가 잘 통하는 소재로 몸에 어느정도 맞게 입는다.

식후에 바로 눕지 않는다

밥을 먹고 난 후 배가 부르다고 바로 눕는 사람들이 있다. 먹자마자 바로 눕는 행동은 소화를 방해하고 역류성 식도염이나 복부비만의 원인이 된다.

그러므로 일단 식사를 한 후에는 청소를 한다든가 설거지를 하든가 해서 최대한 몸을 많이 움직이는 것이 좋다. 잠깐 휴식을 취하더라도 눕는 것보다는 의자에 바른 자세로 앉아 있는 것이 좋다.

직장인의 경우라면 점심 식사 후 가볍게 산책을 하고 자리에 앉는 습관을 기르도록 하자. 음식물을 모두 소화시킨 뒤 자리에 앉거나 누우면 건강에도 좋고 비만을 막는 지름길이 된다.

배를 내밀고 서 있지 말라

지하철이나 버스에서 손잡이에 체중을 실은 채 배를 쭉 내밀고 있는 사람들이 있다. 이런 자세는 아랫배를 나오게 하므로 서 있을 때도 항상 허리를 꼿꼿이 세우도록 한다. 다리와 허리에 힘을 주면 복부비만을 막을 수 있을 뿐 아니라 하체의 살을 빼는 데도 도움이 된다.

걸을 때도 그냥 터벅터벅 걷기보다는 아랫배에 힘을 주고 걷게 되면, 긴장이 되기 때문에 자연스럽게 살이 빠지게 된다. 이때 엉덩이에도 힘을 주고 다리를 곧게 쭉쭉 뻗으면서 걸으면 몸의 라인이 더 아름답게 다듬어진다.

의자에 오래 앉아 있을 경우 몸을 풀어준다

책상에 앉아 오랫동안 일을 해야 하는 직업을 가진 사람들이 반드시 지켜야 할 수칙이다. 의자에 오래 앉아 있어야 하는 경우, 최소 1시간 간격으로 자리에서 일어나 허리를 돌린다든지 배를 움직이는 운동을 하는 것이 좋다. 자리에서 일어나지 못한다면 앉은 자리에서라도 허리를 돌리거나 기지개를 펴서 뭉쳐 있는 온 몸의 근육들을 풀어준다.

배를 항상 따뜻하게 해준다

볼록한 배를 가진 사람들 중에는 유독 배가 찬 사람들이 많다. 배가 차면 혈액순환이 저하되고 신진대사가 원만하게 이루어지지 않아 뱃살이 찌는 원인이 되는 것이다. 항상 배를 따뜻하게 하고 잘 때도 배만큼은 이불을 덮도록 한다. 지나치게 배가 차갑다면 누워 있을 때나 TV를 볼 때 뜨거운 팩을 배에 대고 있는 것이 좋다.

절대로 의자 끝에 앉지 않는다

의자에 앉을 때 엉덩이가 의자 끝에 있으면 복근이 이완되고 허리에도 부담이 커져 아랫배가 나오게 된다.

따라서 의자에 앉을 때에는 등을 곧게 펴고 두 다리를 가볍게 모아 주도록 한다.

이때, 어깨의 힘을 빼고 아랫배에 힘을 넣어 상반신을 지탱하는 느낌으로 앉으면 더욱 좋다.

뱃살 빼는 식사 법칙

먹는 것만 조절해도 충분히 날씬한 복부를 가질 수 있다. 뱃살에서 특히 문제
가 되는 것은 음주와 과식이다. 뱃살을 빼려면 식사를 할 때 항상 신경을 써서
음식물을 섭취하도록 한다.

술은 무조건 자제한다

적당한 알코올 섭취는 혈액순환을 원활하게 하고 숙면에도 도움을 준다.
그러나 한번 술자리가 시작되면 2차, 3차로 이어지고, 안주 역시 푸짐하게
먹는 습관 때문에 음주는 필연적으로 뱃살로 이어질 수밖에 없다. 특히 과음
은 내장지방을 초래하기 때문에 그 위험성이 더욱 심각하므로, 뱃살을 빼기
로 굳게 마음먹었다면 일단 술부터 줄이는 것이 지름길이다.

규칙적인 세끼 식사가 최고! 특히 아침 금식은 금물

끼니를 자주 거르면 폭식과 과식을 유발하므로 규칙적인 식사를 하는 것이
좋다. 특히 야식과 배가 고프지 않는 데도 습관적으로 무엇인가를 찾는 행위
는 자연히 살을 찌운다. 그러므로 음식이 당길 때마다 배가 고픈 이유가 허
기 때문인지 아니면 단순히 스트레스로 인한 식욕인지 스스로에게 반문하
고, 허기라고 판단되면 그때 먹는 것이 좋다.

지방이 많고 소화가 잘되지 않는 음식은 피한다

육류나 튀긴 음식, 밀가루 음식 등은 피하는 것이 좋다. 그러나 살을 뺀다
고 해서 무조건 지방이 들어간 음식을 피하는 것은 좋지 않다. 지방 그 자체
가 해로운 것이 아니라 지나친 것이 문제로 적당한 지방 섭취는 건강에도 필
수적이다.

무조건 지방을 적게 먹으면 상대적으로 당질 섭취량이 많아질 수밖에 없
고, 그렇게 되면 중성 지방수치가 올라가 내장 지방량이 증가하는 원인이 될
수 있다. 그러므로 지방이 들어 있는 음식이라고 무조건 거부하지 말고, 그
수치가 낮은 저지방 제품을 먹는 것이 좋다.

200kcal 미만의 단 음식

● **포테이토칩 23개(200kcal)**
보통 사이즈의 포테이토 칩 23개.

● **귤 8개(192kcal)**
작은 귤 하나가 24kcal로 8개를
먹을 수 있다.

● **과일 통조림(132kcal)**
작은 통으로 한 통.

● **캬라멜 16개(199kcal)**
18개짜리 한 봉지가 223kcal,
16개 정도는 먹을 수 있다.

● **초코칩 쿠키 4개(200kcal)**
한 개에 50kcal, 4개는 먹을
수 있다.

현미, 잡곡밥과 친해진다

요즘 미국에서는 '스테이크가 아니라 파스타로 살이 찐다'는 이야기가 나오고 있다. 이는 단 음식이 비만의 큰 원인이라는 뜻이다. 현미나 잡곡밥은 영양소가 고루 함유되어 있을 뿐만 아니라 백미보다 혈당지수가 낮다. 그러므로 흰 쌀밥만 고집하기보다는 잡곡밥이나 현미밥을 먹도록 하자.

청량음료와 인스턴트 식품은 자제한다

당분 함량이 높은 청량음료나 지방 덩어리인 인스턴트 식품의 나쁜 점에 대해서는 더 이상 설명할 필요가 없다.

얼마 전 미국의 유명한 비만 전문가는 인스턴트 식품과 청량음료 자판기는 초등학교와 공공 시설에서는 판매 금지를 시켜야 된다고까지 주장해 이슈가 된 적도 있었다.

청량음료보다는 생수나 녹차를 마시고, 라면이나 햄버거 등 열량이 높은 인스턴트 식품을 최대한 자제하는 것이 건강하게 사는 지름길이다.

단 것을 적당히 섭취한다

다이어트 중이라고 해도 단 것을 완전히 금할 필요는 없다. 오히려 단 음식을 어느 정도 먹는 편이 정신적으로 안정돼 다이어트를 지속하기 쉬워진다. 자기가 좋아하는 것을 먹지 못하면 안정이 안되고, 인내의 한계를 넘게 되면 오히려 폭식할 위험성이 있기 때문이다. 또한 단백질도 충분히 섭취한다. 물론 과잉 섭취는 금물이다. 하루에 200kcal 이내를 기준으로 한다.

섬유소 섭취를 늘린다

채소와 미역, 다시마, 톳, 김 등의 해조류, 버섯, 과일 등 섬유소가 많이 포함되어 있는 식품을 충분히 섭취하면 장이 활동을 활발하게 해서 변비가 없어진다. 장이 비워지면 복부가 훨씬 날씬해 보일 뿐 아니라 아랫배의 답답한 느낌도 사라지게 된다.

다만 고구마 반 개나 감자 한 개가 밥 1/3 공기와 같은 칼로리는 내므로 이것을 먹을 때는 그 끼니의 식사량을 조금 줄이도록 한다.

마인드 컨트럴

뱃살을 빼는 일을 만만히 보았다가는 금세 포기하기 십상. 처음부터 굳은 의지가 중요하다. 반드시 이루어내겠다는 강한 의지와 동기부여, 그리고 자신을 추스리고 자극시킬 수 있는 것들을 총 동원한다.

●●● 목표를 설정하라

단순히 '뱃살을 빼자!' 하는 막연한 생각으로는 강한 동기부여가 될 수 없다. 그러므로 자신을 자극시킬 수 있는 구체적인 목표들을 세우는 것이 좋은데, 예를 들면 살이 쪄서 맞지 않는 예전의 옷들 중 맘에 들었던 옷을 꺼내어 '이번 여름에는 반드시 이 옷을 입어야지' 하며 다짐하는 것도 좋은 방법 중 하나다. 수치로 목표를 세우는 것도 좋다. '3개월 안에 허리사이즈를 3인치 줄이겠다' 등의 목표의식이 있다면 효과가 더욱 높아질 것이다.

자신에게 너무 엄격한 것도 좋지 않다

자신을 너무 엄격히 제한하면 오히려 역효과가 날 수 있다. 과도하게 스트레스를 받거나 자포자기해 버릴 수도 있기 때문이다.

차라리 조금씩 자신에게 덜 엄격해지고, 조금씩 변화를 주는 것이 좋다. 예를 들어 1주일 간격으로 자신의 잘못된 생활습관이나, 식습관을 하나씩 바꾸어 보는 것도 권할만 하다. 이번 주는 저녁으로 밀가루 음식을 피한다든지, 이것이 되면 다음주부터는 TV를 보면서 간단한 체조를 한다든지 천천히 변화하는 지혜도 필요하다.

뱃살을 빼고 난 후의 자신의 멋진 모습을 늘 상상하라

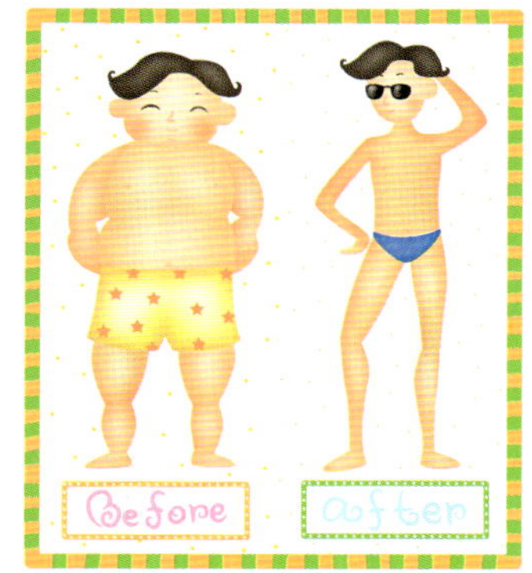

뱃살의 공포에서 해방되어 늘씬하고 아름다운 자기 자신의 모습을 상상해 보라. 또, 평소 자신의 배를 놀림감으로 삼았던 사람들이 깜짝 놀라는 모습을 상상하는 것만으로도 짜릿한 일이 될 것이다. 뿐만 아니라 이성친구나 아내 혹은 남편에게 받을 찬사를 생각하면 저절로 흐뭇한 미소를 짓게 될 것이다. 그리고 그 흐뭇함이 다시 한번 의지를 다지게 해줄 것이다.

뱃살 찌는 사람들의 10가지 습관 VS 뱃살 안 찌는 사람들의 10가지 습관

뱃살 찌는 사람들의 10가지 습관

1 체중을 자주 재지 않는다.
2 다이어트를 위해 운동보다 굶는 것을 택한다.
3 편하고 쉽게 살을 빼는 방법만 찾는다.
4 항상 다이어트를 결심하지만 잘 실천하지는 않는다.
5 항상 무언가를 먹고 있다.
6 걷는 것, 움직이는 것을 싫어한다.
7 물을 싫어한다.
8 패스트푸드를 좋아한다.
9 면을 먹어도 밥은 꼭 먹어야만 한다.
10 당분이 많은 음식을 좋아한다.

뱃살 안 찌는 사람들의 10가지 습관

1 쓸데없는 군것질을 하지 않는다.
2 끼니를 거르는 것은 절대 금물이다.
3 평소 식사량의 80% 정도만 먹는 습관을 가지고 있다.
4 올바른 식습관을 갖는다. 밥 빨리 먹기, TV보면서 식사하기, 간식 먹기, 스트레스를 먹는 것으로 풀기 등 나쁜 습관은 버린다.
5 섬유질이 풍부한 식품이나 현미 잡곡밥, 채소, 두부, 해조류 등의 자연 식품으로 구성된 식사를 한다.
6 간식은 반드시 저칼로리로 한다.
7 음식의 요리법을 바꾼다. 즉, 기름으로 볶거나 튀기는 요리법 대신 찌고, 굽고, 데치는 요리법으로 바꾸어 요리한다.
3 가능하면 외식은 피한다. 외식을 할 때는 중국요리, 패스트푸드 등의 고칼로리 음식은 피하고 일식이나 한식 등 저칼로리 음식과 야채가 많이 들어간 메뉴를 고른다.
9 가까운 거리는 걷는 습관을 기른다. 하루 두 번 20~30분 정도 지속적인 운동을 하는 습관을 들인다. 매일 운동을 한다.
10 다이어트 중의 저칼로리 식사 때문에 발생하기 쉬운 영양부족의 보완을 위해 전문가와의 상의 후 필요하다면 건강 보조식품을 이용한다.

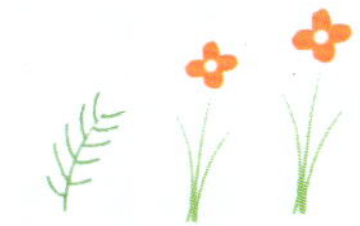

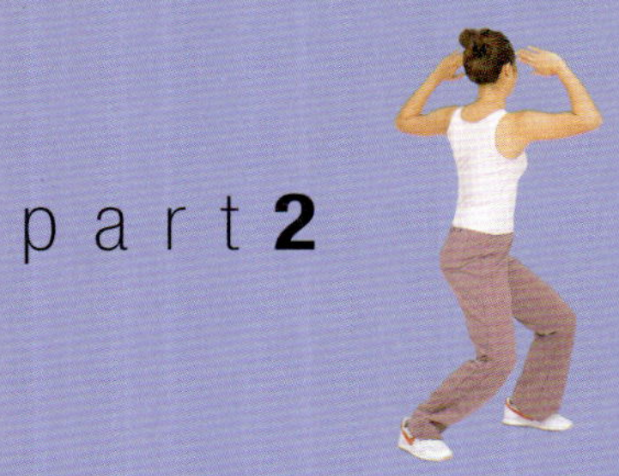

확실한 뱃살 제거 프로그램 7

사람마다 체질이 다르듯 배가 나온 **원인과 특징이** 다르고,
자신에게 맞는 **다이어트법도** 다르다.
가장 좋은 방법은 자신에게 맞는 방법을 찾아
꾸준히 실행하는 것이다. 다음에 소개하는 7가지 방법 중
자신에게 가장 **잘 어울리는**
프로그램을 찾아 뱃살 빼기에 성공해보자.

49 유산소 운동

61 부위별 복근 운동

87 우아하게 뱃살 빼는 요가

103 신나는 댄스 타임

117 뱃살 빼는 한방 요법

135 경락 마사지 & 지압

143 전문 치료법

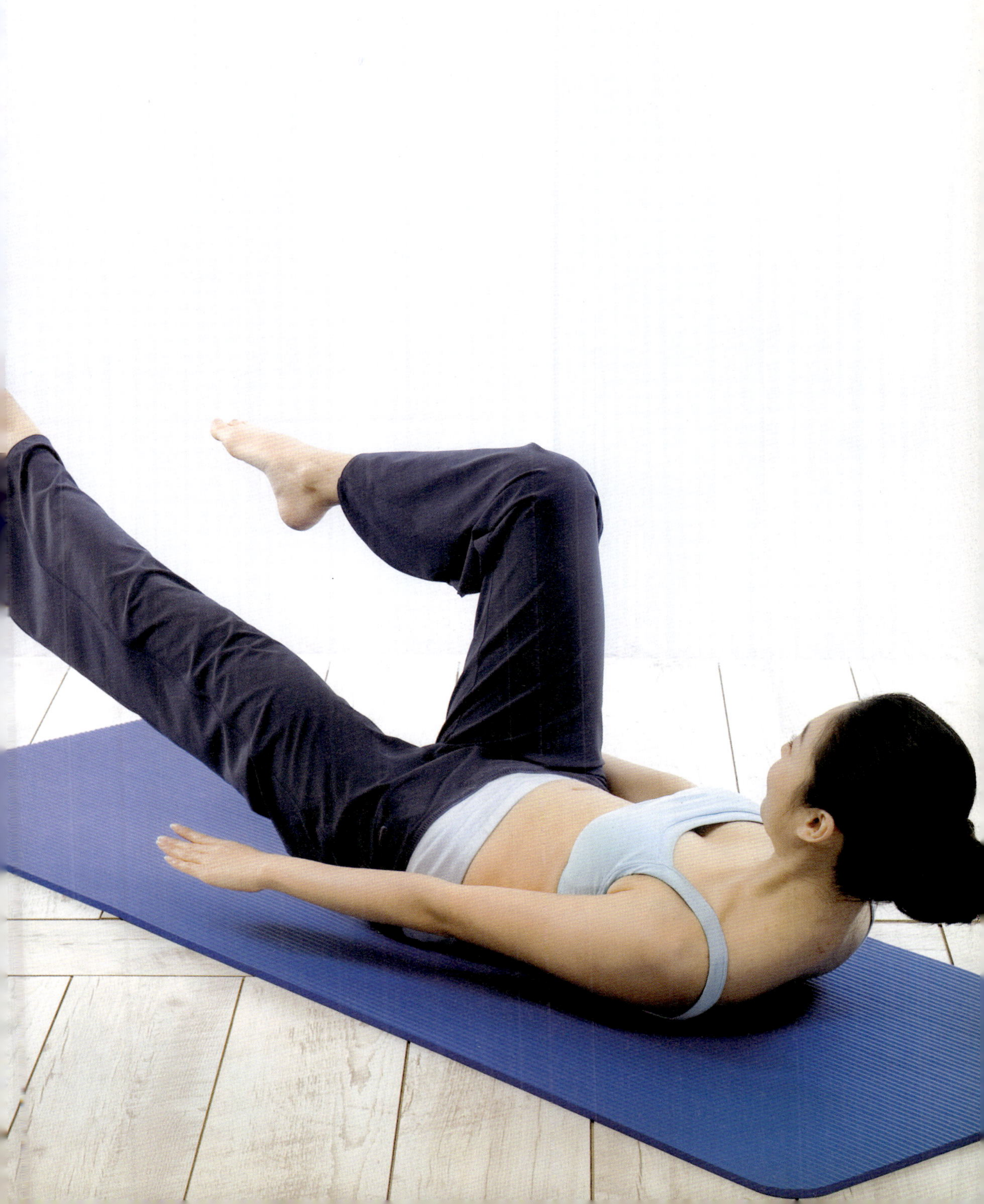

2nd week

뱃살 빼기 4주 플랜 다이어리

	오늘 나의 식사	운동	몸무게	배변	컨디션	목욕
mon	kal					
	kal					
	kal		kg			
tue	kal					
	kal					
	kal		kg			
wed	kal					
	kal					
	kal		kg			
thu	kal					
	kal					
	kal		kg			
fri	kal					
	kal					
	kal		kg			
sat	kal					
	kal					
	kal		kg			
sun	kal					
	kal					
	kal		kg			

MEMO

-
-

(B:아침 L:점심 D:저녁)

확실한 뱃살 빼기 유산소 운동

우리 몸은 운동을 할 때 최소한 20분 이상 운동을 해야 살이 빠질 준비를 한다.
그러므로 뱃살을 빼기 위해서는 공기를 흡입하면서
천천히 오랫 동안 할 수 있는 유산소 운동을 병행하는 것이 가장 좋다.

① 워킹

② 줄넘기

③ 자전거

④ 수영

⑤ 조깅

⑥ 등산

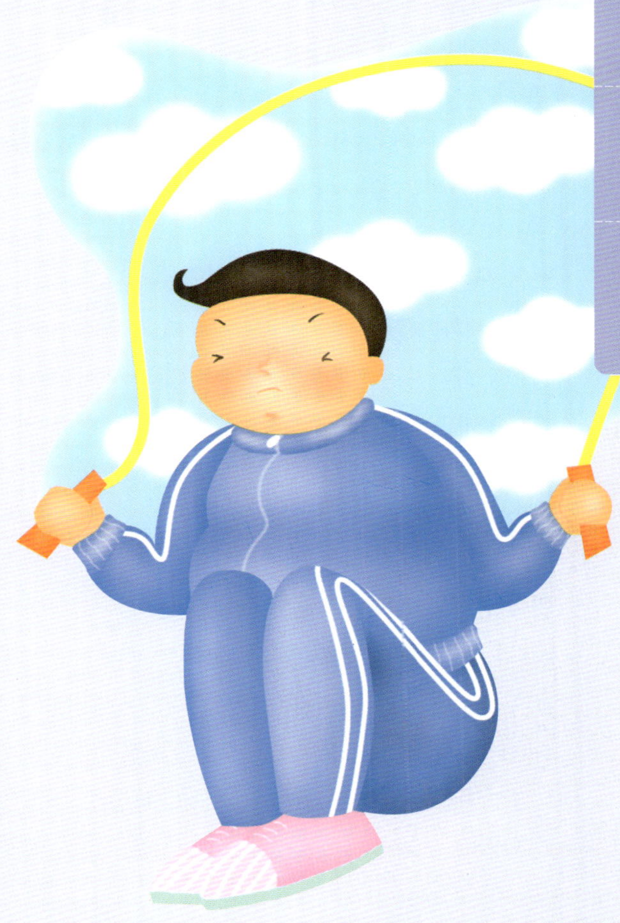

워킹

워킹은 초보자들이 가장 쉽게 접근할 수 있는 운동 방법이다. 게다가 언제, 어디서든지 장소에도 구애받지 않으므로 쉽게, 효과적으로 뱃살을 빼고 싶은 사람에게 적합하다. 전신 다이어트에도 효과가 좋다.

요요 현상이 없는 다이어트

워킹 다이어트의 가장 큰 장점은 요요 현상이 없고 장기적으로 체질을 바꿔 준다는 것이다. 대부분의 다이어트는 요요 현상이 가장 큰 문제로 지적되고 있다. 일시적으로 살을 뺀다해도 요요현상이 생기면 처음보다 상태가 나빠지고 각종 질병까지 찾아온다. 하지만 워킹 다이어트를 하면 그런 걱정은 하지 않아도 된다.

또한 별다른 준비 없이 시작할 수 있는 것이 바로 워킹이다. 준비물도 필요 없을 뿐만 아니라 관절이나 발목에도 크게 무리가 없기 때문에 언제든지 부담 없이 하기 좋다.

뱃살 빼는 데는 하루 1만보 이상이 적당

일상 생활을 통해 소비하는 열량을 빼고, 우리가 하루에 운동으로 소비해야 하는 에너지는 약 300kcal 정도. 이것을 잉여 칼로리라고 하는데, 소비시키지 못하면 몸에 그대로 축적돼 지방으로 쌓인다. 만약 뱃살을 빼기 위해 300kcal의 소비량을 걷기 운동으로 충족시키려면 하루에 1만보 이상은 걸어야 한다. 시간으로 따지자면 1시간 30분 정도를 걸어야 하는 셈이다.

한 시간당 6.5km 속도로 매일 걷는다

빠르기는 어느 정도가 되어야 할까? 걷기는 속도에 따라 평보, 속보, 경보로 구분된다. 평보는 1시간에 4km(보폭 60~70cm) 정도의 속도로 걷는 것, 속보는 1시간에 6km(보폭 80~90cm) 빠르기로 걷는 것을 말한다. 경보는 더 빨라져서 1시간에 8km(보폭 100~120cm) 정도로 걸어야 한다.

다이어트를 위해서는 한 시간당 6.5km의 속도로 걸어야 한다. 쉽게 말하면 누군가가 뒤에서 쫓아오는 정도로 생각하면 되는데, 이 정도로 걸으면 아마 10분도 안되서 저절로 땀이 날 것이다.

하루도 빠짐 없이 꾸준히 실시하는 게 제일 좋지만 너므 힘들면 일주일에 5일 정도 실천해 보자. 처음부터 무리하지 말고 천천히 시간과 속도를 끌어 올리는 것이 좋다.

워킹 다이어트의 효과를 높이는 자세

• **기본자세** _ 배에 약간 힘을 주고 당기는 듯한 자세로 걸어야 몸에 무리가 없고 요통도 예방할 수 있다. 등은 곧게 펴고 턱을 약간 잡아 당기는 것이 좋다.

• **스피드** _ 시간당 약 6.5km 속도로 걷는 것이 지방을 연소시키 는데 제일 효과적이다. 더 빨리 걸어도 운동효과는 증가하지 않는다.

• **눈** _ 전방 5∼10m 앞을 내다보고 걸어야 안전하다.

• **팔** _ 가볍게 주먹을 쥐고 리듬을 타면서 경쾌하게 흔들어 준다. 팔을 확실하게 흔들면 걷는 속도도 한결 빨라진다.

• **보폭** _ 보폭을 넓게 하고 걷는 것이 운동효과가 좋다. 안전하면서도 빠르게 걷기 위해서는 자신의 키에서 1m 정도를 뺀 보폭으로 걸으면 된다.

• **발** _ 걸을 때는 발뒤꿈치, 발의 중심, 앞꿈치 순서로 닿아야 한다. 관절을 쭉쭉 펴면서 약간 땅을 박차고 나가는 듯한 자세로 걷는다.

워킹 전에 꼭 체크할 것들

워킹을 시작하기 전에 간단한 스트레칭은 기본. 갑자기 오랜 시간을 걷게 되면 근육이나 관절에 무리가 오기 쉽기 때문이다. 우선 목, 팔, 다리 등을 쭉쭉 펴서 편안한 마음으로 가볍게 호흡을 가다듬자.

본격적인 걷기에 들어가면 처음 5∼10분 정도는 편안하게 걷다가 몸이 더워지기 시작하면 경보까지 빠르기를 조절한다. 전체의 반 정도를 이런 강도로 걷고 숨이 차기 시작하면 다시 속도를 조금씩 줄이면서 운동을 마친다.

마무리 운동은 근육의 긴장을 풀어 주는 것이 포인트로 가벼운 맨손 체조를 하거나 제자리 걷기, 상체 비틀기를 하는 것도 좋다.

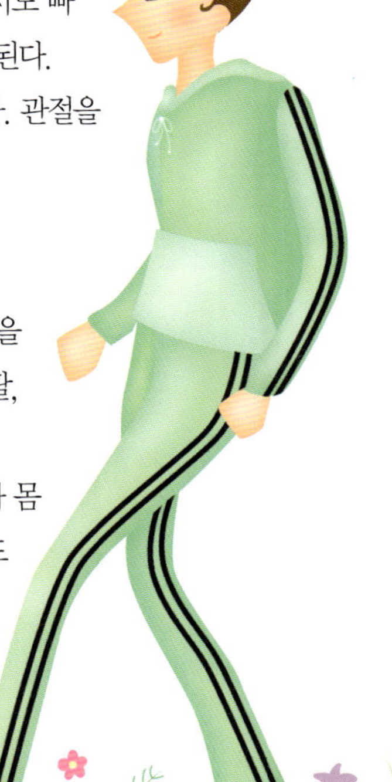

줄넘기

줄넘기는 주로 손으로 돌리고 발로 뛰면서 하는 단순한 운동이다. 아주 간단한 운동처럼 생각되지만 사실상 짧은 시간만 뛰어도 힘이 들고, 온몸이 땀으로 젖을 만큼 운동량이 확실하다.

어떤 줄넘기를 선택할까

줄넘기를 할 때는 줄의 길이가 중요하다. 한발로 줄의 가운데를 밟았을 때 줄 끝이 명치 정도에 오도록 조절한다. 숙달이 되면 줄의 길이를 점점 짧게 만들어 배꼽 정도 길이에 맞추면 운동효과가 더 커진다.

손잡이는 줄과 연결된 부분이 원활하게 회전되는지 돌려보고 선택하도록 한다.

줄넘기를 하기 좋은 장소

흔히 줄넘기는 아무 곳에서나 해도 되는 것으로 생각하지만 장소도 신중히 고르는 게 좋다. 딱딱한 콘크리트나 아스팔트 위는 무릎이나 관절을 상하게 할 수 있으므로 가능하면 부드러운 흙이 있는 운동장이나 마당, 혹은 마루에서 실시하도록 한다.

한번에 20분 이상 실시해야 효과가 있다

줄넘기를 10분 동안 했을 때 운동량은 30분 동안 5km를 달리는 것과 같다. 줄넘기로 살을 뺐다는 사람들을 보면 대개 하루에 1000회를 했다고들 하는데, 시간으로 따져 볼 때는 최소한 한번에 20분 이상은 운동을 해야 효과가 있다.

하지만 단번에 횟수를 채우려고 무리하지 말고 하루에 100개씩 천천히 끌어 올려 보자. 한꺼번에 계속하기 힘들다면 3회로 나누어서 실시하는 것도 좋다. 처음 시도하는 사람이라면 2개월 동안은 25분 정도로 조정하면서 적응 기간을 갖고, 이후에는 45분씩 시도하는 것이 바람직하다. 식후에 운동을 할 경우에는 밥을 먹은 다음 1시간~1시간 30분 후에 하도록 한다.

권투 선수용 체중 감량 줄넘기 다이어트법

● 줄넘기를 8자로 교차시키면서 한 쪽씩 번갈아 가며 무릎을 높이 올린다. 좌우 한 번씩 8회를 세 차례에 걸쳐서 한다. 총 24회가 된다.

● 두 발을 가지런히 모아 약 5분 동안 줄넘기를 한다.

● 오른쪽 무릎을 위로 올리고 2회 줄넘기한 다음, 왼쪽 무릎을 올리고 다시 2회 줄넘기한다. 이런 식으로 8회씩 세 차례에 걸쳐서 실시한다.

뱃살 빼는 올바른 줄넘기 요령

1. 시선은 정면을 향한다.

2. 자세는 조깅할 때와 같은 자세로 몸을 약간 앞으로 기울인다. 너무 많이
굽히거나 뒤로 젖히면 위험하다.

3. 점프를 할 때 두발을 앞으로 뻗거나 뒤로 너무 많이 굽혀 뛰는 것은 금물.
발바닥 전체가 땅에 닿아서 관절에 충격을 줄 수 있기 때문이다. 몸에 힘을
빼고 양발을 모아 똑바로 선 자세에서 그대로 가볍게 점프한다.

4. 손잡이는 허리 벨트 쪽에 올 정도로 잡고 무릎의 탄력을 이용해서 손목으
로 가볍게 돌린다.

꾸준히 하는 것이 중요하다

　줄넘기를 한다고 해서 모두가 뱃살이 빠지는 건 아니다. 줄넘기가 자신의
운동 능력의 50~80% 수준이라면 살이 빠지지만, 운동능력의 85% 이상이
되면 살은 빠지지 않는다. 또한 어떤 유산소 운동을 선택하던지 8주 이상은
해야 살이 빠지는 느낌이 몸에 와 닿기 때문에 포기하지 달고 꾸준히 하
는 것이 제일 중요하다.

줄넘기를 할 때 점검할 것들

• **복장** _ 줄넘기를 할 때는 땀을 잘 흡수
할 수 있는 면 소재의 운동복을 선택하자.
또한 신발은 충격을 완화할 수 있도록 밑창
이 두껍고 스펀지가 있는 조깅화 종류를 준비
한다.

• **준비운동** _ 줄넘기는 전신 운동이다. 평소
에 쓰지 않던 허리, 어깨, 팔, 발목, 손목을
많이 이용하게 된다. 따라서 본격적인 운
동을 시작하기 전에 스트레칭으로 가볍게
몸을 풀어줘야 무리가 따르지 않는다.

• **정리운동** _ 줄넘기를 끝내고 나서 정리운동은 필수
다. 정리운동을 해야 근육에 피로가 남지 않고 근육통
도 예방할 수 있다.

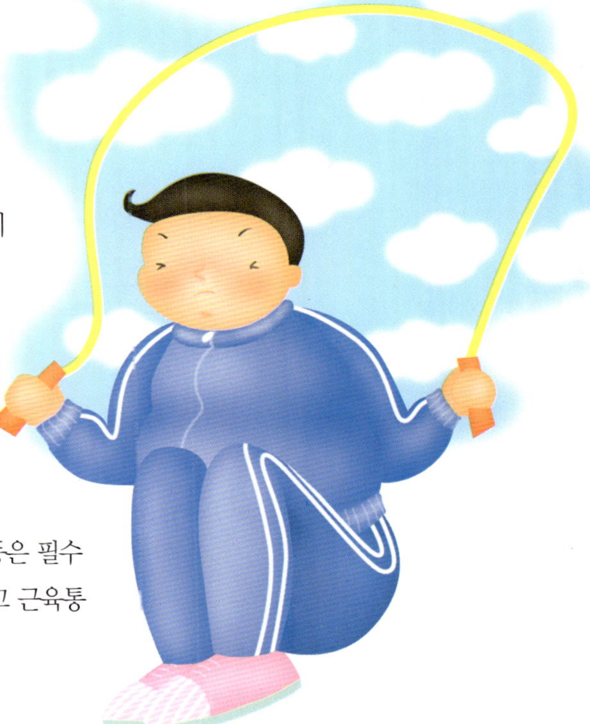

자전거

자전거 타기는 조깅보다 칼로리 소모가 더 높은 운동이다. 그래서 뱃살을 빼는 데 관절이 약한 사람에게 조깅보다 훨씬 효과적이라고 할 수 있다. 특히 유난히 하체가 약하거나 체중이 많이 나가는 사람에게 좋다.

누구나 부담 없이 즐길 수 있는 운동

자전거 타기는 하체만을 움직이는 운동이지만 근력은 키워 주되 근육에 전혀 무리를 주지 않는다. 그래서 유난히 하체가 약하거나 체중이 많이 나가기 때문에 달리기를 하기 힘든 경우에 특히 좋다.

또한 심폐기능을 높여주고 혈액 순환을 촉진시키며 다리의 유연성도 길러 주는 효과가 있다. 스스로 강도를 조절할 수 있어서 남녀노소를 불문하고 누구나 부담 없이 즐길 수 있다는 것도 또다른 장점이다.

자전거 타기로 뱃살을 뺄 때 주의할 점

높은 강도로 짧은 시간 자전거를 타면 체내의 지방질이 에너지원으로 사용되지 않는다. 살이 빠지는 대신 심폐기능만 높아질 뿐이다.

뱃살을 빼려면 엉덩이를 자주 들어주자. 이렇게 하면 몸이 끊임없이 긴장해서 뱃살을 포함한 상체도 다이어트 효과를 볼 수 있다. 또한 도로에서는 반드시 차가 진행하는 방향과 같은 쪽으로 달려야 안전하다.

효과적으로 뱃살 빼는 방법

우선 5~10분 정도는 가벼운 걷기나 맨손체조로 몸풀기를 한다. 혈액순환을 증진시켜서 운동을 할 수 있도록 몸의 상태를 만드는 것이다. 그런 다음 본격적으로 자전거를 타는데, 속도는 운동이 끝난 후 약간 피곤함을 느낄 정도가 적당하다. 2~3분 정도는 천천히 페달을 돌리는 정도로 타다가 속력을 높인다. 운동효과를 높이려면 가능하면 중간에 쉬지 말고 느린 속도라도 계속 타는 게 좋다.

일주일에 3~5번 정도, 30~45분간 꾸준히 타면 뱃살을 빼는데 효과를 얻

심박수란?

● **최대 심박수 계산법**

= 220 - (나이)

● **일반적인 심박수 측정법**

심박수는 경동맥, 측두동맥, 요골동맥에서 혈액이 혈관 벽에 부딪히는 압력을 말한다. 요골 동맥이란 손목 부위이며, 측두동맥은 관자놀이 부근, 경동맥은 목 부위를 일컫는다. 가장 정확한 곳은 목 부위의 경동맥이다. 손가락 두 개 정도를 모아서 목의 중앙선에서 약간 옆으로 대면 맥박이 느껴진다.

을 수 있다. 만약 달리기와 같은 강도로 유지하고 싶으면 달리기 속도의 2배로 자전거를 타면 된다.

하지만 무리한 운동은 오히려 건강을 악화시킬 수 있기 때문에 자신의 신체에 맞는 적절한 정도로 페이스를 유지하는 게 좋다.

운동이 끝나면 5분 정도 정리 운동을 한다. 운동으로 긴장된 근육을 풀어주고 피로를 분산시켜주기 위해서다.

실내 자전거 타기

실내 자전거에는 시간, 운동거리, 칼로리 소비량 등이 표시된다. 따라서 운동의 강도를 조절하기 좋다.

다이어트를 목적으로 할 경우 운동 강도를 최대 심박수의 60~70%에 해당하는 정도로 속력을 맞춰야 한다. 최대 심박수의 60~70%는 운동의 주 에너지로 지방이 사용되는 강도다.

안장은 자전거에 앉아서 페달을 가장 낮은 위치에 놨을 때 무릎이 약간 굽은 자세가 되는 정도로 조절한다. 안장의 위치를 잘 맞추지 않으면 허리와 골반 근육에 무리가 올 수 있다. 또한 실내 자전거를 탈 때는 반드시 발을 고정시키는 트랩에 걸고 타야 안전하다.

자전거 타기에 관한 궁금증

• 허벅지가 굵어지지 않나?

자전거 타기는 허벅지 앞의 근육을 주로 사용한다. 다시 말하자면 강도가 아주 낮은 근육 운동을 하는 셈이다. 그래서 근력 운동의 효과는 있지만 허벅지가 굵어지거나 근육이 생기는 일은 없다. 대신 근육이 단단해진다.

• 자전거 안장의 높이는?

안장은 자전거 옆에 섰을 때 골반 정도의 높이가 적당하다. 일반 자전거의 경우에는 앞쪽 부분이 뒷 부분보다 조금 높게 놓여져야 한다. 초보자는 핸들 조작 방법이나 안장에서 허리를 펴는 자세 등을 충분히 연습한 후에 본격적으로 타는 게 좋다.

수영

전신운동으로 그 가치를 크게 인정받고 있는 수영은 일단 물 속에 들어가면 몸 전체에 압력과 저항을 받게 된다. 그래서 전신이 고르게 발달하고 심장, 호흡 기능이 향상될 뿐 아니라 몸매에 탱탱한 탄력을 준다.

●●● 몸매에 탄력을 주고 심장을 튼튼하게 해준다

처진 몸매에 탄력을 주고, 늘어진 심신에 생기를 불어넣어 주는데 수영만큼 좋은 운동도 없다. 뿐만 아니라 심혈관 질환 예방에도 좋은 것으로 알려져 있다. 특히 유산소 운동의 창시자인 쿠퍼(Cooper)는 심장을 튼튼하게 만들어 주는데 수영이 제일이라고 권하기도 했다.

수영은 30분 정도 실시하면 300kcal를 소모할 수 있다. 물을 매개체로 하는 수중 운동으로 주로 다리만 활용하는 지상 운동과는 큰 차이가 난다.

피부 미용에도 효과가 탁월하다

수영은 전신을 움직이기 때문에 운동 효과가 매우 높을 뿐만 아니라 피부 미용에도 좋다. 거의 벗은 상태에서 실시하기 때문에 많은 직사광선과 찬물의 자극을 직접 받는 장점이 있다. 외부 온도에 대한 피부의 저항력을 높여 주고 여러 가지 병원균으로부터 몸을 보호해 주는 운동이기도 하다. 또 무리한 동작이 없어서 아기에서부터 노인까지 쉽게 시작할 수 있다.

뱃살을 빼는 구체적인 동작

• 배 근육을 날씬하게 만들고 싶을 때

우선 물 속에서 똑바로 앉는 자세를 취해 보자. 어깨 정도의 높이의 물 속에서 벽을 등지고 앉아서 수영장의 턱을 손으로 잡는다. 다리를 쭉 펴주면서 물위에 떠오를 때까지 가만히 있는다.

천천히 심호흡을 하고 다리가 높이 떠오를 때까지 기다리자. 물위에 다리가 떠오르면 2초 정도 멈추고 있다가 그대로 물 속으로 집어넣는다. 5~10회 정도 같은 동작을 반복한다.

• 늘어진 근육을 조이고 싶을 때

물 속에서 팔굽혀펴기를 해본다. 먼저 벽을 향해 선 다음 두 손으로 수영장의 턱을 짚는다. 엉덩이까지 물이 올라오게 팔을 쭉 편 다음 3초 정도 멈추고 서 있는다. 팔굽혀펴기를 하듯이 천천히 팔을 내려준다. 이런 동작을 5~10회 정도 반복한다.

수영 종목별 효과

- **접영** _ 허리를 많이 움직이기 때문에 배와 허리 부분의 살을 뺄 수 있다.
- **배영** _ 평소에는 잘 사용하지 않는 어깨와 등살이 빠진다.
- **평형** _ 자유형으로 하면 엉덩이와 허벅지 근육을 많이 움직이게 된다. 따라서 하체비만인 사람에게 좋다.
- **자유형** _ 몸에 부담을 주지 않으면서 전체적으로 근육을 골고루 풀어주는 효과가 있다.

수영 전 준비 체조 요령

요령은 심장에서 먼 부분부터 시작해서 전신으로 옮겨가면서 실시하고, 다시 심장에서 먼 부위의 운동으로 끝내는 것이다. 예를 들어서 다리 운동, 목 운동, 팔 운동, 가슴, 몸통의 형태로 실시하는 게 좋다. 긴장을 풀어줄 수 있도록 리드미컬하게 하되, 시간은 10분 정도가 적당하다.

수영 할 때 주의 할 점

• 건강이 좋지 않을 때는 물에 들어가지 않는다

수영은 온몸 운동으로 건강 상태가 안 좋을 때 들어가면 심각한 상황을 초래할 수 있다. 그러므로 혈압이 높거나 낮을 때, 우울한 기분일 때, 피로 할 때는 특히 수영은 삼가는 것이 좋다.

• 반드시 준비 체조를 한다

물에 들어가기 전에는 반드시 준비 체조를 해야 한다. 갑자기 찬 물이 심장이나 온몸에 닿게 되면 각종 사고가 생길 위험이 있다.

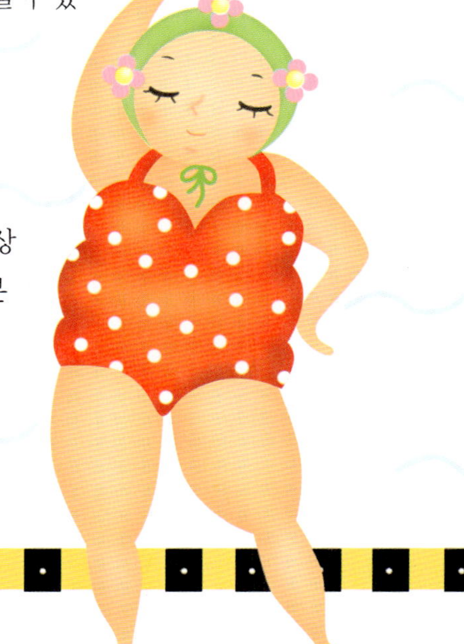

조깅

조깅은 전신 운동으로 체지방을 소모시켜줄 뿐만 아니라 심장과 폐에도 좋은 자극을 준다. 또한 워킹에 비해 칼로리 소모의 효과도 상당히 크다. 전력 질주를 할 경우 10분을 기준으로 무려 188kcal가 소비된다.

●●● 뱃살을 줄이기 위한 달리기 요령

조깅을 시작할 때는 5분 정도 걷다가 속도를 차츰 올려 주는 것이 좋다. 몸이 어느 정도 적응을 한 후부터 달려야 관절이나 심장에 무리가 오지 않는다. 또 난생 처음 조깅을 하는 초보자라면 며칠 정도 속보를 실시해서 적응력을 높인 다음 조깅으로 들어가는 것이 좋다.

무조건 빨리 뛴다고 해서 절대 살이 더 빠지지 않는다. 가장 많이 열량이 소비되고 지방이 연소되는 속도는 시간당 6.5~7km다. 그저 무리 없이 숨이 약간 차 오른다고 생각되는 속도로 매일 꾸준히 40분~1시간 정도 뛰는 것이 좋다. 그 이상으로 뛰어도 심폐 지구력만 강화될 뿐이지 다이어트에는 효과가 별로 없다는 것을 기억하자.

조깅 필수품

• **운동복** _ 땀을 잘 흡수하는 면 소재의 운동복을 준비하자. 또 일반 운동복보다 땀복이 다이어트에는 효과적이다.

땀이 나고 체온이 올라가면 혈액 순환이 좋아지고 지방을 연소시키는 데도 도움이 된다.

• **운동화** _ 사람이 걸을 때는 체중의 1.5배에 달하는 무게가 발에 실리는데, 달릴 때는 무려 3배가 실린다.

그러므로 운동화를 고를 때 너무 꼭 맞는 것보다는 약간 여유가 있는 것으로 고르되, 초보자는 바닥이 두꺼운 것일수록 좋다.

• **자외선 차단제** _ 자외선은 노화의 주범이다. 심하면 피부암을 일으킬 수 있기 때문에 차단지수 UV20 이상의 자외선 차단제를 꼭 챙겨 바르자.

등산

등산은 일단 시작하면 중간에 쉽게 포기 할 수가 없다는 것이 가장 큰 장점이다. 게다가 신선한 공기를 마시며 자연을 만끽 할 수 있어 다른 운동에 비해 정신 건강에도 훨씬 도움이 된다.

뱃살을 쏙 빼주는 등산의 운동 효과

등산은 신체의 여러 근육을 쓸 수 있어서 운동효과가 상당히 높고, 칼로리 소모도 탁월하다. 몸무게가 70kg인 사람이 1시간 동안 산에 오르면 약 735kcal를 소모할 수 있다. 단, 일주일에 한 번씩 등산을 다니는 것은 뱃살을 빼는데 큰 효과를 주지 못한다. 일주일에 3~4번 집에서 가까운 산을 택해서 한 시간 가량 즐거운 마음으로 등산길에 올라보자.

뱃살을 빼기 위한 등반 요령

산길을 걸을 때는 발바닥 전체로 땅을 짚는다고 생각하면서 걸어야 한다. 허리를 앞으로 쏙 내밀고 다리가 따라가는 기분으로 다녀야 수월하다.

걷는 속도는 평균 2~3km로 정하고 최소한 50분 정도 등반하면 좋다. 초보자의 경우에는 30분 걷고 10분 정도 휴식을 취한다. 아무 곳에서나 털썩 주저앉지 말고 가급적 서서 쉰다. 꾸준한 속도로 올라가야 힘이 덜 든다.

험한 길을 쉽게 걷는 노하우

• 오르막 길 _ 걸음 폭을 좁혀서 걷는다. 몸을 앞으로 기울인 채 나가야 쉽다. 비탈이 너무 가파를 경우에는 갈지(之) 자로 걸으면 수월하다. 왼쪽으로 방향을 바꿀 때는 왼발부터, 오른쪽으로 방향을 바꿀 때는 오른발부터 내딛자. 그래야 몸의 중심이 흐트러지지 않고 올라 갈 수 있다.

• 내리막 길 _ 산은 올라가는 것보다 내려가는 것이 더 힘들다. 대개 다치거나 사고가 나는 경우가 내려오는 길에서 발생하므로 내려 올 때는 앞발의 끝부터 내딛는다. 몸을 뒤로 젖히게 되면 미끄러지기 쉽다.

유산소 운동 후 피로 풀어 주는 발 맛사지

워킹과 조깅 등 유산소 운동은 무리한 운동은 아니지만 처음 시작하거나 오래 걷고 난 후에는 근육통이 생기기 쉽다. 그런데 근육통을 그대로 두고 통증을 없애기 위해 흐트러진 자세로 걷게 되면 발 또는 허리까지 상할 수 있다.

근육통이 계속될 경우에는 1일 2회, 20분씩 따뜻한 물에 몸을 담그고 몸을 데워주는 온욕을 하면 좋다.

발바닥 중심 문지르기

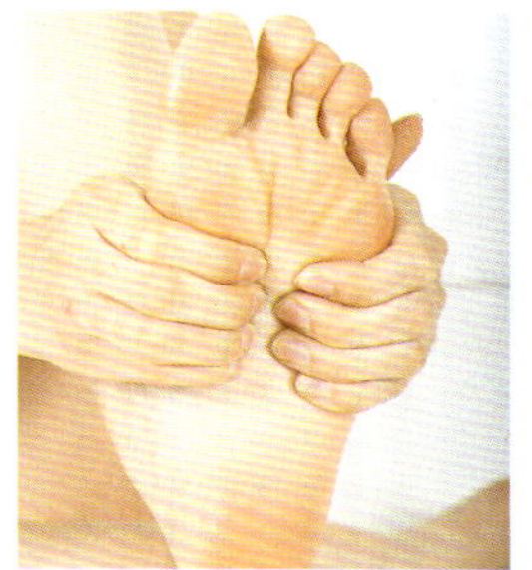

발바닥 중심의 움푹 들어간 곳을 양손을 이용해 충분히 맛사지한다. 맛사지하면서 발바닥을 아치로 만들어 걸을 때 발의 부담을 없애준다.

발바닥 두드리기

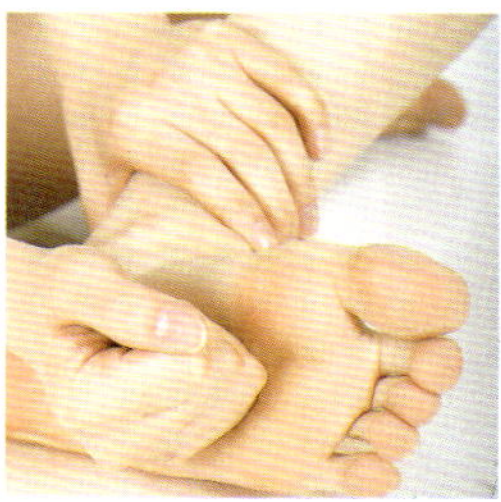

가볍게 주먹을 쥐고 발 안쪽을 두드려준다. 기분이 좋아질 때까지 계속 반복한다. 발바닥 중앙은 걷고 뛸 때 힘을 가장 많이 받는 부위이므로 꼭 피로를 풀어주어야 한다.

종아리 눌러주기

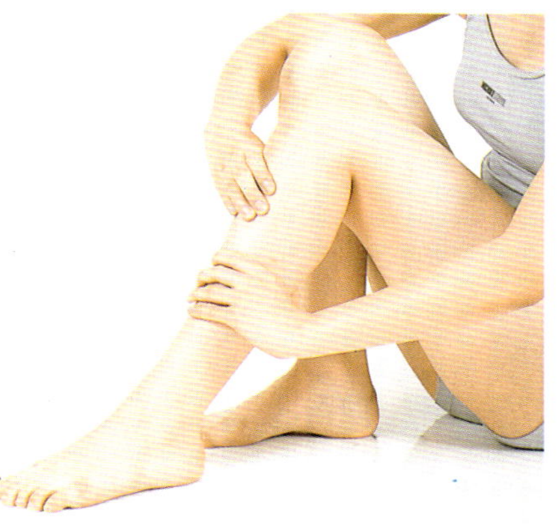

발가락 스트레칭

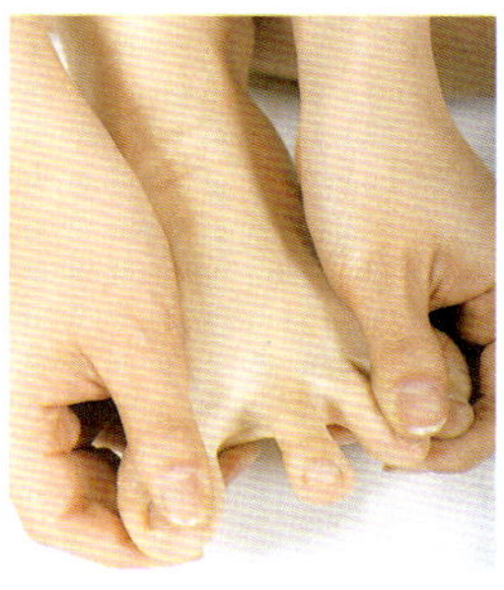

발가락을 하나씩 잡고 전후 좌우로 발가락 끝을 넓히면 기분이 좋아진다.

양손의 엄지와 검지에 힘을 주고 아킬레스건부터 종아리까지 문지른다. 방향은 아래에서 위로 꾹꾹 눌러가며 맛사지해 준다.

부위별 복근 운동

복근 운동만으로는 원하는 만큼의 살을 빼기 힘들다.
유산소 운동으로 지방을 연소시킨 후에 복근 운동을 통해 배에 탄력을 주고
더 보기 좋게 만드는 것이 효과적이다.
또한 운동 전 부드럽게 몸을 풀어주는 것도 필수.

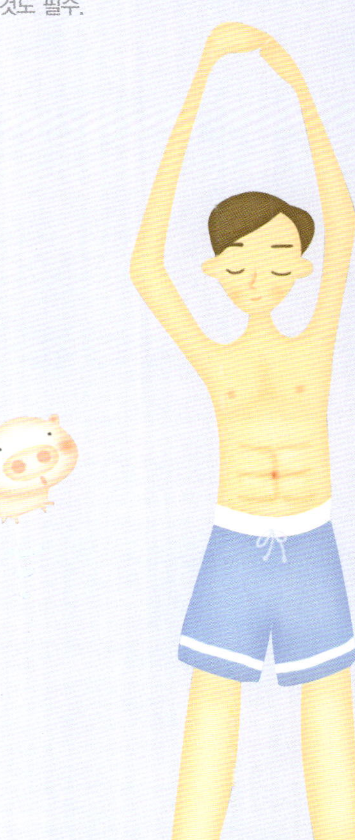

chapter

2

①
복부 근육의
분류와 특징

②
유연성을
길러주는 스트레칭

③
초급자용
1단계 코스

④
중급자용
2단계 코스

⑤
상급자용
3단계 코스

복부 근육의 분류와 특징

일반적으로 복근 운동이라고 하면 배 앞 부분의 근육만을 생각하기 쉽다. 하지만 배 앞쪽에 길게 있는 복직근 뿐만 아니라 옆 부분과 뒷 부분을 강화시키는 운동을 함께 하는 것이 좋다.

●●● 날씬한 복부를 위한 유산소 운동은 필수적

날씬한 배와 허리를 만들기 위해 복부 운동이 전부라고 생각하는 것은 큰 오산이다. 뱃살을 빼려면 먼저 배 주위에 축적된 지방을 태워야 하는데, 이 지방을 태우기 위해서 복근을 단련하는 운동만으로는 그 효과를 보기가 어렵다.

날씬한 배를 만들기 위해서는 지방을 태우기 위한 전신 운동 즉, 유산소 운동으로 배 주위에 쌓인 지방을 에너지로 소비하는 작업을 반드시 해야 한다.

복근 운동과 함께 다른 근육 운동도 병행한다

또한 뱃살을 뺀다고 해서 복부의 근육만을 움직이는 운동을 하는 것이 아니라 옆구리 운동과 몸의 바른 자세와 균형을 위한 배근 즉, 등의 운동도 함께 병행해야 한다.

우리가 흔히 하는 근력 운동인 저항 운동은 근육을 키워주지만 훈련이 부적절하게 이루어질 경우 어떤 근육들은 발달하고 어떤 근육들은 발달하지 않을 수 있다. 우리 몸의 근육은 길항적인 쌍, 또는 집단으로 작용하므로 모든 근육이 원활하게 작용하도록 반대편에 있는 길항근도 동시에 강화시키는 운동을 해야 한다.

즉, 복근 강화 운동은 주로 근육을 단련시키기 위한 운동이며, 운동 전후에 유연성 운동도 함께 해주는 것이 중요하다.

복부 근육의 명칭

복부 근육은 배 앞부분에 복직근이 가슴 밑에서부터 아랫배에 이르기까지 길게 연결이 되어 있다. 흉곽과는 달리 전복벽과 외측 복벽에는 뼈가 없다.

대신에 4쌍의 근육과 근육을 둘러싼 근막, 건막으로 구성이 되어 있다. 세 가지의 넓고 평평한 근육 쌍들이 층을 이루어 외측 복벽을 구성한다.

복부 근육의 특징

복부 근육은 내장을 보호하고 지지하는 역할을 한다. 그래서 운동을 하지 않은 경우나 임신했을 경우와 같이 근육이 심하게 늘어났을 때는 복부 근육들은 약해져서 복부가 흔들리게 된다.

이 근육들은 우리 몸이 바르게 설 수 있도록 도와주고 몸통의 외측 굴곡과 회전, 그리고 저항에 대항하여 몸통이 앞 또는 뒤로 구부리는 동작들을 통제해 준다.

우리의 몸은 몸 앞쪽에 길게 있는 복직근과 등 쪽의 척추 기립근이 단단하게 양쪽에서 잡아주어야 바른 자세를 취할 수 있다. 즉, 복근을 강화시킨다고 해서 복직근만을 강화시켜주는 운동을 하면 길항 작용을 하는 등뒤의 척추기립근의 힘이 약해서 좋지 못한 자세를 만들 수 있다.

따라서 복근 운동은 배 부분의 복직근 운동 뿐만 아니라 태 옆의 내 · 외 복사근 그리고 등뒤의 척추 기립근등을 함께 강화시키는 운동을 해줘야 한다.

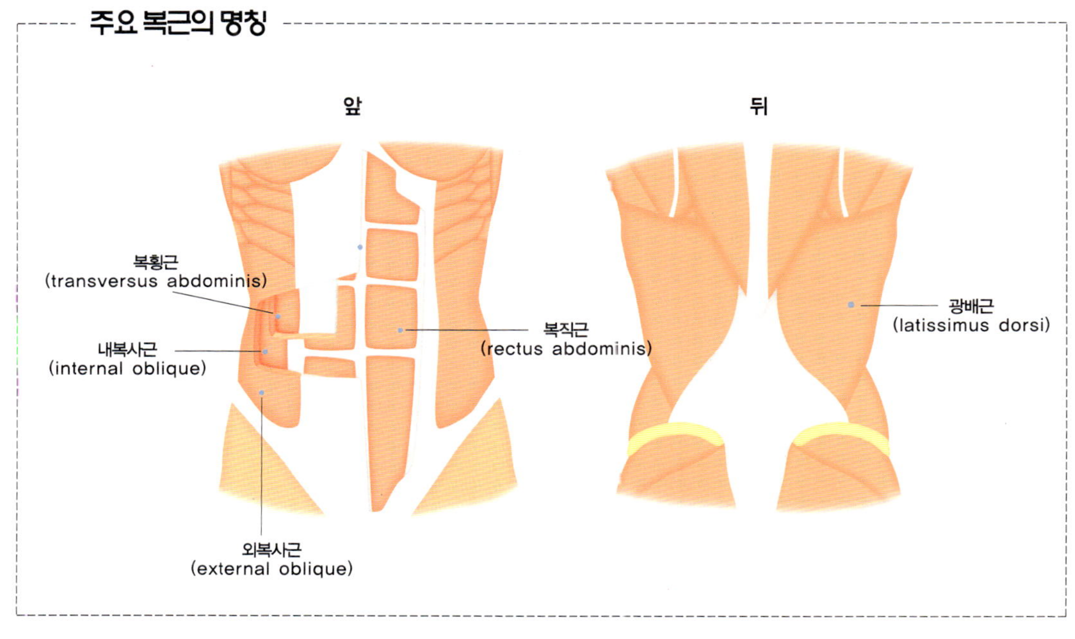

유연성을 길러주는 스트레칭

유연성 운동은 근육이 움직일 준비를 시켜 근육의 경직을 막고 효율적으로 근력운동을 할 수 있도록 도와준다. 운동을 마칠 때도 실시하면 근육의 피로를 풀어주며 빨리 안정되게 하는 효과가 있다.

유연성 운동은 크게 정적 유연성 운동과 동적 유연성 운동으로 나눌 수 있는데 허리 돌리기처럼 움직이면서 근육을 늘려주는 것을 동적 유연성 운동, 한 부위를 늘려서 잡고 있거나 그 자세를 유지하고 있는 것을 정적 유연성이라고 한다. 정적 유연성은 근육의 길이를 늘어나게 하고 유연하게 만드는 데 보다 효과적인 방법으로, 운동을 할 때 한 근육을 적어도 10~30초 정도 늘려주는 것을 말한다. 유연성 운동은 수시로 해주는 것이 좋다. 일상생활을 할 때, 피로가 느껴지거나 뻐근함이 느껴질 때마다 실시해 주면 좋다. 모든 동작을 할 때에는 코로 호흡을 들이마시고 입으로 호흡을 내뱉으면서 자연스럽게 한다.

운동 지도를 맡은 전선혜 교수님은?

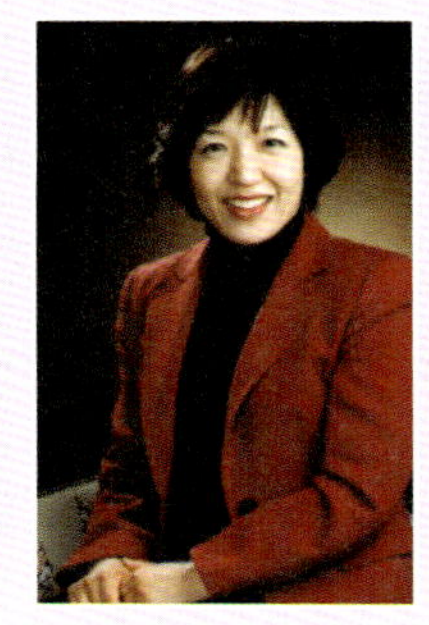

현재 중앙대학교 사범대학 체육교육학과 교수. 서울시 체조협회 스포츠 에어로빅스 분과 심판 부장, 스포츠 에어로빅스 국제 심판, 국민 생활체육 전국 생활체조 연합회의 실무 부회장직을 맡고 있다. 또한 새천년 건강체조와 늘푸른 체조를 개발했다.

허리 돌리기

허리 전체의 준비 운동으로 허리의 유연성을 증가시켜 준다.

>> 양발을 어깨 너비로 벌리고 양손을 허리 위에 얹은 후 허리를 오른쪽에서 왼쪽으로, 다시 왼쪽에서 오른쪽으로 천천히 돌린다. 이 동작을 좌우 두 번씩 반복한다.

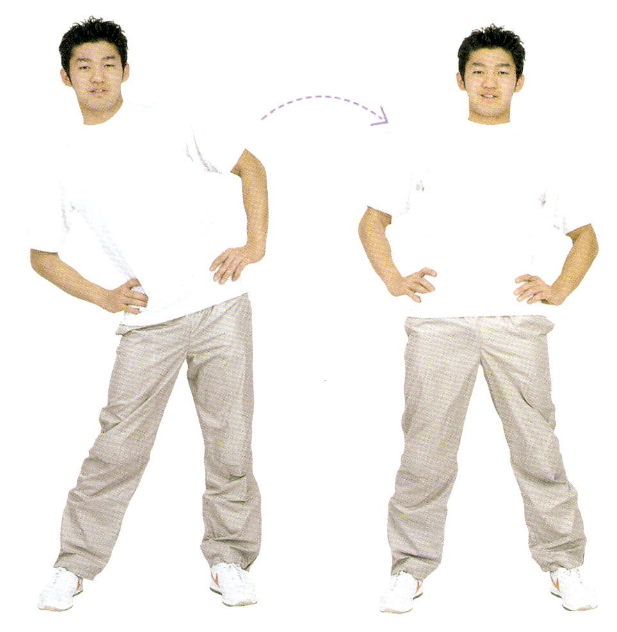

옆 허리 늘리기

내·외 복사근의 유연성을 증가
시켜 주는 효과가 있다.

>> 양발을 어깨 너비로 벌리고
서서 오른팔을 위로, 왼팔
은 그대로 아래로 내리고
상체를 왼쪽으로 구부려
서 오른쪽 허리가 늘어
나게 한다. 반대쪽
으로 반복한다.

서서 허리 젖히기

배 앞부분에 위치한 복직근의 유
연성을 증가시켜 준다.

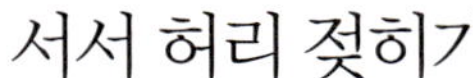

>> 양발을 어깨 너비로 벌리고 서서 가
슴 앞에서 양손을 깍지 껴서 위로 올
린다. 호흡을 들여 마시면서 배
를 앞으로 내밀고 상체
를 뒤로 젖힌다. 호
흡을 내뱉으면서
일어선다. 이
동작을 반복
한다.

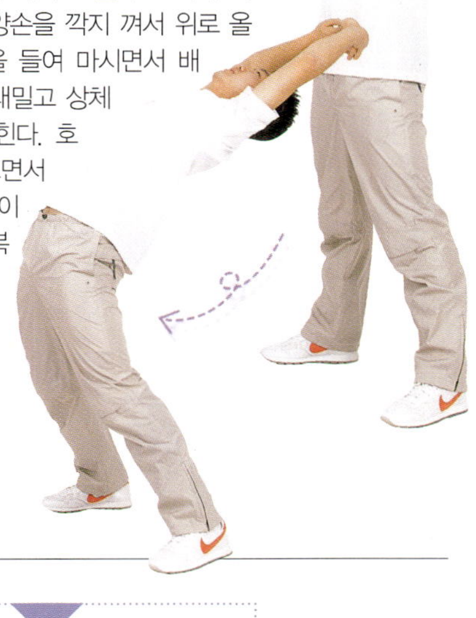

앞으로
구부렸다가 펴기

복직근과 등 뒷쪽의 척추 기립근
의 유연성을 증가시켜 준다.

>> 양발을 어깨 너비로 벌리고 선다. 호
흡을 들여 마시면서 양팔을 머리
위에 올렸다가 등을 위로 밀면서
앞으로 깊숙이 구부린다. 다시
상체를 일으켰다가 이 동작을 반
복한다.

광배근 늘리기

등 뒷부분 광배근의 유연성을 증
가시켜 주는 효과가 있다.

>> 양발을 어깨 너비로 벌리고 서서 양
팔을 어깨 높이로 올린다. 그리고 왼
손을 위로 오른손은 아래로 내리면
서 무릎을 살짝
구 부 림 과
동시에 등을 사선 앞으로
구부린다. 반대쪽으로 반복
한다.

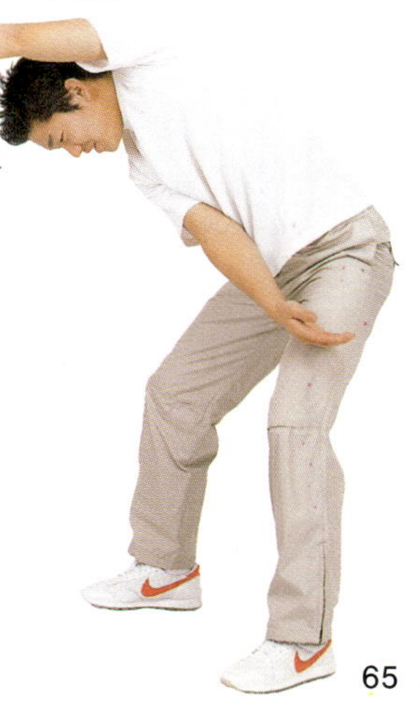

무릎 꿇고 뒤로 상체 젖히기

복직근과 내·외 복사근, 복횡근의 유연성을 증가시킨다.

» 무릎을 꿇고 상체를 세운 후 팔을 뒤로 돌려 발목을 잡는다. 호흡을 들이마셨다 내쉬면서 상체를 뒤로 젖히고 다시 호흡을 들이마시면서 처음으로 돌아온다. 이 동작을 반복한다.

복사근 늘리기

내·외 복사근의 유연성을 증가시키는 효과가 있다.

» 양발을 어깨 너비로 벌리고 서서 왼팔은 위로 오른팔은 아래로 내린 후 오른쪽 사선으로 빗겨 상체를 뒤로 젖힌다. 팔을 바꾸어 반대 방향으로 반복한다.

고양이 등 늘리기

척추 기립근과 요장늑근, 요방형근의 유연성을 증가시키고 긴장을 풀어준다.

» 무릎과 손을 바닥에 짚고 엎드린다. 그리고 배를 안으로 들이밀고 고개를 숙이면서 등을 한껏 밀어 올린다. 이때 호흡은 들이마신다. 호흡을 내뱉으면서 등을 아래로 누르듯이 한다. 이 동작을 반복한다.

무릎 꿇고 옆구리 늘리기

복횡근과 외복사근의 유연성을 증가시킨다.

» 왼쪽 무릎은 꿇고 오른쪽 다리는 옆으로 곧게 편다. 왼손으로 왼쪽 바닥을 짚고, 오른 팔은 위로 올리면서 왼쪽으로 상체를 구부린다. 반대쪽으로 반복한다.

엎드려서 상체 들기

배 앞 부분의 복직근의 유연성을
증가시킨다.

» 엎드린 자세에서 양손을 어깨 높이
로 가슴 앞에서 짚고 상체를 천천히
들어 올린다. 복직근이 충분히 늘어
날 수 있도록 하면서 코로 호흡을 들
여 마신다. 입으로 호흡을 내쉬면서
천천히 처음 자세로 돌아온다. 이 동
작을 반복한다.

누워서 허리 들기

복직근과 내복사근, 복횡근의 유
연성을 증가시킨다.

» 누운 자세에서 양발을 어깨 너비로
벌려 바닥을 딛고 무릎을 세운다. 양
손으로 발목을 잡고 허리를 한껏 위
로 밀어 올린다.

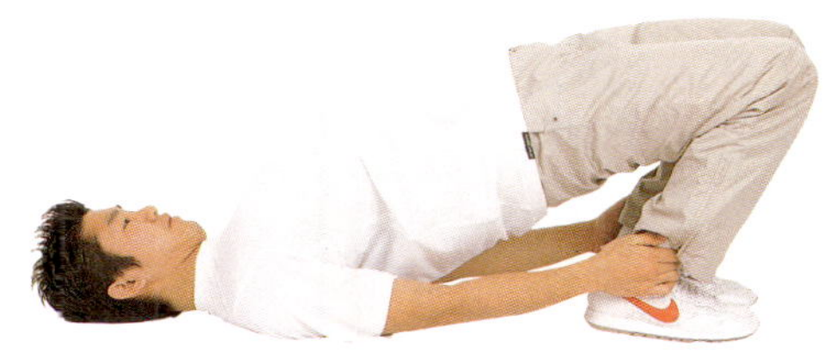

다리 넘기기

요장늑근과 요방형근의 유연성을
증가시킨다.

» 누운 자세에서 양다리를 위로 쭉 뻗
어 가슴 방향으로 잡아당긴다. 팔은
밑으로 내려 바닥을 짚어 균형을 잡
는다. 이때 등을 가능한 한 바닥에
붙여 허리 아랫부분 근육이 충분히
늘어나도록 한다.

엎드려
상체 들어올려 주기

파트너와 함께 천천히 실시하면
복직근의 유연성이 증가된다.

» 한 사람은 엎드리고 다른 사람은 서
서 엎드린 사람의 겨드랑이 바로 위
의 팔 부분을 잡고 상체
를 위로 살짝 들어
올려 엎드린
사람이 선 사
람의 목 뒤로
깍지낀다. 선
사람이 그대로 목
을 들어올리면서 엎
드린 사람의 배가 한
껏 늘어나도록 한다.

초급자용 1단계 코스

한 동작을 8~12회 반복하고 이것을 1세트로 하여 조금 쉬었다가 3세트까지 반복한다. 각 동작들을 돌아가면서 실시하고 다시 처음부터 실시해도 좋다. 그리고 각 동작을 할 때에는 반드시 호흡과 같이 한다.

호흡하기

본격적인 동작에 들어가기 전 호흡을 통해 운동할 준비를 한다.

≫ 양손을 배꼽 밑 단전 부위에 엄지와 검지를 마름모꼴로 하여 닿게 얹은 뒤 4박자 동안 코로 호흡을 들여 마시면서 배를 앞으로 한껏 내민다. 입으로 호흡을 4박자 동안 내뱉으면서 배를 안으로 쑥 들이민다. 이 동작을 8회 반복한다.

옆구리 비틀기

이 동작은 내·외복사근을 강화시켜 주는 효과가 있다.

≫ 양발을 벌리고 서서 양손을 머리 뒤에 둔다. 머리를 살짝 구부리면서 상체를 왼쪽으로 비틀어 오른쪽 팔꿈치가 정면에 오도록 한다. 다시 반대 방향으로 한다. 이 동작을 8회 반복한다.

옆으로 구부리기

이 동작은 외복사근을 강화시켜 주는 효과가 있다.

≫ 양발을 벌리고 서서 머리 뒤로 양손을 올려 깍지낀다. 오른쪽으로 상체를 구부려 왼쪽 팔꿈치가 수직이 되도록 한다. 다시 상체를 일으킨다. 이 동작을 8회 반복한 뒤에 다시 오른쪽 구부리기를 반복한다.

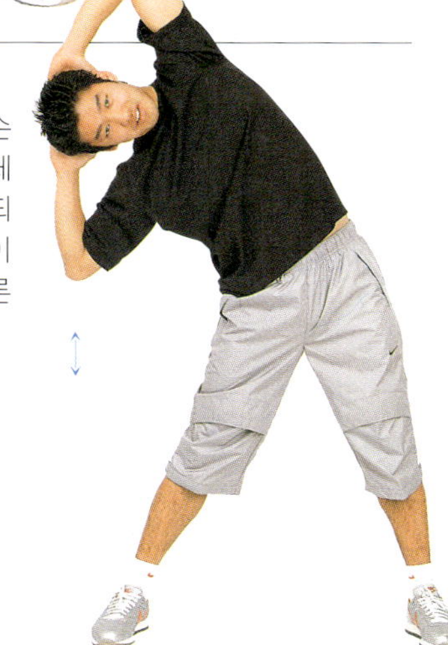

등 밀기

척추 기립근과 복직 근을 강화시켜 준다.

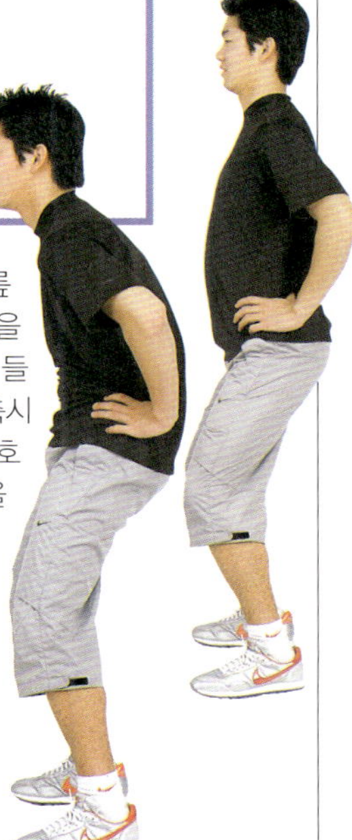

>> 다리를 벌리고 서서 무릎을 살짝 구부린 후 양손을 허리에 얹는다. 호흡을 들여 마시면서 배를 수축시켜 등을 뒤로 밀었다가 호흡을 내뱉으면서 등을 앞으로 눌러준다. 이때 배에 힘을 주어 수축시키고 힘주어 등을 눌러주도록 한다. 이 동작을 반복한다.

자전거 타기

아랫배를 예쁘게 만들어 주는 효과가 있다.

>> 바닥에 앉아 뒤로 손을 짚고 다리를 공중에 들어서 자전거를 타듯이 돌려 준다.

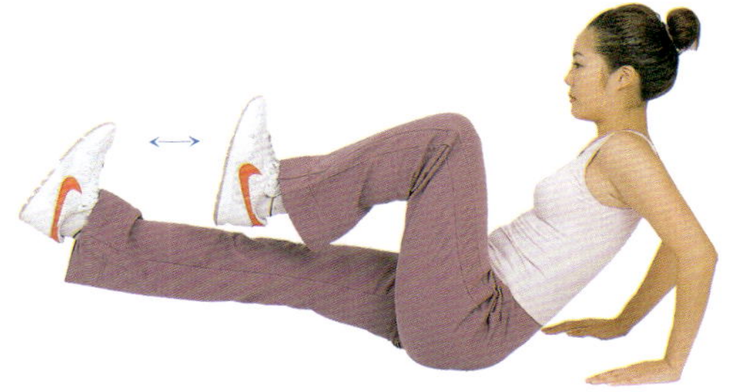

한 다리 들기

이 동작은 아랫배에 힘을 들어가면서 아랫배를 강화시켜 준다.

>> 바닥에 앉아 뒤로 손을 짚고 한쪽 다리씩 올렸다 내린다. 이 동작을 반복한다.

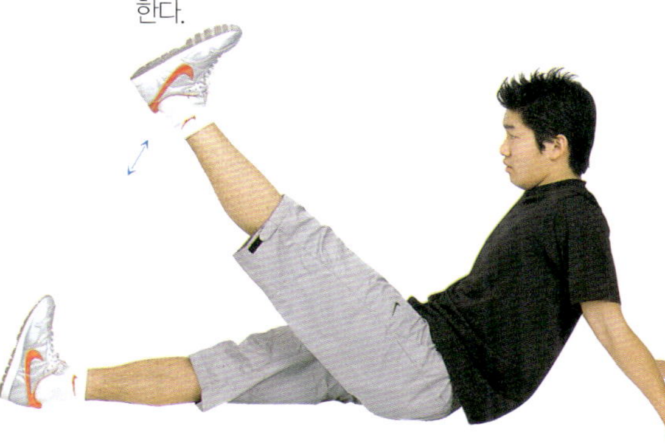

다리 교차하기

다리를 반복해서 교차하는 동작은 복직근을 강화시켜 준다.

>> 바닥에 앉아 뒤로 손을 댄 후 두 다리를 공중에 들어서 교차시키고 다시 내린다. 반대 발을 반복한다.

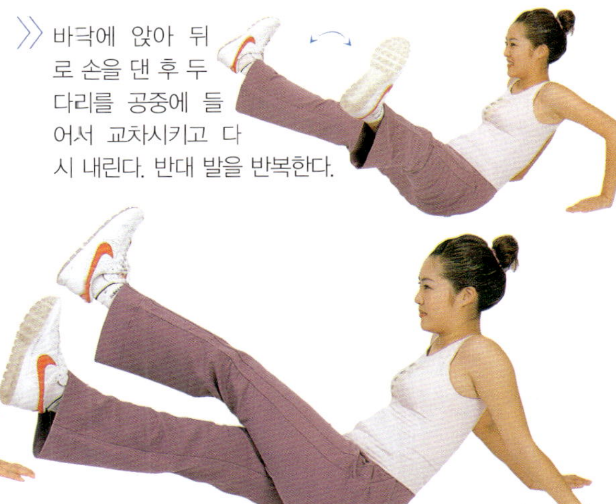

손·발 마주 대기

공중에서 손과 발을 마주 대는 동
작은 복직근을 강화시켜 준다.

>> 두 다리를 앞으로 쭉 뻗고 앉아서 두
손은 뒤로 짚는다. 오른발과 오른손
을 동시에 들어서 공중에서 마주 대
었다가 내린다. 반대
발을 반복한다.
이 동작을 반
복한다.

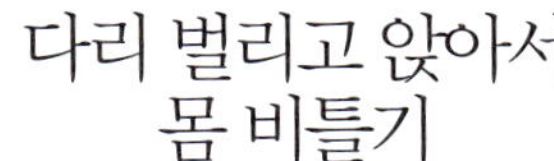

다리 벌리고 앉아서 몸 비틀기

내복사근을 유연하게 하고 강화
시켜 주는 효과가 있다.

>> 양다리를 옆으로 벌리고 앉아서 오
른손을 왼쪽 무릎 위에 짚으면서 몸
을 비틀어준다.
반대쪽으로 반복한다.

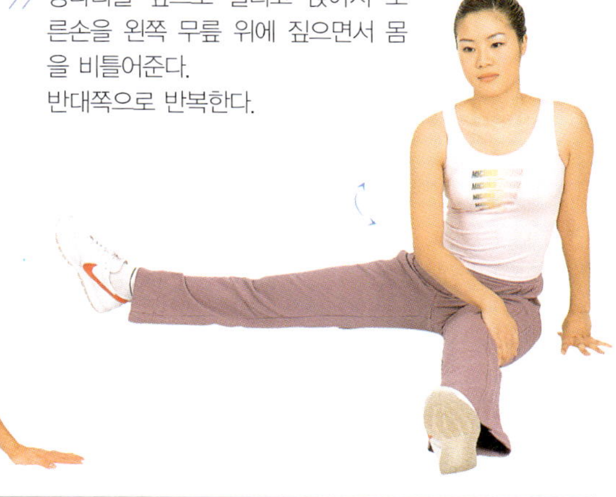

누워서 손으로 무릎 짚기

배에 힘을 주면서 동작을 실시하
면 복직근을 강화시켜 주는 효과
가 있다.

>> 무릎을 세우고 누운 자세에서 상체
를 들어올리면서 양손으로 양 무릎
을 짚는다. 이 동작을 반복한다.

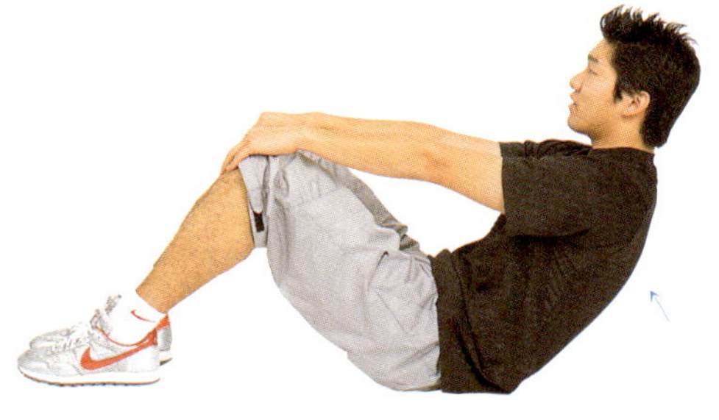

두 다리 구부려 엉덩이 밀어 올리기

천천히 하면 더 효과적이며 아랫
배 근육을 강화시킨다.

>> 누운 자세에서 두 무릎을 구부려 올
린다. 양손으로 바닥을 밀면서 엉덩
이를 위로 밀어 올린다. 이 동작을
반복한다.

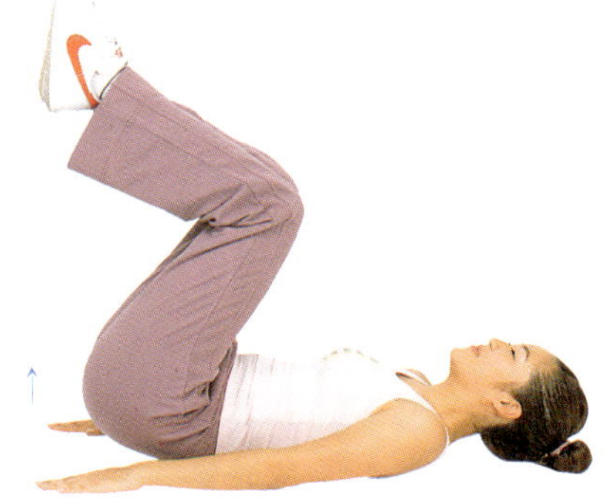

반대편 무릎에 손대기

내 · 외복사근을 강화시켜주는 효과가 있다.

≫ 무릎을 세우고 누워 오른손을 뻗어 왼쪽 무릎에 대면서 상체를 일으킨다. 반대쪽을 반복한다. 이 동작을 반복한다.

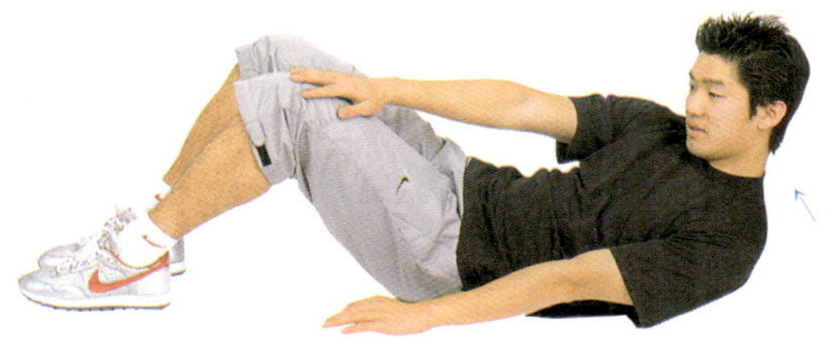

엎드려 뒷다리 잡기

복횡근과 복직근 아랫부분의 유연성을 증가하고 강화시킨다.

≫ 바닥에 엎드려 오른손으로 오른발을 뒤로 잡고 늘려준다. 다시 반대쪽을 반복한다. 이 동작을 반복한다.

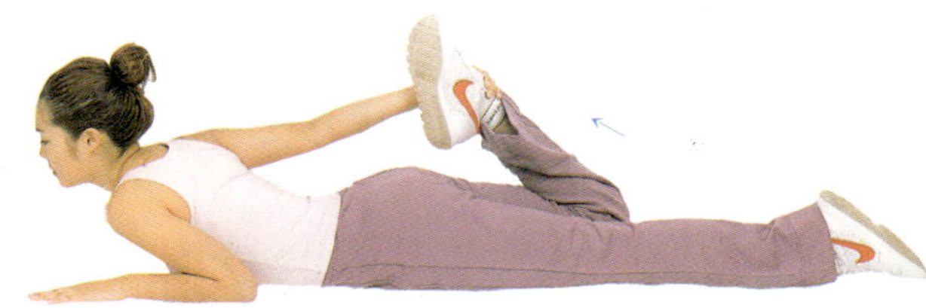

무릎 구부리고 상체 일으키기

복직근에 힘이 들어가면서 강화시켜 주는 효과가 있다.

≫ 바닥에 앉아 무릎을 구부려 가슴 앞으로 당긴다. 그 상태에서 양손을 머리 뒤로 깍지끼고 상체를 일으킨다.

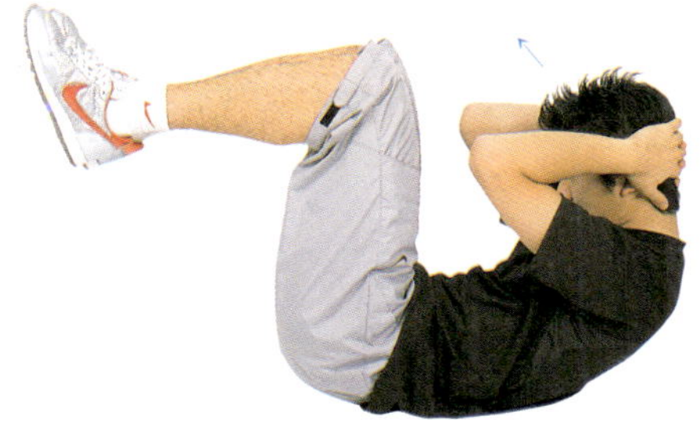

엉덩이 돌리기

내 · 외복사근과 요방형근의 유연성을 증가시키고 강화시켜 준다.

≫ 바닥에 누워 무릎을 구부려 들고 엉덩이를 돌려서 왼쪽 넓적다리가 왼쪽 바닥에 닿도록 한다. 반대로 오른쪽 넓적다리가 오른쪽 바닥에 닿도록 엉덩이를 돌린다. 이 동작을 반복한다.

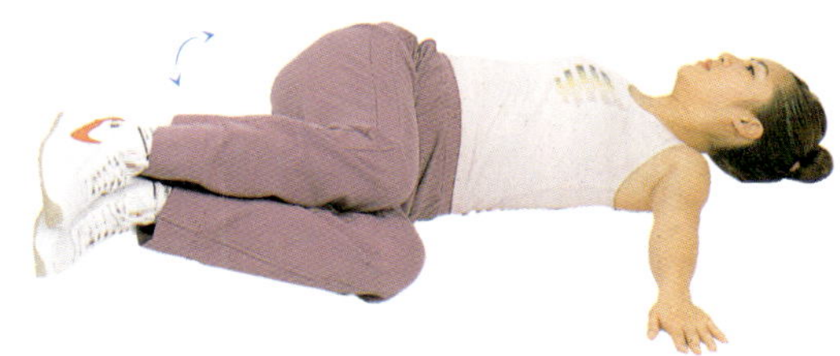

손 짚고 상체 옆으로 들어올리기

이 동작은 외복사근을 강화시켜 주는 효과가 있다.

>> 무릎을 구부리고 왼쪽으로 누운 자세에서 왼팔은 위로 오른팔은 앞으로 짚는다. 두 손에 힘을 주면서 상체를 옆으로 일으켰다 눕는다. 이 동작을 반복한다. 다시 반대쪽으로 바꾸어서 반복한다.

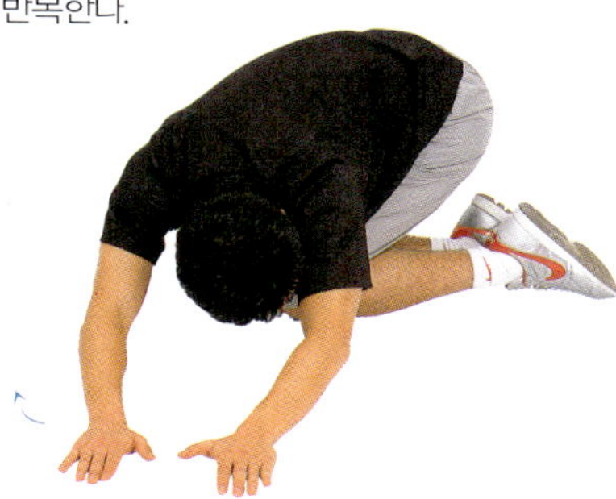

양반다리로 앉아서 상체 구부리기

외복사근의 유연성과 근력을 강화시켜 주는 효과가 있다.

>> 등을 꼿꼿이 세우고 양반다리로 앉은 자세에서 양손을 머리 뒤에 얹는다. 그대로 왼쪽으로 상체를 구부렸다 돌아온다. 반대쪽으로 반복한다. 이 동작을 반복한다.

쪼그려 앉아 옆구리 늘리기

외복사근과 외장늑근의 유연성을 증가시킨다.

>> 쪼그려 앉은 상태에서 상체를 앞으로 구부려 양팔을 바닥에 짚는다. 왼쪽 정면으로 손을 옮기면서 등 옆구리가 늘어나도록 한다. 반대쪽으로 반복한다.

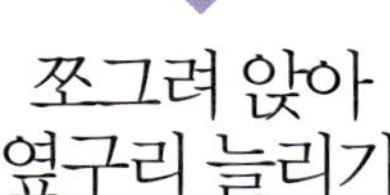

엎드려 팔 짚고 상체 들어올리기

척추 기립근을 강화시키는 효과가 있다.

>> 엎드린 자세에서 팔꿈을 바닥에 대고 상체를 천천히 들어올린다. 호흡을 들여 마시면서 상체를 들어올렸다가 호흡을 내쉬면서 내려온다. 이 동작을 반복한다.

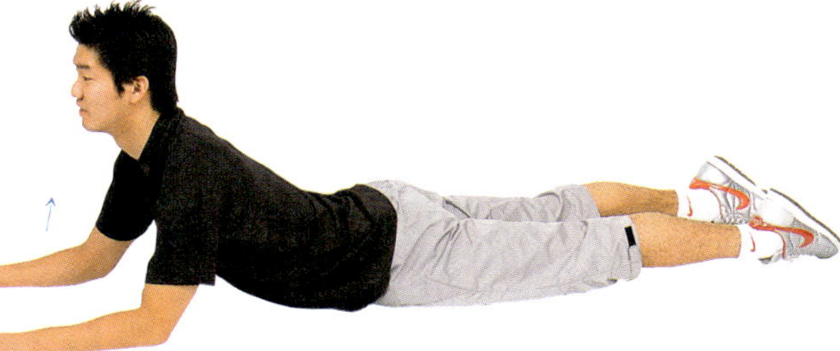

앞으로 구부려 등 펴기

이 동작은 척추 기립근을 강화시키는 효과가 있다.

>> 다리를 약간 벌리고 똑바로 선 후 팔을 머리 뒤로 넘겨 깍지를 낀다. 턱을 앞으로 들면서 등에 힘을 주고 천천히 45° 각도 앞으로 상체를 구부렸다 다시 제자리로 돌아온다. 이때 등을 힘주어 눌러준다. 이 동작을 반복한다

팔다리 번갈아 들기

척추 기립근, 요장늑근, 다열근, 그리고 요방형근을 강화시킨다.

>> 팔다리를 쭉 펴고 엎드린 후 왼팔과 오른쪽 다리를 동시에 들어올린다. 반대쪽을 반복한다. 이 동작을 반복한다.

누워서 무릎 바닥에 대기

요방형근, 외복사근의 유연성을 증가시킨다.

>> 바닥에 누워 무릎을 가슴 쪽으로 구부려 올리고 오른쪽으로 엉덩이를 돌려 오른쪽 대퇴부가 바닥에 닿도록 한다. 이때 상체는 반대쪽을 보도록 하고 동작을 반복한다.

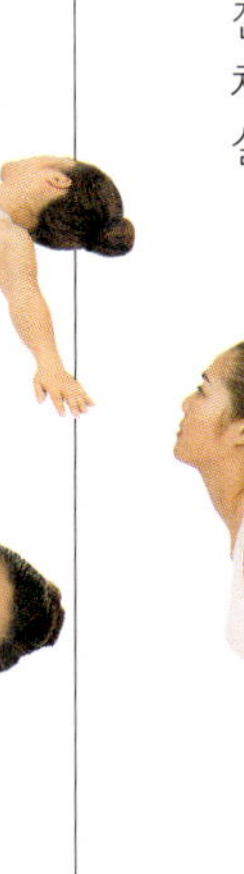

상체 젖히기

복직근을 늘어나게 해주며, 척추 기립근을 강화시킨다.

>> 한 사람은 엎드리고 한 사람은 뒤에서 파트너의 발목을 잡아준다. 엎드린 사람이 등뒤로 팔을 보내 깍지를 낀다. 뒷사람이 깍지낀 손을 잡아 상체를 일으켜준다. 파트너를 바꾸어 실시한다.

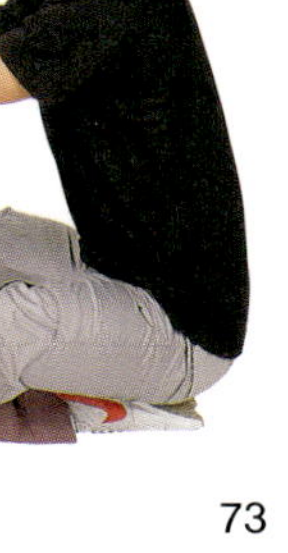

중급자용 2단계 코스

중급자를 위한 2단계 코스에서는 초보자를 위한 코스보다 조금 더 난이도를 높인 동작으로 구성했다. 한 동작을 8~12회 반복하고 이것을 1세트로 하여 조금 쉬었다가 3세트까지 반복한다.

호흡하기

본격적인 동작에 들어가기 전 호흡을 통해 운동할 준비를 한다.

>> 양손을 배꼽 밑 단전 부위에 엄지와 검지를 마름모꼴로 하여 닿게 얹은 뒤 8박자 동안 코로 호흡을 들여 마시면서 배를 앞으로 한껏 내민다. 입으로 호흡을 8박자 동안 내뱉으면서 배를 안으로 쑥 들이민다. 이 동작을 8회 반복한다.

배 운동

이 동작은 복직근을 강화시키고 위의 운동을 도와주는 효과가 있다.

>> 두 박자에 코로 호흡을 들이마시면서 배를 앞으로 내밀고, 두 박자에 입으로 호흡을 내쉬면서 배를 안으로 쑥 들이민다. 이 동작을 반복한다.

옆으로 상체 들어올리기

이 동작은 내·외 복사근의 근력을 증가시켜 준다.

>> 양발을 어깨 너비로 벌리고 서서 왼팔을 머리 뒤로, 오른쪽팔은 그대로 아래로 내린다. 손목을 꺾고 상체를 오른쪽으로 구부려서 왼쪽 허리가 늘어나게 한다. 상체를 위로 들어올리기를 8~12회 반복한다. 다시 반대쪽으로 반복한다. 상체를 일으키는 느낌이 아니라 위로 들어올리는 느낌으로 한다.

등 밀기

척추 기립근과 복직근을 강화시
켜주는 효과가 있다.

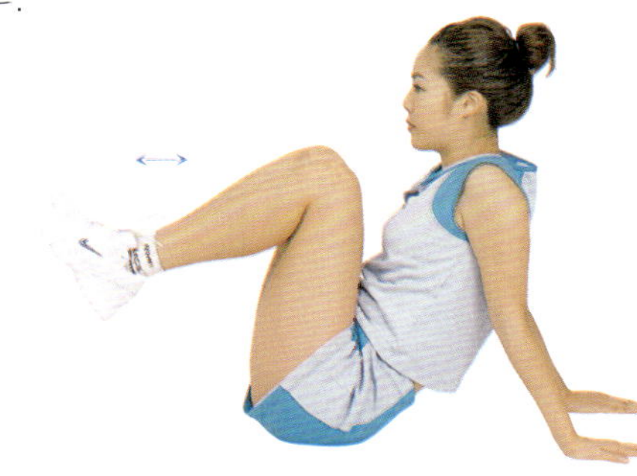

≫ 다리를 벌리고 무릎을 살짝
구부리고 서서 양손을 어깨
높이로 든다. 호흡을
들여 마시며 팔을
가슴 앞으로 모은다.
그리고 고개를 숙이고 배
를 수축시켜 등을 뒤로
밀었다가 호흡을 내뱉으
면서 양팔을 옆으로 벌
리면서 등을 앞으로
눌러준다. 배를 힘주
어 수축시키고 힘
주어 등을 눌러주도
록 한다.

뒤로 손 짚고 무릎 구부렸다 펴기

아랫배를 탄탄하게 강화시켜 주
는 효과가 있다.

≫ 바닥에 앉은 자세에서 뒤로 손을 짚
고 두 다리를 공중에 들어서 동시에
구부렸다 펴준다. 이 동작을 반복한
다.

손 짚고 V자 만들기

아랫배와 요방형근, 요장늑근을
강화시키는 효과가 있다.

≫ 바닥에 앉아 뒤로 손을 짚고 양다리
를 편 후 그대로 들어올려 V자를 만
든다. 그 상태로 두 다리를 바닥에
닿기 직전까지 내렸다가 다시 들어
올린다. 이 동작을 반복한다.

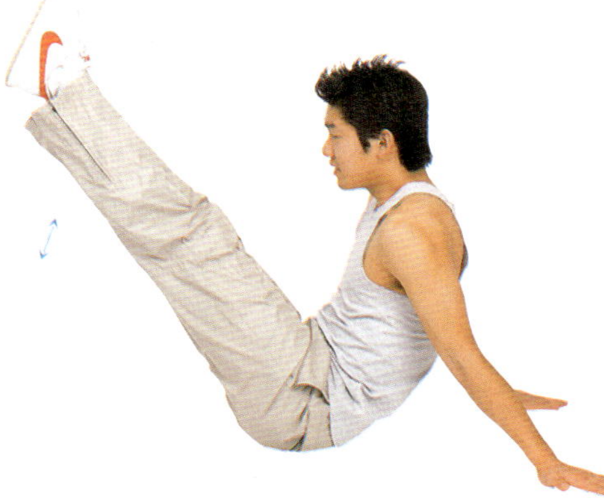

뒤로 손 짚고 다리 교차하기

배 앞 부분의 복직근을 강화시켜
주는 효과가 있다.

≫ 뒤로 손을 짚고 앉은 자세에서 두 다
리를 아래에서부터 위로 교차시켜
우로 올렸다 다시 내려오기를 반복
한다.

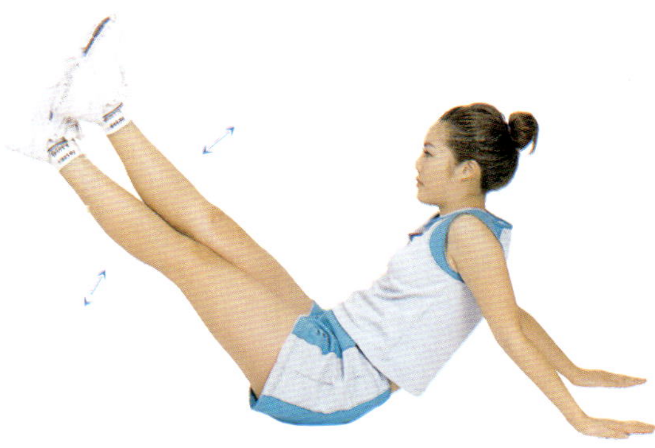

반대 발·손 마주 대기

내·외 복사근을 강화시켜 주는 효과가 있다.

>> 두 다리를 앞으로 쭉 뻗고 앉아 두 손은 뒤를 짚는다. 왼발과 오른손을 동시에 들어서 공중에서 마주 댔다가 내린다. 반대 발도 같은 방법으로 반복한다. 이 동작을 반복한다.

다리 벌리고 앉아서 팔 들기

복횡근과 내복사근을 유연하게 하고 강화시켜 준다.

>> 양다리를 옆으로 벌리고 앉아서 오른손은 머리 위로 들고 왼손은 뒤로 짚는다. 엉덩이를 앞으로 밀듯이 실시 한다. 반대쪽으로 반복한다.

누워서 상체 들어올리기(sit-up)

배 앞부분의 복직근을 강화시켜 주는 효과가 있다.

>> 무릎을 세우고 누워 양손을 머리 뒤로 놓은 자세로 상체를 들어올린다. 천장을 보고 상체를 말지 말고 복부에 힘을 주어 복부가 수축하는 힘으로 상체가 딸려 올라오도록 한다. 이 동작을 반복한다.

다리 펴서 엉덩이 밀어올리기

아랫배에 힘을 주어 동작을 실시하면 아랫배 근육이 강화된다.

>> 누운 자세에서 다리를 위로 곧게 펴서 직각이 되도록 올린다. 양손으로 바닥을 힘껏 밀면서 엉덩이를 위로 밀어 올린다. 이 동작을 반복한다.

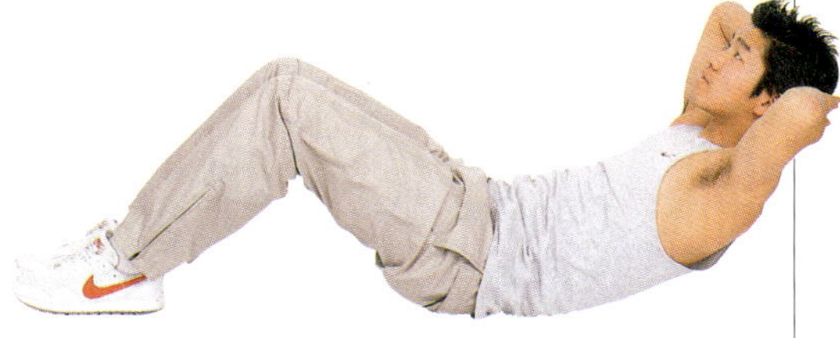

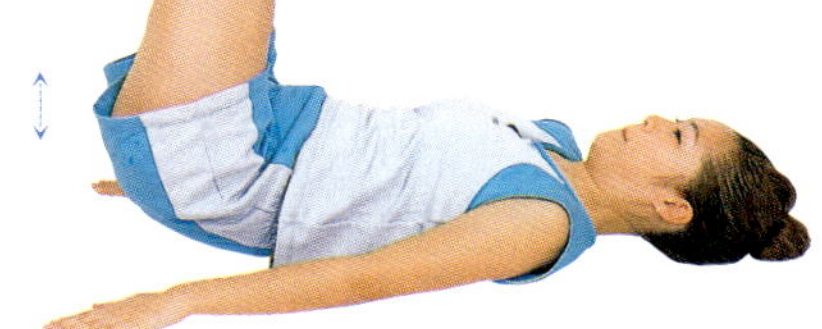

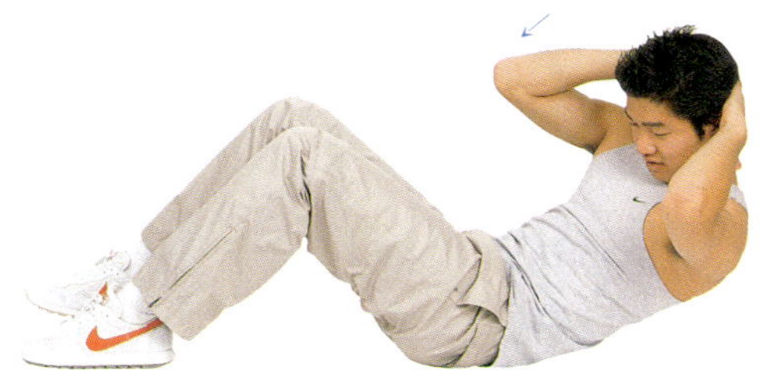

반대편 무릎에 팔꿈치 대기

이 동작은 내·외복사근을 강화 시키는 효과가 있다.

>> 바닥에 누워 무릎을 구부려 세운 후 오른손을 왼쪽 무릎에 대면서 상체 를 일으킨다. 반대쪽을 반복한다. 이 동작을 반복한다.

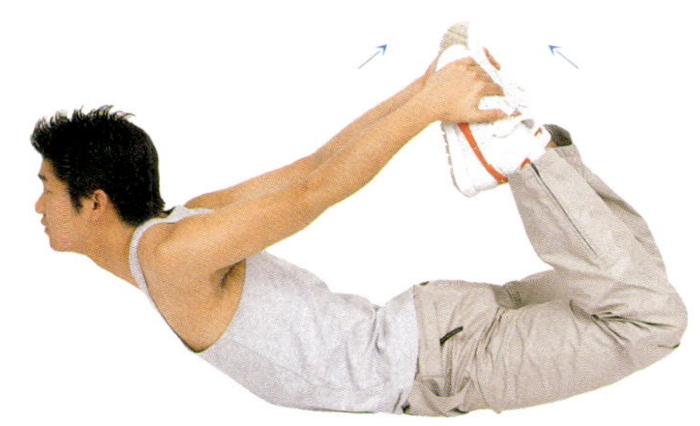

뒤로 발 잡기

복직근의 유연성을 증가시키고 척추 기립근을 강화시킨다.

>> 바닥에 엎드린 자세에서 두발을 뒤 로 잡고 몸이 활처럼 휘게 한다. 다 섯까지 센 뒤 몸을 내리고 다시 반복 한다.

손으로 발 닿기

이 동작은 배 앞 부분의 복직근을 강화시키는 효과가 있다.

>> 바닥에 누워 다리를 위로 들어올리 는데, 오른쪽 발뒤꿈치를 왼쪽 발에 올려 다리를 서로 꼬아 준다. 이 상태에 서 상체를 들어 올리면서 팔을 쭉 뻗어 발에 손이 닿 도록 한다. 이 동 작을 반복한다.

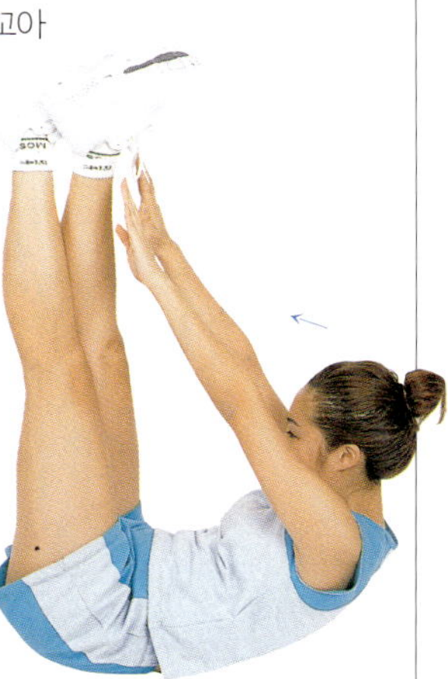

옆으로 누워서 상체 들어올리기

이 동작은 내·외복사근을 강화 시켜주는 효과가 있다.

>> 무릎을 구부리고 왼쪽으로 누운 자 세에서 왼팔은 머리 뒤에, 오른팔을 위로 뻗어 손목을 꺾는다. 오른손을 위로 밀듯이 하면서 상체를 옆으 로 일켰다 눕는다. 이 동작을 반복한다. 다시 반대쪽으로 바꾸 어서 반복한다.

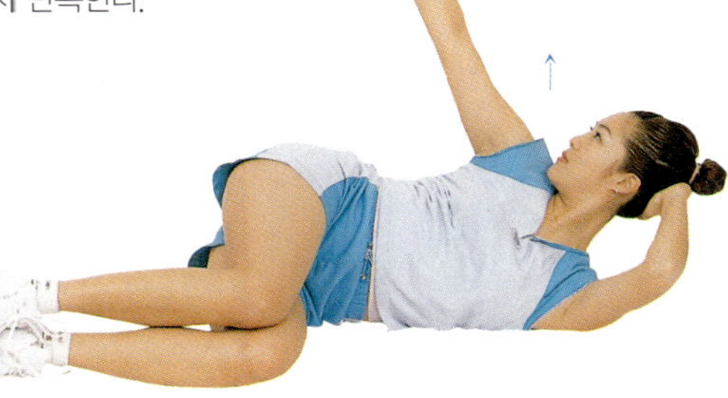

다리 펴고 앉아서
상체 구부리기

외복사근의 유연성과 근력을 강
화시켜 주는 효과가 있다.

≫ 등을 꼿꼿이 세우고 두 다리를 곧게
펴고 앉아 양손을 머리 뒤에
얹는다. 그대로 오른쪽으로
상체를 구부렸다 돌아온다.
반대쪽으로 반복한다. 이 동
작을 반복한다.

무릎 대고 엎드려
옆구리 늘려주기

외복사근과 외장능근의 유연성을
증가시키는 효과가 있다.

≫ 무릎을 대고 엉덩이는 들고 엎드린
자세로 상체를 앞으로 구부려 양팔
로 바닥을 짚는다. 그런 후 정면 왼
쪽으로 손을 옮기면서 등과 옆구리
가 늘어나도록 한다. 반대쪽
으로 반복한다.

한 무릎 세우고 상
체 옆으로 구부리기

배 옆부분의 외복사근을 강화시
키는 효과가 있다.

≫ 왼쪽으로 비스듬히 누운 자세로 왼
쪽 무릎은 뒤로 접고 오른쪽 무릎은
세워서 왼쪽 무릎 앞으로 딛는다. 양
손을 머리 뒤로하고 옆구리를 일으
킨다.

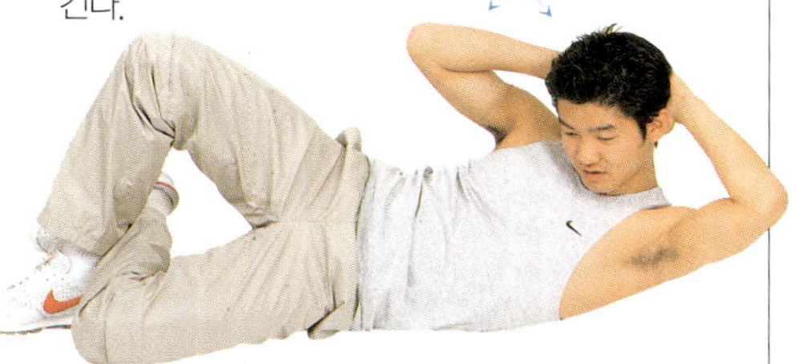

다리 꼬아
엉덩이 돌리기

요방형근, 요장늑근, 내·외복사
근의 유연성을 증가시켜 준다.

≫ 바닥에 무릎을 세우고 누워 팔을 어
깨 양옆으로 편 후 한 다리를 다른
다리 위로 얹는다. 천천히 왼쪽으로
무릎을 돌려 무릎이 바닥에 닿게 하
고 얼굴은 반대쪽을 바라본다. 호흡
을 내쉬면서 바닥에 내렸다가 다시
들이마시면서 위로 다시 돌아온다.
반대쪽으로도 반복한다.

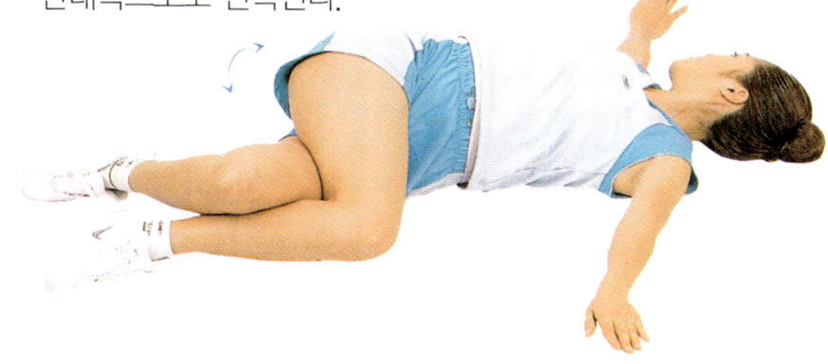

상 · 하체 일으켜주기

척추 기립근을 강화시키고 복직근의 유연성을 강화시킨다.

>> 한 사람은 바닥에 엎드린 자세에서 뒤로 손을 보내 양쪽 발목을 잡는다. 다른 사람이 옆에 서서 잡은 발과 손을 위로 동시에 들어 올려주어 몸이 활처럼 휘도록 한다. 다시 몸을 풀어주었다가 반복한다. 파트너를 바꾸어서 실시한다.

팔다리 동시에 들기

척추 기립근, 요장늑근, 요방형근을 강화시킨다.

>> 바닥에 엎드려 팔을 어깨 높이로 들어 양옆으로 상체와 다리를 동시에 들어올렸다 내리기를 반복한다.

다리 밀어주기

아랫배의 힘으로 다리를 올렸다 내리면서 아랫배 근육을 강화시킨다.

>> 한 사람은 눕고 다른 사람은 누운 사람의 머리 위에 선다. 누운 사람은 선 사람의 발목을 붙잡고 두 다리를 펴서 위로 올린다. 선 사람은 두 발을 잡아 아래로 밀어주고 누운 사람은 다리를 바닥에 완전히 닿기 전에 다시 위로 올린다. 이 동작을 반복한다. 파트너를 바꾸어 실시한다.

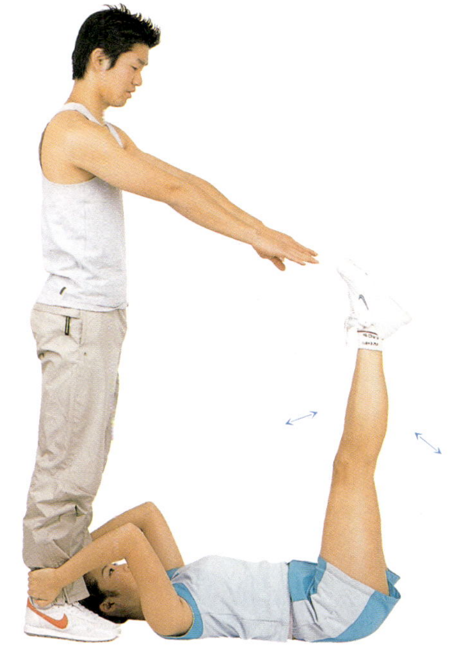

상급자용 3단계 코스

호흡하기

본격적인 동작에 들어가기 전 호흡을 통해 운동할 준비를 한다.

>> 양손을 배꼽 밑 단전 부위에 엄지와 검지를 마름모꼴로 하여 닿게 얹은 뒤 8박자 동안 코로 호흡을 들여 마시면서 배를 앞으로 한껏 내민다. 8박자 동안 숨을 멈추고 있는다. 다시 입으로 호흡을 8박자 동안 내뱉으면서 배를 안으로 쑥 들이민다. 8박자 동안 숨고 정지한다. 이 동작을 8회 반복한다.

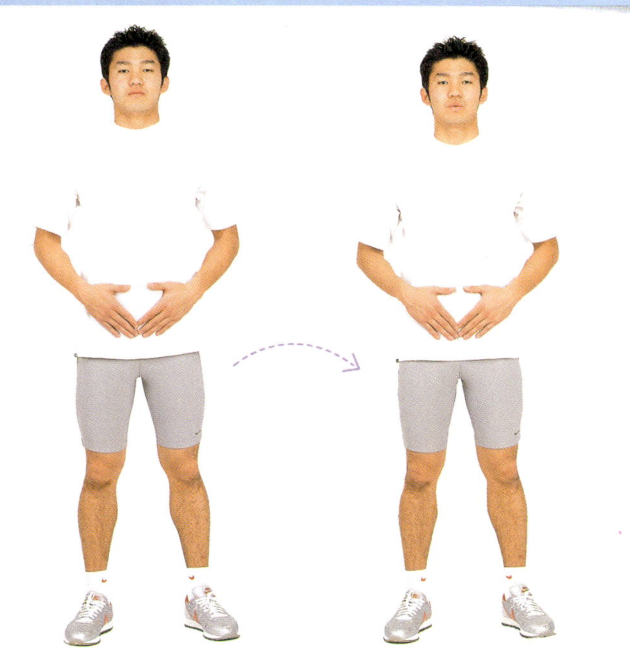

팔 앞으로 들고 등 펴기

척추 기립근과 복직근을 강화시켜주는 효과가 있다.

>> 다리를 벌리고 서서 양손 위로 든다. 호흡을 들여 마신 뒤 호흡을 내뱉으면서 팔을 그대로 유지한 채 상체를 앞으로 천천히 구부린다. 뒷다리는 펴서 몸이 직각이 되도록 내려준다. 이 때 등뒤를 평평하게 하며 등을 눌러 주듯이 한다. 다시 원상태로 돌아갔다가 이 동작을 반복한다.

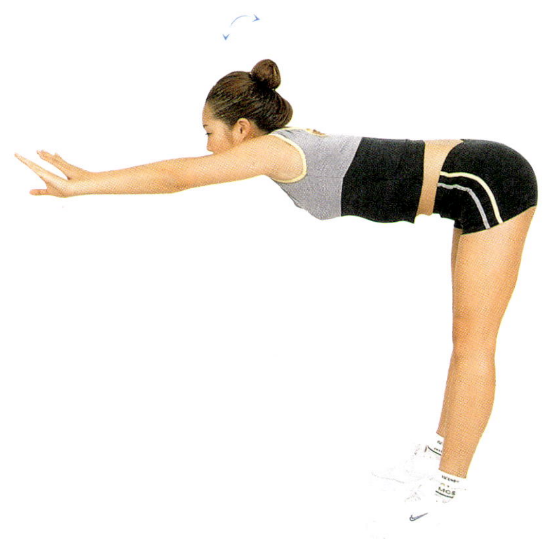

무릎 옆으로 구부렸다 펴기

아랫배에 힘이 들어가게 천천히 하면 아랫배를 강화시켜준다.

>> 앉은 자세에서 손을 뒤로 짚고 두 다리를 공중에 들어서 동시에 구부렸다 옆으로 엉덩이를 돌리면서 옆으로 펴준다. 다시 정면으로 돌아와 무릎을 구부렸다 반대쪽으로 펴준다. 이 동작을 반복한다.

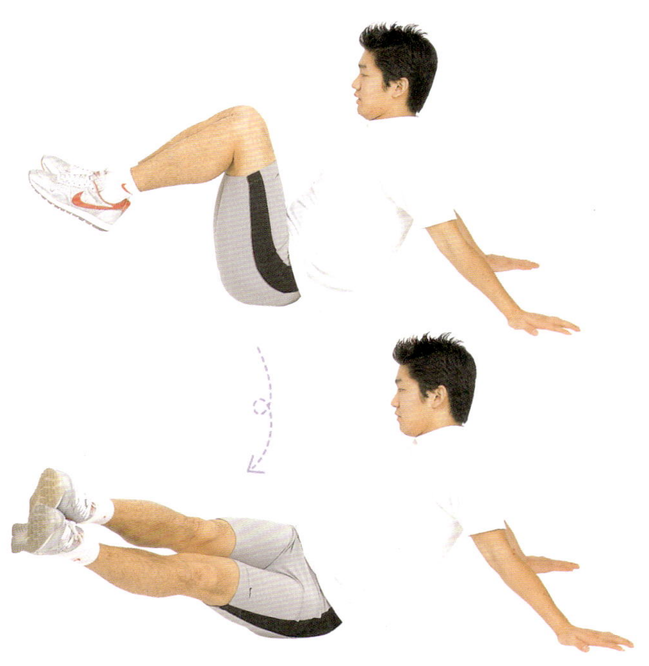

물건 들고 상체 들어올리기

내·외 복사근의 근력을 증가시켜주는 효과가 있다.

>> 양발을 어깨 너비로 벌리고 서서 왼팔을 머리 뒤로, 오른팔은 그대로 아래로 내린다. 그리고 벽돌이나 물통 등 쉽게 구할 수 있는 무게가 있는 물건을 든다.
그 상태에서 상체를 오른쪽으로 구부려서 왼쪽 허리가 늘어나게 한다. 상체를 위로 들어올리기를 8~12회 반복한다. 다시 반대쪽으로 반복한다. 상체를 일으키는 느낌이 아니라 위로 들어올리는 느낌으로 한다.

V자 손발 동시에 대기

아랫배와 요장늑근, 요방형근을 강화시켜주는 효과가 있다.

>> 두 다리를 앞으로 쭉 뻗고 앉는다. 두 팔과 두 다리를 동시에 들어올려 공중에서 마주 댔다가 내린다. 이 동작을 반복한다.

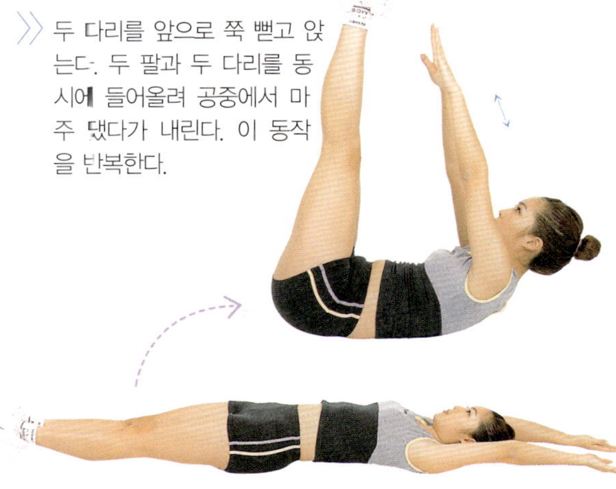

손 떼고 V자 만들기

이 동작은 아랫배와 요방형근, 요
장늑근을 강화시킨다.

>> 바닥에 누워 양팔을 옆으로 뻗어 균
형을 잡으면서 두 다리를 펴서 들어
올려 V자를 만든다. 그 상태로 다섯
까지 세고 천천히 내린다. 이 동작을
반복한다.

다리 벌리고 앉아
엉덩이 들면서
팔 들기

복횡근과 내복사근을 유연하게
하고 강화시켜 준다.

>> 양다리를 옆으로 벌리고 앉는다. 오
른손을 머리 위로 들고, 왼손은 뒤로
짚은 후 엉덩이를 앞으로 밀듯이 하
면서 위로 든다. 정지하였다가 천
천히 내리고 반대쪽으로 반
복한다.

누워서 상체 들어
올리기(2박자씩)

이 동작은 배 앞부분의 복직근을
강화시켜 주는 효과가 있다.

>> 바닥에 누워 무릎을 세우고 양손을
머리 뒤에 놓는다. 상체를 두 박자에
낮게 들어올리고 다시 두 박자에 조
금 더 높게 들어올린다. 천장을 보면
서 상체를 말지 말고 복부에 힘을 주
어 복부가 수축하는 힘으로 상체가
딸려 올라오도록 한다. 이 동작을
반복한다.

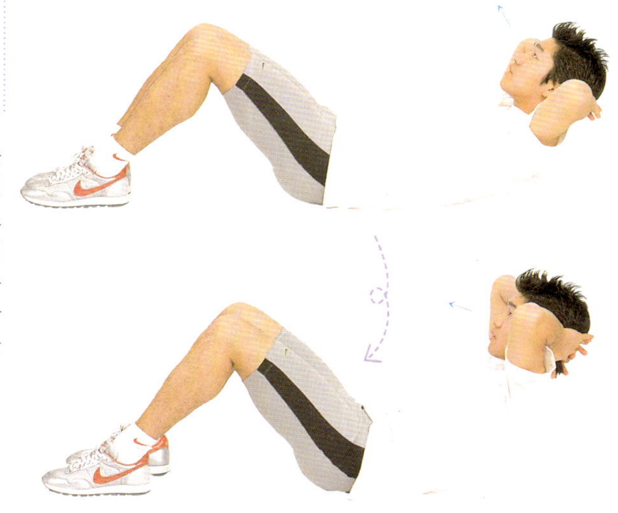

손 떼고 다리 엇가르기

이 동작은 복직근을 강화시켜 주는 효과가 있다.

>> 양손을 옆으로 들고 두 다리를 아래에서부터 위로 엇가르면서 위로 올렸다 다시 내려오기를 반복한다.

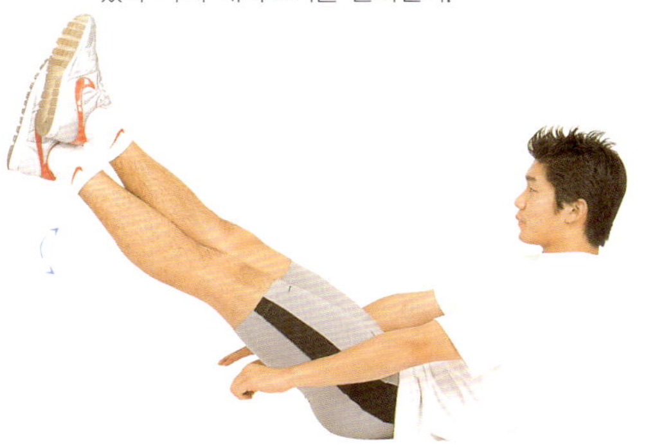

상 · 하체 동시에 엉덩이 밀어올리기

아랫배 근육을 강화시키는 효과가 있다.

>> 누운 자세에서 다리를 위로 곧게 펴서 직각이 되도록 올린다. 양손을 머리 뒤에 놓고 엉덩이를 위로 밀어 올리면서 상체도 같이 위로 들어올렸다 내린다. 이 동작을 반복한다.

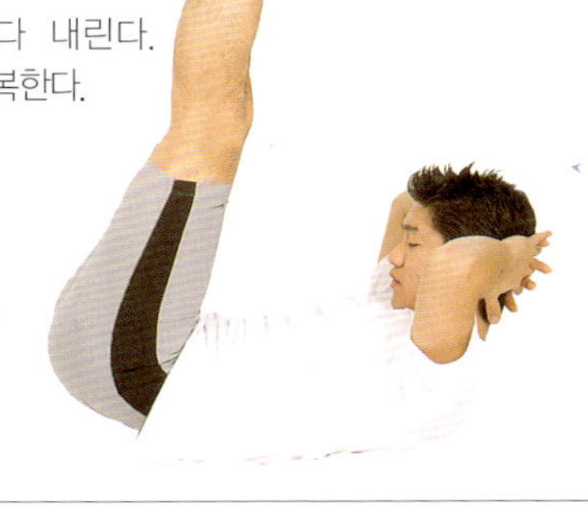

반대편 무릎에 팔꿈치 대기(공중에서)

내 · 외복사근을 동시에 강화시키는 효과가 있다.

>> 바닥에 누워 무릎을 가슴 쪽으로 구부려 무릎이 직각이 되도록 한다. 그 상태에서 오른쪽 팔꿈치를 왼쪽 무릎에 대면서 상체를 일으킨다. 반대쪽을 반복한다. 이 동작을 반복한다.

다리 펴서 엉덩이 돌리기

복직근과 내 · 외복사근을 강화시켜 주는 효과가 있다.

>> 바닥에 누워 두 다리를 곧게 펴고 왼쪽으로 엉덩이를 돌린다. 다리가 바닥에 완전히 닿게 전에 배에 힘을 주어 다리를 위로 들고 다시 반대쪽으로 실시한다. 이 동작을 반복한다.

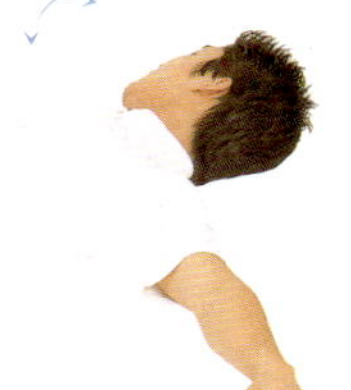

옆으로 누워 상체 들어올리기

이 동작은 내·외복사근을 동시에 강화시켜주는 효과가 있다.

> 무릎을 구부리고 왼쪽으로 누운 자세에서 양손을 머리 뒤에 둔다. 그리고 하체는 옆으로 눕히고 상체는 위를 본다. 그 상태에서 상체를 위로 일으켰다 눕는다. 이 동작을 반복하고 다시 반대쪽으로 바꾸어서 반복한다.

무릎 대고 엎드려 옆구리 늘려주기

외복사근과 외장능근의 유연성을 증가시키는 효과가 있다.

> 무릎을 대고 엎드린 자세로 상체를 앞으로 구부려 양팔로 바닥을 짚는다. 정면 왼쪽으로 손을 옮기면서 등 옆구리가 늘어나도록 한다. 반대쪽으로 반복한다.

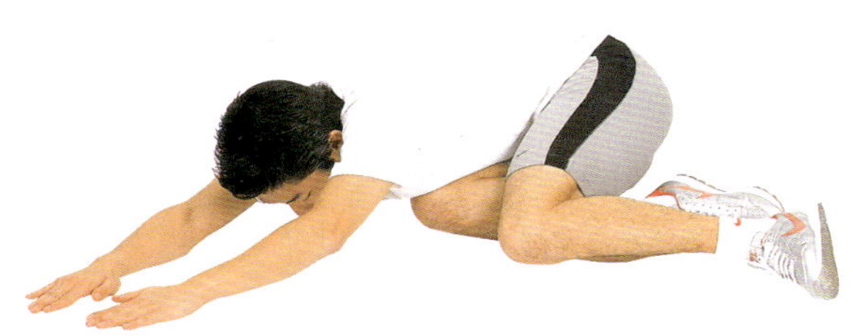

옆구리 운동

이 운동은 외복사근을 강화시키는 효과가 있다.

> 왼쪽으로 비스듬히 누워 왼쪽 무릎은 뒤로 접고, 오른 무릎은 세워서 왼쪽 무릎 앞에 위치하게 한다. 양손을 머리 뒤로 넘기고 옆구리를 천천히 일으킨다.

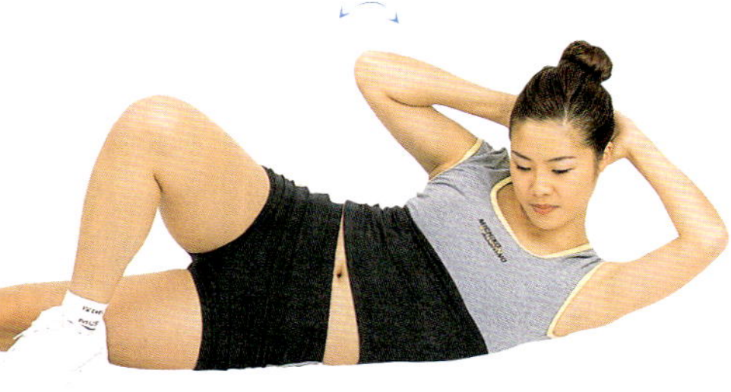

브릿지 만들기

복직근의 유연성과 배근의 근력을 증가시켜주는 효과가 있다.

>> 누운 자세에서 다리를 세우고 손을 머리 옆으로 뒤집어서 바닥을 짚는다. 그런 다음 힘껏 배를 위로 밀어 올린다. 자신의 능력에 맞게 실시하는 것이 좋다. 천천히 위로 밀어 올렸다가 잠시 정지하고 내려온다. 이 동작을 반복한다.

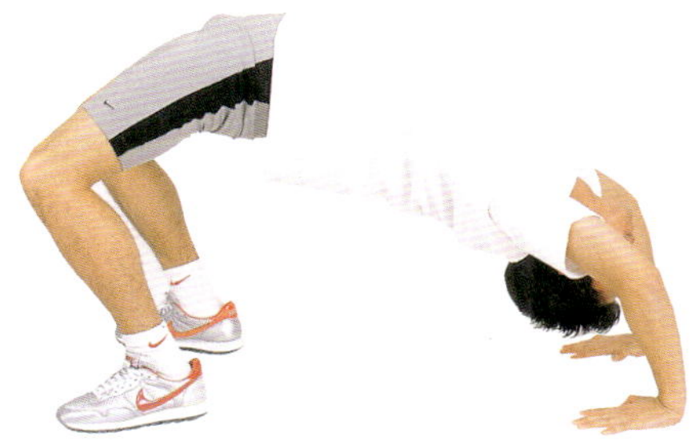

팔다리 동시에 들기

척추 기립근, 요장늑근, 요방형근을 동시에 강화시킨다.

>> 바닥에 엎드려 팔을 어깨 높이로 들고 양옆으로 벌린다. 그 상태로 상체와 다리를 동시에 들어올렸다 내리기를 반복한다.

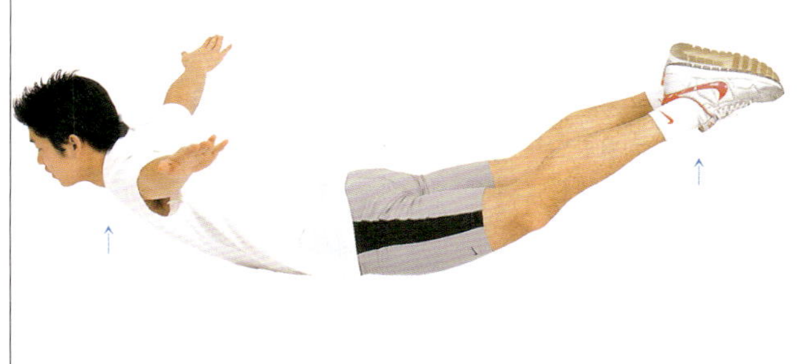

다리 옆으로 밀어주기

이 동작은 복횡근과 내·외복사근을 강화시켜 준다.

>> 한 사람은 눕고 다른 사람은 누운 사람의 머리 위에 선다. 누운 사람은 선 사람의 발목을 붙잡고 두 다리를 펴서 위로 올린다. 선 사람은 두 발을 잡아 옆 아래로 밀어주고 누운 사람은 다리를 바닥에 완전히 닿기 전에 다시 위로 올린다. 다시 반대쪽 옆으로 밀어준다. 이 동작을 반복하고 파트너를 바꾸어 실시한다.

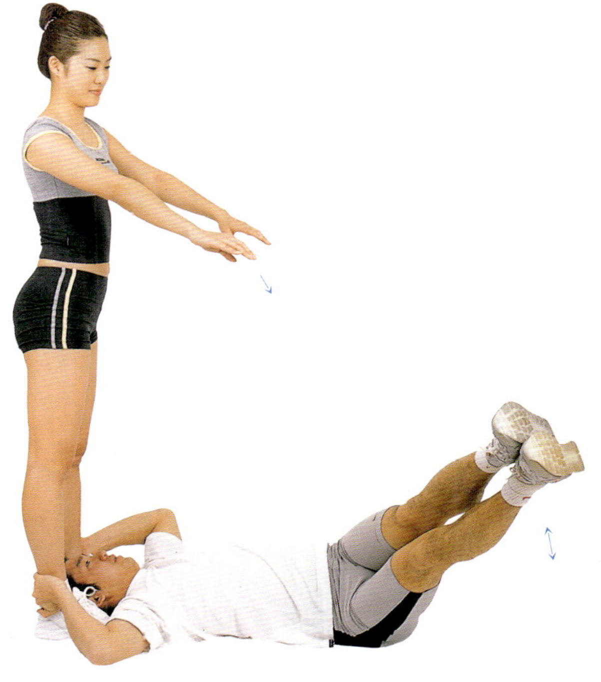

복근 운동,
이것만은 지키자!

반드시 정확한 자세로 운동한다

눈으로 보기에는 아주 단순한 운동처럼 보여도 정확한 자세로 실시하지 않으면 효과를 보기 어렵다. 같은 동작이라도 그것을 실시하는 사람에 따라 운동효과가 차이가 나는 이유도 바로 이 때문이다.

단순히 상체를 드는 자세라도 해도 팔이나 배의 반동을 이용해서 해야만 겨우겨우 할 수 있는 사람들도 많다. 처음에는 힘들지 모르지만 바른 자세를 항상 머릿속에 기억해 두고 정확한 자세가 나올 수 있도록 노력하도록 한다.

빨리 한다고 효과가 높은 것은 아니다

윗몸 일으키기를 예로 들면 체력장 시험에서는 정해진 시간 안에 몇 번을 하느냐가 중요한 기준이다. 하지만 일반적으로 운동효과를 높이기 위해서는 빨리 하는 것보다는 느리게 하면서 근육의 힘을 최대한 끌어올리는 것이 좋다.

근육은 원래 수축할 때보다 이완할 때 더 많은 힘을 발휘하기 때문이다. 지금 한번 의자에 앉은 상태에서 다리를 앞으로 쭉 뻗은 후 다리 제자리로 놓아보자. 빨리 놓을 때와 느리게 천천히 놓을 때를 비교해 보면 훨씬 힘이 드는 것은 느리고 천천히 할 때라는 것을 쉽게 느낄 수 있을 것이다.

운동이 되는 각도를 생각하자

무조건 큰 각도로 움직인다고 해서 운동이 되는 것은 아니다. 예를 들어 누운 자세에서 다리를 바닥과 직각으로 올린 것과 45°로 올린 것 중에서 운동이 더 되는 경우는 두 번째이다. 모든 근육이 마찬가지지만 복근 역시 운동이 되는 각도와 안 되는 각도가 있다.

간단하게 체크할 수 있는 방법은, 초보자의 경우 운동을 하기 힘든 각도가 효과가 높은 각도라고 생각하면 된다.

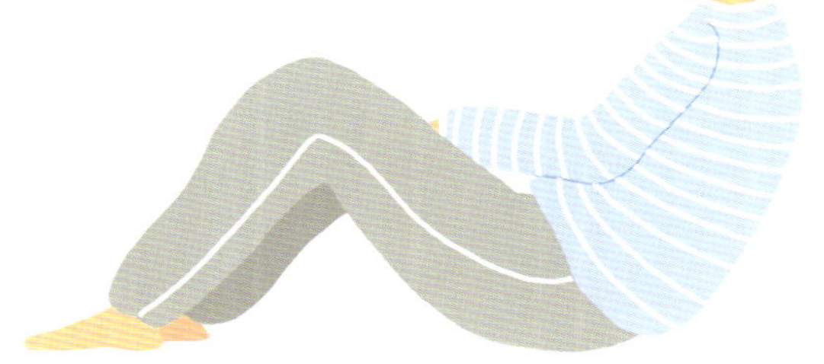

우아하게 뱃살 빼는 요가

요가의 원리는 에너지를 소모시키는 것은 물론 각 기관들을 자극해
순환 체계를 정상적으로 만들어 살을 빼주고, 건강하게 만들어 준다.
특히 자세가 올바르게 되면서 복부에 긴장을 하게 되기 때문에
복부비만 해소에도 탁월한 효과가 있다.

① 요가의 매력과 효과

② 윗배를 날씬하게
해주는 동작

③ 아랫배를 날씬하게
해주는 동작

④ 전신의 균형을
잡아주는 동작

요가의 매력과 효과

인간의 몸은 균형이 무너져 중심이 한 쪽으로만 치우칠 때 살이 찌기 마련이다. 요가는 무너진 몸의 균형을 바로 잡아 살을 빼줄 뿐 아니라, 전체적인 바디 라인을 정리해주는 효과가 있다.

신체를 자극해 리듬감을 되찾아준다

요가는 긴장과 이완으로 이루어져 있다. 또한 요가는 신체의 수축력을 강화하고 근육의 탄력을 길러주어 다이어트의 효과를 극대화시킨다.

요가로 살을 빼는 것이 다른 다이어트에 비해 더 효과적인 이유는 끊임없는 자극으로 신체 각 부분을 긴장, 이완시켜 신체 본래의 리듬을 되찾아주기 때문이다. 그리고 그 반복이 오랫동안 지속적으로 유지되기 때문에 더 이상 살이 찌지 않는 다이어트의 효과를 누릴 수 있게 된다.

또한 요가는 위축된 곳을 늘리고, 늘어진 곳을 수축시켜 우리 몸이 균형과 조화를 갖출 수 있도록 도와준다.

몸과 마음을 동시에 가꿔준다

요가를 하면 건강해지는 것은 물론 예쁘게 날씬해진다. 그 이유는 몸의 균형과 호흡 조절을 통해 정신적인 안정을 추구하므로 몸과 마음이 건강한 아름다움을 간직하게 되기 때문이다.

또한 요가는 인간이 가진 95%의 잠재력을 개발하여 인간 본래의 신성함을 창출해 낼 수 있게 돕는다. 특히 섬세한 요가 동작들은 배꼽을 중심으로 온몸의 신경 에너지 통로를 막힘 없이 뚫어 주어 순수한 인격을 가진 건강체를 유지할 수 있게 해준다.

척추를 올바르게 잡아준다

사람들은 동물과 달리 서서 생활하기 때문에 그 중력으로 인해 척추 신경에 여러 형태로 무리가 따르게 된다. 그래서 거의 모든 사람이 요통을 한 번쯤은 경험한 적이 있을 것이다.

걷는 자세, 서 있는 자세, 잠을 자는 자세 등 자세가 좋지 않아 척추와 골반에 이상이 생기면 두뇌의 균형까지 흐트러지게 된다. 이로 인해 몸 구석구석에 지나치게 힘이 빠져 살이 찌거나, 힘이 들어가서 몸이 경직되고 통증을 호소하게 되는 것이다.

척추의 올바른 자세를 갖추는 요가 운동은 부분 비만으로 이곳 저곳에 울퉁불퉁한 지방이 생기는 것을 말끔하게 없애준다.

깨진 조화와 균형을 잡아준다

우리 몸은 좌우, 전후 대칭의 적절한 균형이 이루어지지 않으면 이상 부위에 군살이 찌게 된다. 그리고 군살은 해당 척추 신경의 둔화를 가져오게 되고 이 이상 세포의 증식은 해당 장기에까지 영향을 미쳐 장기에도 군살이 붙어 복강내 지방, 근육층 사이의 지방, 피부 아래쪽의 피하 지방이 된다.

이 중 복부 부분의 지방 세포를 보면 이 세포들은 복강 내에 쌓인 지방과 근육과 근육 사이에 낀 지방인 삼겹살형의 지방, 그리고 피부의 아래쪽에 위치한 피하지방 세포들이 한 곳에 덩어리처럼 집합되어 있다.

비만 중 복부비만을 위험 수위에 올려놓는 이유는 작은 스트레스만 받아도 복강 내의 지방이 녹아서 혈액 속을 돌아다니다가 다시 지방세포로 되돌아가기 때문이다. 그래서 스트레스는 또 다른 지방층을 형성하기도 한다.

따라서 신체적 균형인 척추의 균형 유지가 절대적으로 필요한데, 요가가 바로 깨진 균형을 바로 잡아주는 적합한 운동이라 할 수 있다.

요가를 할 때 주의할 점

요가는 공복에 하는 것이 가장 좋으며, 식사 후라면 3~4시간이 지난 후에 하는 것이 좋다. 가벼운 음식물을 먹은 경우에는 2시간 후에 해도 괜찮다.

몸을 불편하게 하는 속옷은 피하도록 하고 가능하면 공기 중에 피부를 많이 노출해 피부 호흡을 유도한다.

요가를 실시하는 장소는 조용하고 은은한 색조의 장소가 좋으며, 바닥은 담요를 4장 접은 정도의 두께의 패드 위에서 하는 것이 적당하다.

윗배를 날씬하게 해 주는 동작

윗배, 즉 상복부의 비만은 그 부분의 장기를 둔화시킨다. 이런 상복부의 비만을 해소하기 위해 요가에서는 호흡을 통한 방법과 해당 척추 신경을 자극하는 운동을 한다.

전문가 최윤석 원장님은?

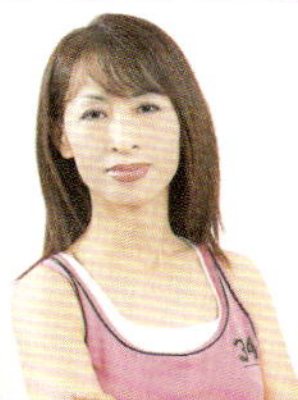

이화여대 경영대학원, 서강대 경영대학원, 단국대학교 교육원, 서울시 공무원 교육원, 삼성, 현대 등 각 단체 요가 지도와 강의를 하고 있다. KBS TV '무엇이든지 물어 보세요' MBC TV '일요일 일요일밤에' EBS TV '수험생 건강관리' 등의 프로그램에 출연했으며 저서로는 다이어트 요가, 루나달 요가, 여성건강 요가가 있다. 현재 〈은영요가클리닉〉을 운영 중이다.

아르타 마센드라 자세

이 자세는 흉곽과 심폐기능을 좋게 해주며 소화불량 증상을 없애준다. 또한 몸이 더 유연해지면서 고혈압이 없어지고 윗배의 군살이 없어진다.

1 다리를 뻗고 앉아 왼발을 굽혀 오른쪽 엉덩이 밑에 둔다. 오른쪽 무릎의 바깥쪽으로 돌려 세워 발바닥을 바닥에 밀착시킨다.
상체는 오른쪽으로 비틀고 왼팔을 오른쪽 무릎 바깥쪽에서 돌려 발목을 잡는다.
숨을 들이마시면서 오른손을 정면에서 어깨 높이로 올렸다가 숨을 내쉬면서 왼손바닥을 오른쪽 엉덩이 위에 대고, 가슴을 젖혀 어깨와 허리를 최대한 오른쪽으로 비튼다. 반대쪽으로도 실시한다.
2 상체를 다시 오른쪽으로 비틀면서 오른팔을 굽혀 팔꿈치를 왼쪽 무릎 바깥에 댄다.
3 상체를 왼쪽으로 비틀면서 오른팔은 왼쪽 다리 밑으로, 왼팔은 등 뒤로 돌려 두 손을 마주 잡는다.

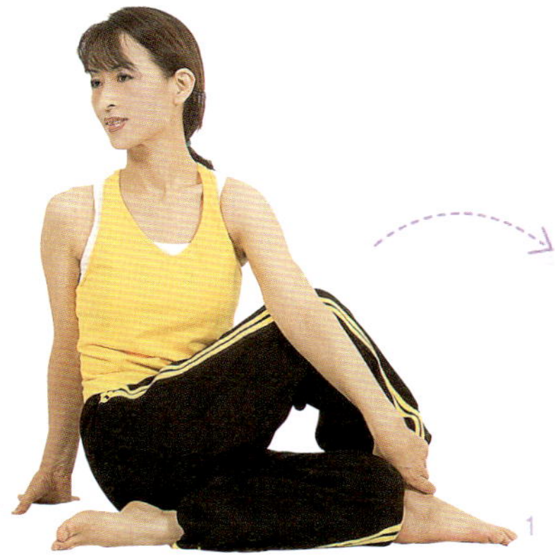

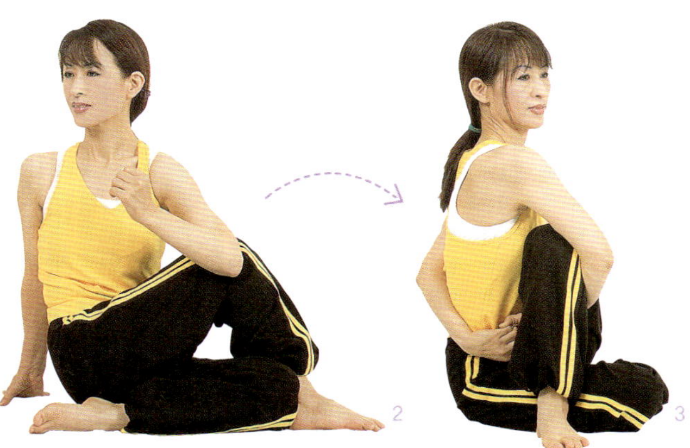

코브라 자세

이 자세는 가슴과 등의 근육을 유연하게 하고 복부 근육을 단련시켜 준다. 따라서 폐와 심장 기능이 강화되고 척추의 탄력이 좋아진다.

또한 허리를 자극해 배설 기능이 왕성해지며 소화불량, 변비에 효과적이다. 미용 면에서는 가슴과 엉덩이를 발달시켜 준다.

1 바닥에 엎드려 턱을 당기고 양손을 바닥에 붙인다.
2 발끝을 펴고 숨을 들이마시면서 배꼽이 마루에서 떨어지지 않을 정도까지 상반신을 일으켜 활처럼 젖힌다. 얼굴이 천장과 평행이 될 정도까지 젖히고 팔꿈치에 힘을 준다.
동작이 완성되견 전신의 근육이 펴지는 느낌으로 숨을 들이마신 후 멈추었다가 다시 토한다.

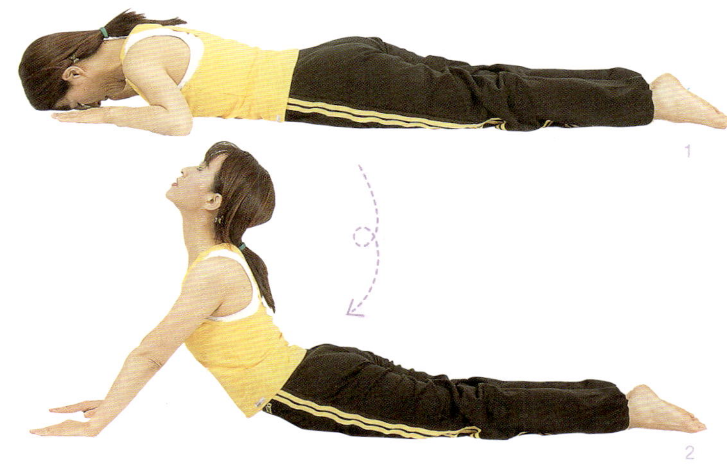

복부 비만 제거 자세

이 자세는 상복부 쪽의 지방을 분해하는 탁월한 효과가 있다. 상복부는 위장, 비장, 간장, 담낭 등이 위치한 곳으로 그 곳에 지방이 쌓이면 소화기관의 장애를 일으키기 쉽다. 이 곳에 쌓인 지방은 질병을 일으키기 쉬우므로 특별히 잘 관리를 해야 한다.

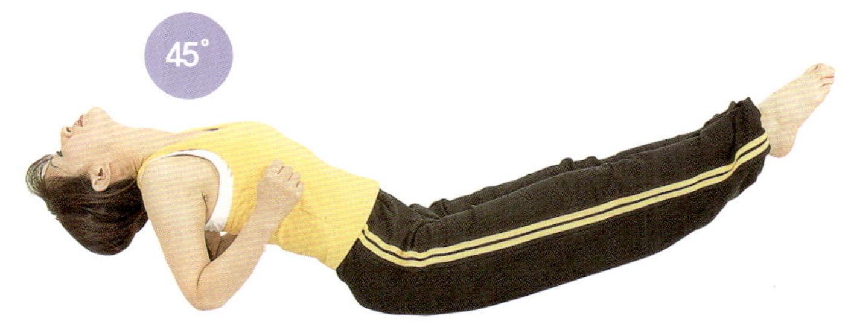

앉은 자세에서 양손은 주먹을 말아 쥐고 팔꿈치를 구부린 다음 상체를 45°정도 눕힌다. 그런 다음 고개는 뒤로 젖히고 두 다리를 조금 빠르게 위로 올렸다 내렸다 반복한다.

악어 자세

이 동작을 하게 되면 소화기 계통의 척추 신경과 관계 깊은 내장 기관까지 자극을 받게 된다. 그래서 척추의 버팀목인 고유 배근의 균형과 조화를 갖추게 되어 부분적인 군살들을 다듬어 주는 효과가 있다.

1 악어 자세에 들어가기 전 준비동작. 엎드려서 양팔을 어깨 높이로 벌리고 오른쪽 다리를 높이 들어 올린다.
2 다리를 들어올린 상태에서 왼쪽으로 넘겨 멀리 당긴다. 3~5회 호흡과 함께 반복한다.

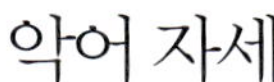

악어 자세의 변형

악어자세와 같은 효과를 주는 동시에 어깨 아래쪽의 통증이나 이상을 해소시켜 준다.

1 바닥에 엎드려서 오른쪽 발목을 손으로 잡고 호흡을 조절한다. 왼쪽 팔은 어깨와 나란히 옆으로 뻗는다.
2 숨을 내쉬면서 다리를 서서히 왼쪽으로 넘긴다. 천천히 호흡을 조절하는 동안 동작을 유지한다.

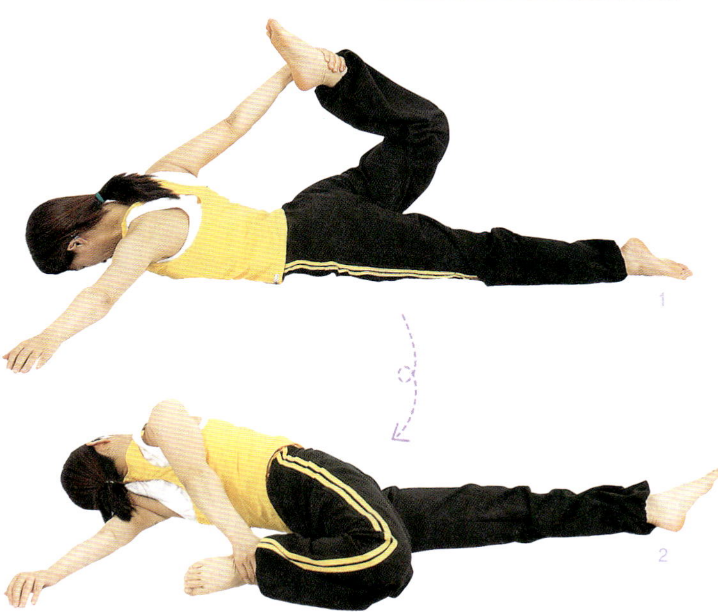

에너지 소모 방지 자세

우리 몸은 스트레스를 받게 되면 에너지가 방출되기 쉬운데 이 동작은 에너지 방출을 막고 복부에 탄력을 주는 효과가 있다.

>> **1** 등을 대고 누워 숨을 가득 들이쉰다. 이때 두 팔은 머리 위로 높이 들어올린다.
2 숨을 급격하게 내쉬면서 상체를 일으켜 양 손등을 맞댄다. 이때 두 발을 살짝 들어올리는데, 뒤꿈치는 벌리고 엄지발가락만 맞닿게 해서 약 20초 정도 동작을 유지한다. 숨을 길게 내쉬면서 팔다리를 내려놓고 호흡을 조절한다. 3～5회 반복한다.

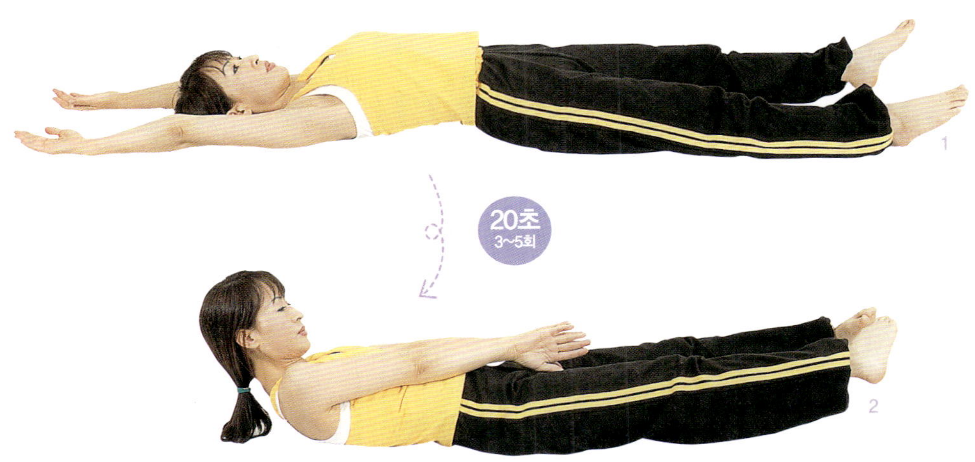

상체 비틀기

이 자세는 소화기 중추를 자극하는 동작으로 이 동작을 했을 때 어려운 쪽이 있다면 그 쪽을 반복해서 하는 것이 좋다. 흉곽 부분의 척추 위치가 잘못됐거나 일방적으로 발달된 배근을 바로 잡아주고, 군살을 제거하는데 탁월한 효과가 있다.

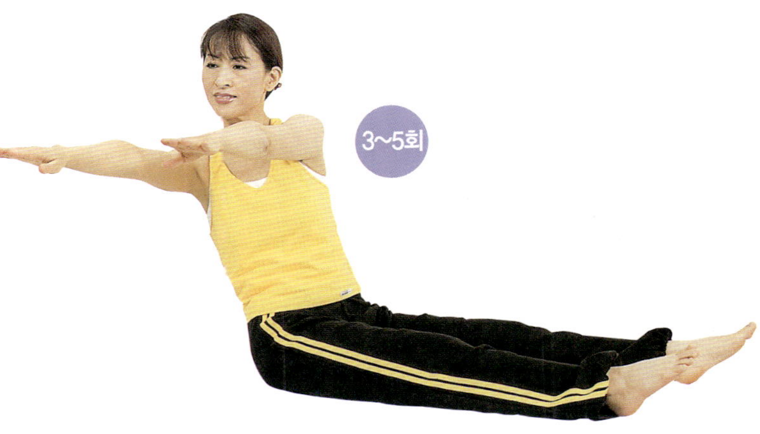

>> 앉은 자세에서 다리를 어깨 너비로 벌리고 양팔을 앞으로 뻗은 후 상체를 약간 뒤로 젖힌다. 그리고 숨을 깊이 들이 쉬었다가 내쉬는 10초 동안 두 팔을 오른쪽으로 비틀어 준다. 이때 양손의 길이를 좀 더 길게 뻗으면 효과가 더 커진다. 3～5회 반복 한다.

아랫배를 날씬하게 해 주는 동작

하복부 비만은 배설 기관의 이상과 관계가 깊다. 그러므로 스트레스로부터 확실하게 벗어날 수 있는 호흡법과 배설 기관의 해당 척추가 자극을 받을 수 있는 동작들을 따라 해보자.

결가부좌

결가부좌가 안 되는 경우에는 반가부좌를 해도 좋다. 오른쪽 다리를 구부려서 발뒤꿈치가 몸 중앙선에 오도록 하여 발등을 마루에 대고, 왼쪽 다리를 다시 구부려서 발끝을 오른쪽 장딴지와 허벅지 사이에 끼도록 한다.

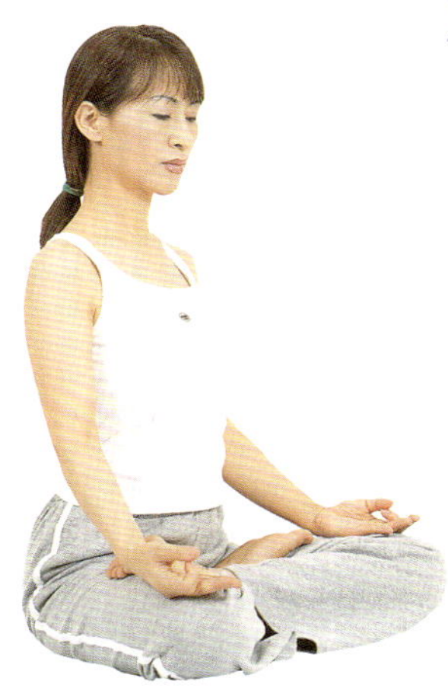

>> 앉아서 다리를 앞으로 뻗는다. 오른쪽 다리를 구부려 왼쪽 허벅지 위에 발등이 닿도록 올려놓는다. 왼쪽 다리도 같은 방법으로 오른쪽 허벅지 위에 올린다. 이 자세에서 허리를 세워 척추를 똑바로 하고 눈을 살며시 감고 턱을 당긴다.

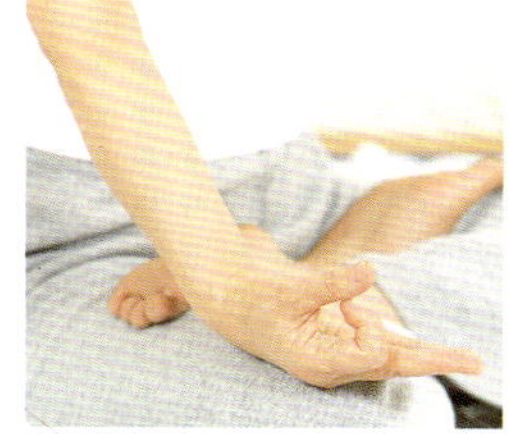

결가부좌를 할 때 손은 검지손가락이 엄지손가락 첫 마디에 닿게 한다. 손바닥은 위를 향하게 하며 무릎 위에 가볍게 얹어둔다.

복식 호흡

호흡은 요가를 처음 시작할 때부터 끝날 때까지, 초급에서 중급까지 계속해야 한다. 호흡을 시작하기 전에는 입, 귀, 콧구멍 등의 기도를 깨끗하게 하고 특수 호흡을 제외하고는 입을 다문다.

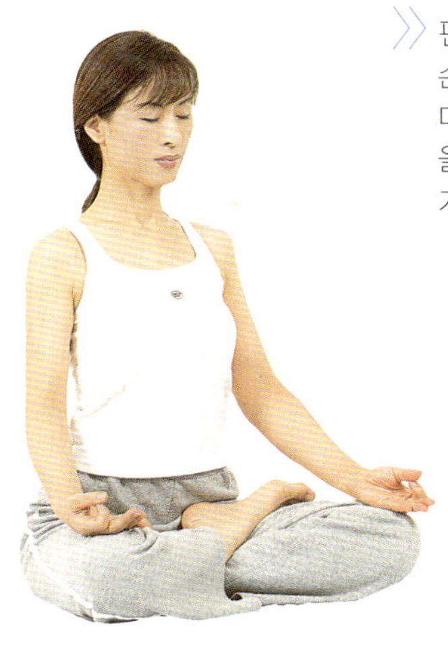

>> 편안한 자세로 척추를 쭉 펴고 앉아 손을 무릎 위에 가볍게 얹는다. 입을 다물고 양쪽 콧구멍으로 천천히 숨을 들이마신 후 턱을 들어올리면서 가슴을 펴고 천천히 숨을 내쉰다.

단전 강화 자세 I

몸에 군살이 붙으면 그 부분의 활동력이 둔화되고 신경과 내장 기관에 영향을 미쳐 불균형이 생긴다. 이 자세는 아랫배에 힘을 주는 동작으로 아랫배의 지방을 분해시키는 효과가 있을 뿐 아니라 집중력과 결단력이 높아지고 질병에 대한 저항력도 높아진다.

1 손바닥으로 바닥을 짚고 무릎을 구부려 앉는다.

2 숨을 들이마시면서 양쪽 다리를 들어올린다. 이때 아랫배에 힘이 들어가는지 확인하고 집중한다.

3 다리를 들어올린 채 바닥에 짚고 있던 손을 어깨 높이에서 앞으로 뻗는다. 10초간 이 자세를 유지한 후 힘을 빼면서 팔과 다리를 서서히 내린다. 2~3회 반복한다.

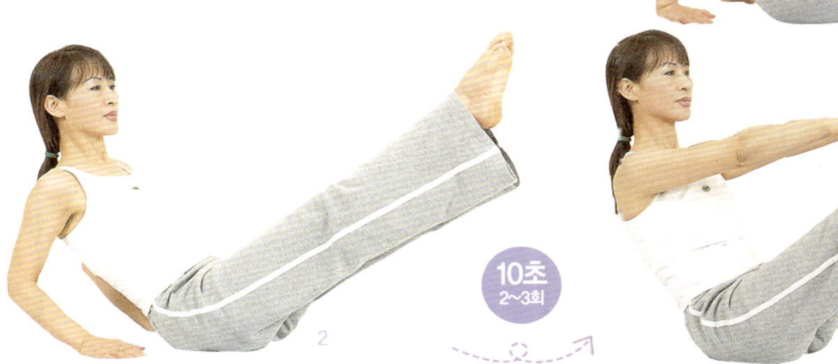

단전 강화 자세 II

이 자세는 배꼽 아래의 단전부위를 강화해서 인체의 중심이 아랫배에 모이게 된다. 심신이 통일되어 안정감을 갖추게 된다.

1 등을 바닥에 대고 누워서 다리를 어깨 너비만큼 벌린다. 손은 만세를 하듯이 위로 쭉 뻗는다.

2 숨을 짧고 세게 내쉰 다음 상체를 약간 일으켜 아랫배를 두드린다. 이때 숨을 참으며 아랫배에 힘을 주는 동작을 반복한다. 그런 다음 숨을 내쉬면서 천천히 상체를 내린다.

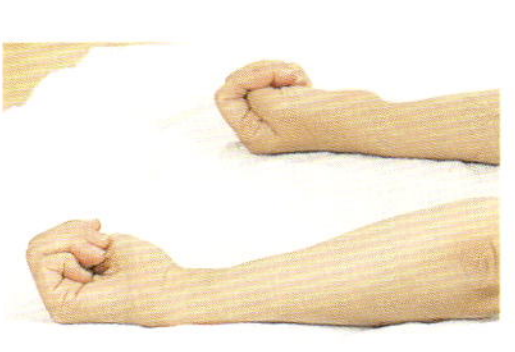

양손은 엄지손가락이 안으로 가게 해서 주먹을 말아 쥔다.

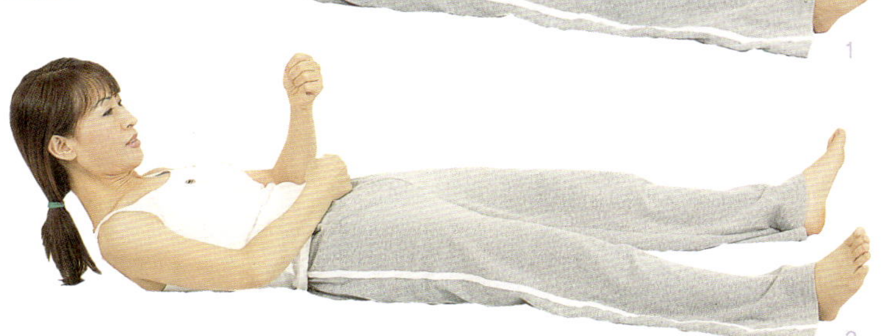

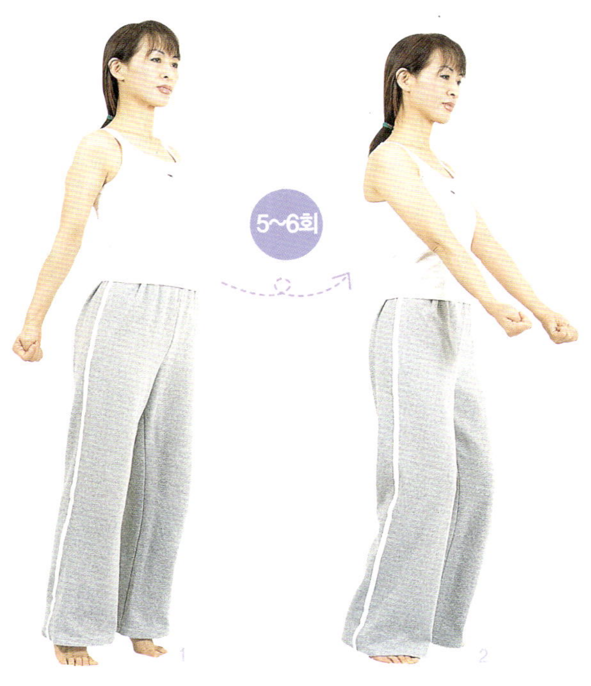

단전 통일 자세

요가의 호흡법과 체위법에서는 힘을 단전에 집중하는 것이 중요하다. 단전을 강화하면 내장 기능이 좋아지고 정신 집중력이 높아진다.

>> **1** 다리를 어깨 너비만큼 벌리고 서서 손바닥이 위를 향하도록 주먹을 쥔다. 숨을 들이마시면서 발뒤꿈치를 들고 팔을 뒤로 뻗는다. 가슴을 쭉 펴고 시선은 눈높이보다 약간 아래쪽을 향한다.
2 숨을 내쉬면서 무릎을 굽히고 팔은 앞으로 곧게 뻗는다. 이 자세에서 숨을 참으며 전신의 힘을 아랫배에 집중한다.
숨을 들이마시면서 양팔을 뒤로 뻗었다가 5~6회 반복한다.

코브라 자세의 두 가지 변형

이 자세는 가슴과 등의 근육을 유연하게 하고 복부 근육을 단련시킨다. 소화불량, 변비에도 효과적이며 가슴과 엉덩이 라인이 예뻐지는 효과가 있다.

>> **변형 1** : 바닥에 엎드려 다리를 넓게 벌린 후 발 안쪽이 바닥에 닿게 한다. 호흡을 조절한 다음 숨을 내쉬면서 상체를 머리에서 가슴, 상복부 순서로 들어올린다.
상체를 뒤로 젖히면 척추와 허리, 아랫배에 강한 자극이 미친다. 내릴 때도 상복부, 가슴, 머리 순서로 내린다. 천천히 3~5회 반복한다.
변형 2 : 배를 바닥에 대고 엎드려 발바닥이 서로 맞붙게 발을 모으고, 호흡을 조절한다. 숨을 내쉬면서 상체를 머리에서부터 가슴, 상복부 순서로 들어올린다.
상체를 들어 뒤로 젖히면 척추와 허리, 아랫배에 강한 자극이 미친다. 내릴 때도 천천히 상복부, 가슴, 머리 순서로 내린다. 천천히 3~5회 반복한다. 이 자세는 특히 변비 해소에 효과적이다.

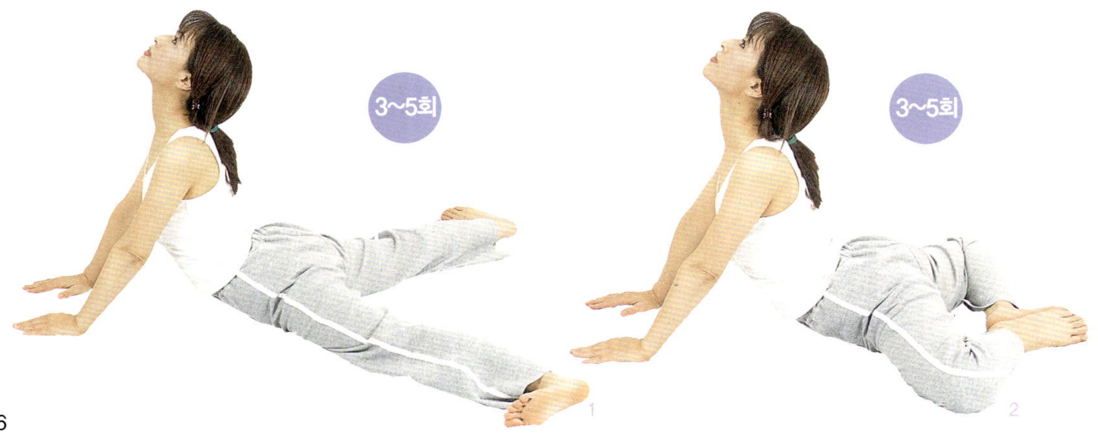

아랫배 강화 운동

허벅지 안쪽의 내전근은 내장 기관과 밀접한 관계가 있다.
딱딱하게 굳어있거나 너무 힘이 빠져 있으면 내장 기관에 이상이 있다는 신호로 이 운동을 열심히 하면 내장 기관의 이상 증세들이 호전된다.

>> 등을 대고 바닥에 누워 양손을 머리 뒤에서 깍지낀다. 엄지발가락만 맞대고 발뒤꿈치는 벌린 상태에서 숨을 내쉬면서 다리를 상하로 움직인다.
다리 사이를 점점 좁혔다가 다시 벌리면서 속도를 붙여 실시한다.

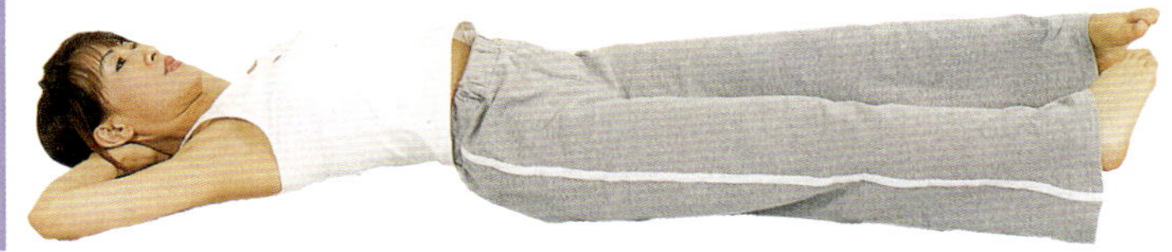

복근 운동

이 부위를 자극하면 변비, 설사 해소는 물론 하체 비만에 효과적이다.

>> **1** 등을 똑바로 펴고 다리는 앞으로 뻗어 가지런히 모으고 앉는다. 팔꿈치는 구부려 몸 옆에 붙이고 엄지손가락이 안쪽으로 가도록 주먹을 쥔다.
2 상체를 눕혀 팔꿈치를 바닥에 대고 몸을 지탱하면서 다리를 들어올렸다가 다시 내린다. 이때 상체가 바닥에 닿지 않도록 주의하면서 3～5회 반복한다.

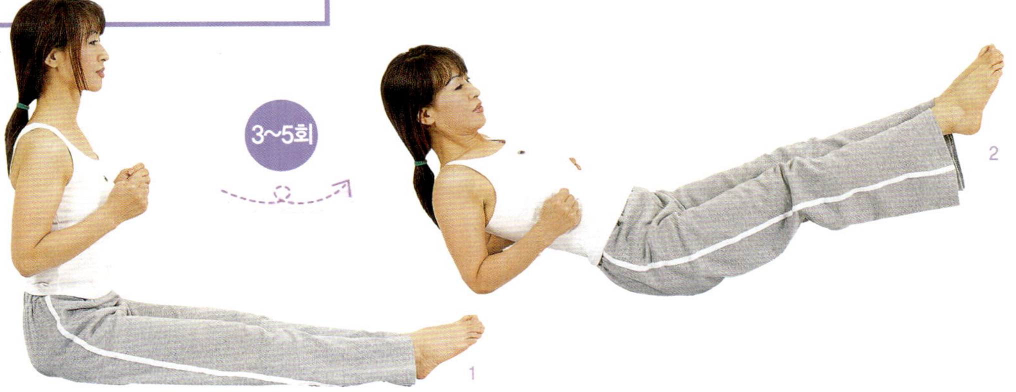

식전 호흡

식전 호흡은 변비를 해소시켜 아랫배가 날씬해지는 효과가 있다.

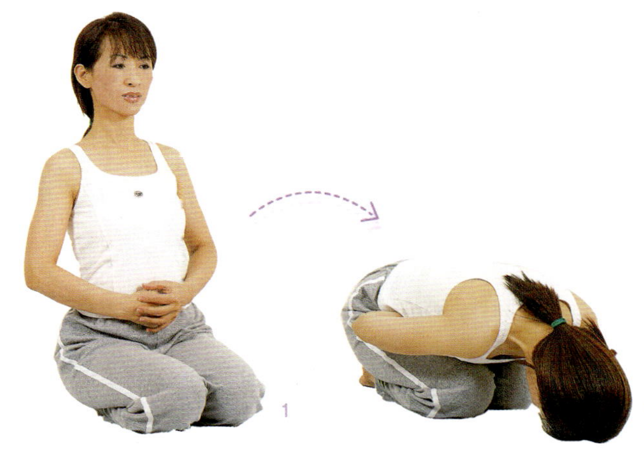

>> **1** 무릎을 꿇고 앉아 오른손은 주먹을 쥔 채 아래에, 왼손은 오른쪽 주먹을 감싸듯이 잡고 아랫배 위에 올려 둔다. 시선은 아래를 향한다.
2 그 상태에서 상체를 숙여 이마가 바닥에 닿게 한다.

전신의 균형을 잡아주는 동작

비만이 나타나는 곳을 살펴보면 근육이나 신경, 골격의 변형이나 힘이 빠져서 지나치게 이완되어 있는 경우가 많다. 그러므로 뱃살을 빼기 위해 전신의 균형을 고르게 잡아 주는 것이 필요하다.

정화 체조 I

이 동작은 전신을 스트레칭 해주는 효과가 있을 뿐 아니라 허리와 엉덩이의 탄력을 좋게 한다. 또한 상체와 하체가 균형을 갖추게 되며 심신이 강화된다. 특히 다리 뒷쪽의 아킬레스건을 늘려주어 피로를 해소시켜 주고 노화를 방지해 준다.

>> **1** 배를 바닥에 대고 엎드린 다음, 양 팔을 구부려 바닥을 짚는다. 다리는 넓게 벌려서 발끝으로 지탱한다.
2 숨을 들이마시면서 턱을 치켜올리고, 상체를 뒤로 젖힌다. 이때, 아랫배, 허리, 발뒤꿈치 순서로 의식을 집중해간다.
3 숨을 토하면서 엉덩이를 높이 들어올리고, 팔을 앞쪽으로 뻗으면서 상체가 바닥에 닿을 정도까지 깊숙이 숙인다. 이렇게 하며 아킬레스건까지 자극이 전해진다.
같은 방법으로 10회 반복한다.

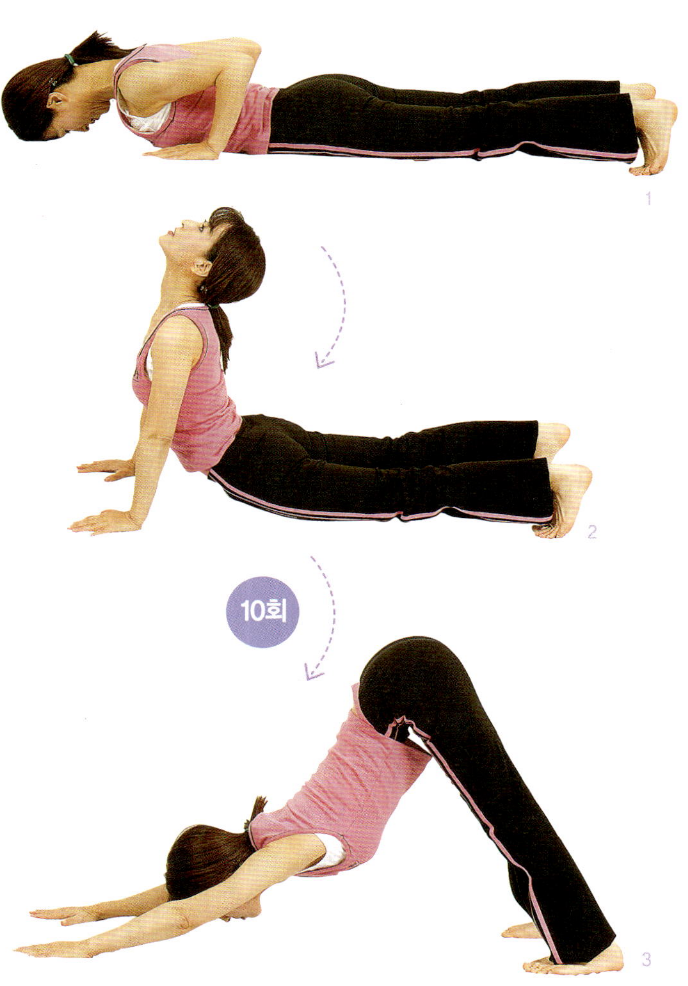

정화 체조 Ⅱ

이 자세는 다리 뒷쪽 근육을 늘리고, 골반을 이완·수축시키는 골반 개폐력을 강화시켜 장 기능을 활발하게 하는 효과가 있다.

1 다리를 넓게 벌리고 서서 양손을 깍지낀다. 몸을 앞으로 숙여 손바닥을 바닥에 붙이고 턱을 치켜든다.

2 이 자세에서 숨을 들이마시면서 골반에 의식을 집중한다. 숨을 내쉬면서 오른쪽부터 둥글고 크게 몸을 회전한다.

3 같은 방법으로 반대 방향도 실시한다.

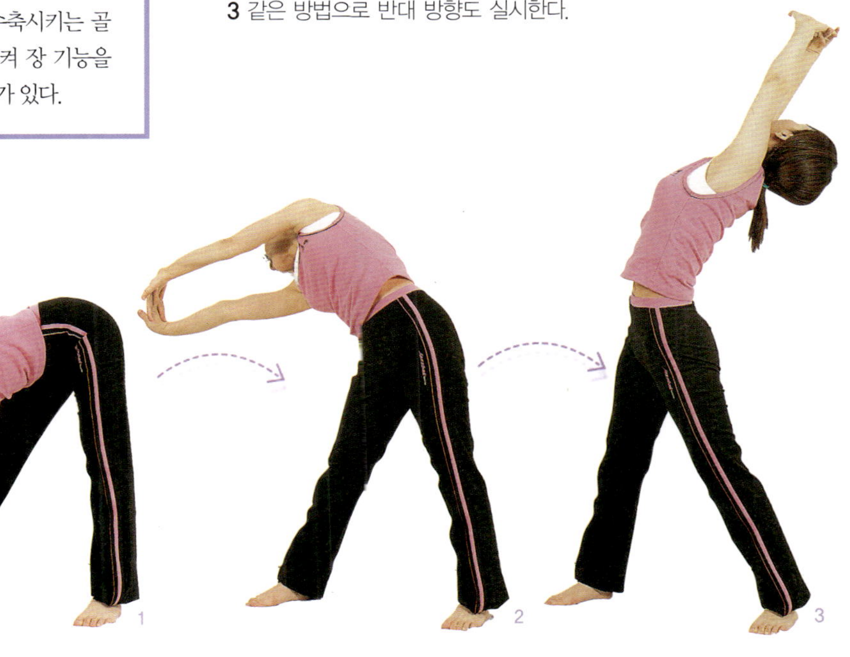

균형 체조 Ⅰ

이 동작은 상체와 하체의 적절한 균형을 잡아준다. 또한 허리와 엉덩이, 허벅지의 군살 제거에 탁월한 효과가 있다.

1 왼쪽 다리를 뒤로 구부려 왼손으로 발목을 잡는다. 이때 몸이 흔들리지 않도록 오른손을 앞으로 뻗어 균형을 유지한다.

2 그 상태에서 상체를 앞으로 숙이면서 왼쪽 무릎을 들어 편다. 반대 방향으로도 동작을 실시한다.

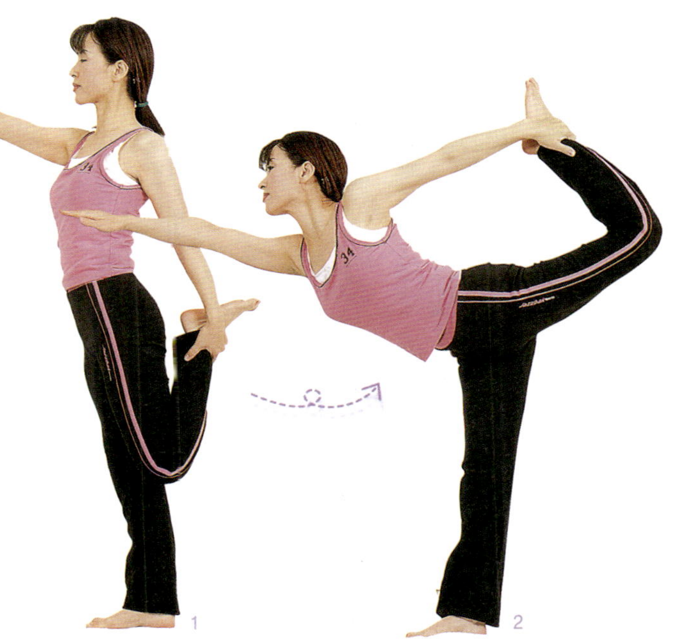

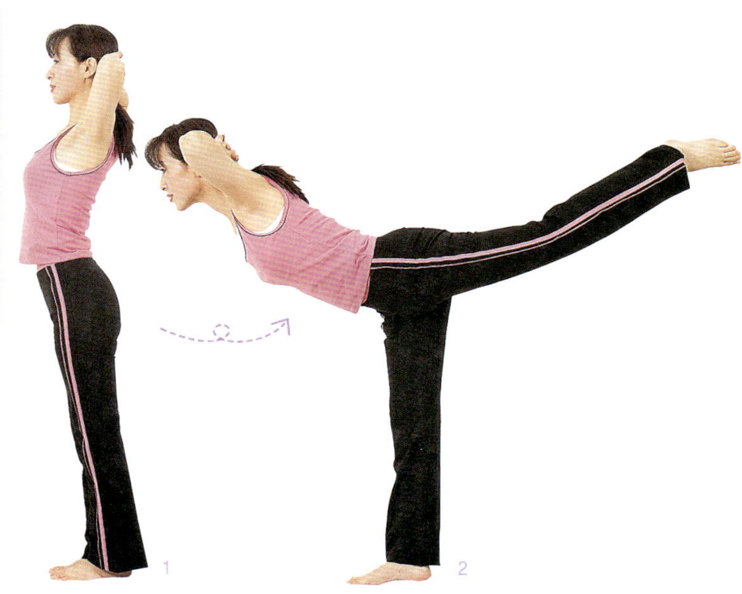

균형 체조 II

전신 균형에 효과적이며 신체의 중심이 한쪽으로 쏠려 생긴 증상을 해소한다. 오른쪽 다리를 들어 올리면 변비에, 왼쪽 다리를 들어 올리면 설사에 효과적이다.

≫ **1** 양손을 목 뒤에서 깍지끼고 가슴을 펴고 똑바로 선다. 발은 가지런히 모은다.

2 상체를 앞으로 숙이면서 오른발을 뒤로 들어올린다. 이때 오른발이 등과 일직선으로 유지할 수 있도록 한다. 반대쪽도 같은 방법으로 한다.

균형 체조 III

한쪽 다리로 몸을 지탱하면 전신의 균형과 조화를 얻을 수 있어서 호르몬의 밸런스가 갖춰진다. 그리고 아킬레스건을 펴주면 피로 회복에 효과적이고, 몸 전체 라인이 예뻐진다.

≫ **1** 오른발을 몸쪽으로 구부려 오른손으로 오른발 끝을 잡는다. 이때 왼손은 허리 위에 두고 균형을 잡는다.

2 잡은 오른발을 바깥쪽으로 쭉 펴면서 위로 들어 올린다.

3 이때 오른손을 위로 쭉 펴서 올리면 균형을 유지할 수 있다. 이 자세를 하면 왼쪽으로 중심이 쏠려 왼쪽 내장에만 강한 자극이 미치게 되므로 5~6회 반복한 후 반대 동작도 실시한다.

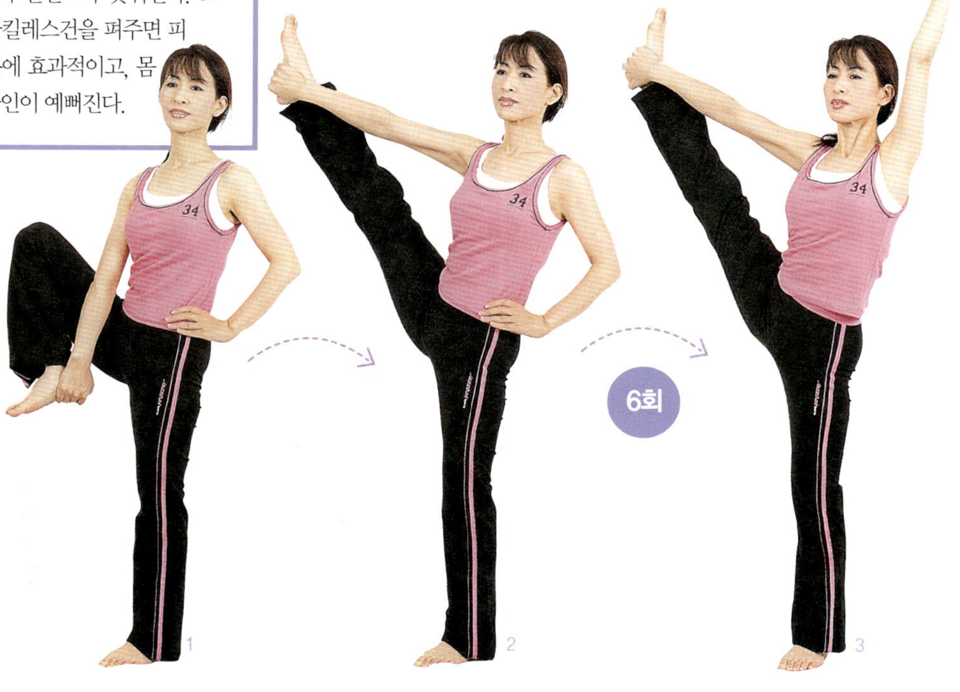

전신 균형 완성 자세

전신의 균형을 잡아주며 특히 에
너지를 아랫배로 불어 넣어 주어
심신이 편안해지고 상하
체의 유연성에 효과적
이다.

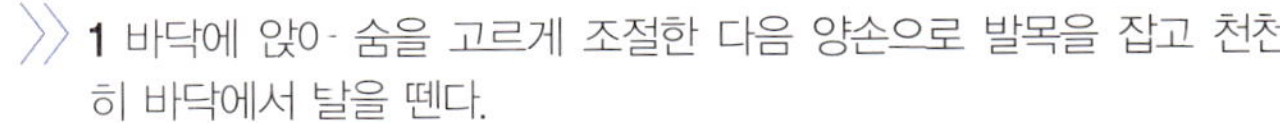

1 바닥에 앉아· 숨을 고르게 조절한 다음 양손으로 발목을 잡고 천천
히 바닥에서 날을 뗀다.
2 숨을 내쉬면서 두 다리를 천천히 들어 올린다.
3 가슴과 이마가 다리에 닿게 하고 그 동작을 유지하기 위해 호흡을
조절한다.

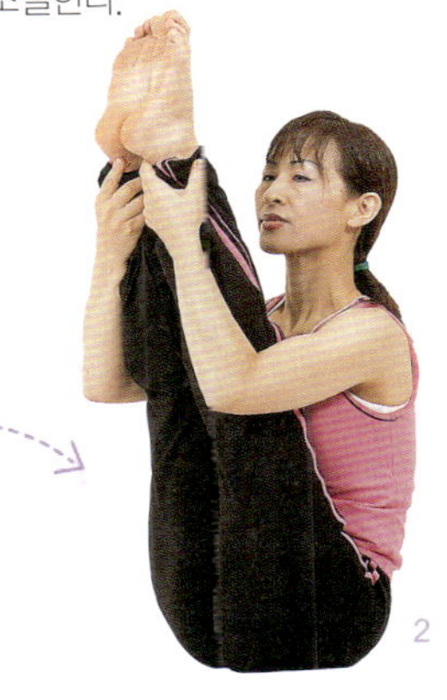

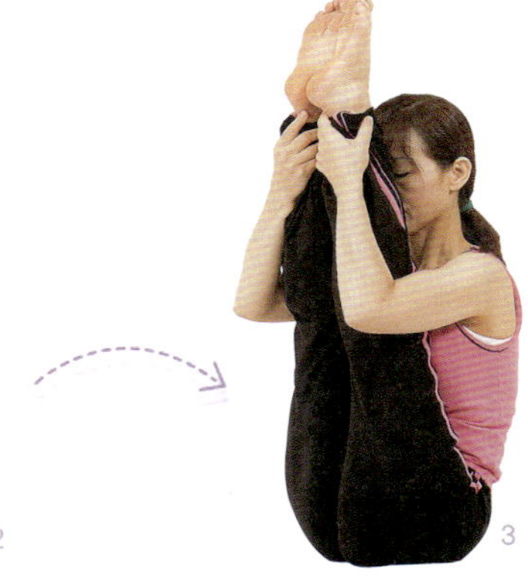

까마귀 자세

이 자세는 골반과 좌골의 유연성
을 길러주고 강한 집중력을 키워
줄 뿐 아니라 심신의 조화를 갖추
게 해준다.

1 다리를 넓게 벌려 바닥에 쪼그리고 앉아 엉덩이를 약간 들어준다.
이때 양손으로 바닥을 짚어 몸을 지탱한다.
2 팔꿈치에 허벅지 안쪽이 닿도록 밀착시킨 다음 숨을 내쉬면서 두
발끝을 바닥에서 천천히 뗀다. 동작을 유지하는 동안 아랫배에 정신
을 집중한다.

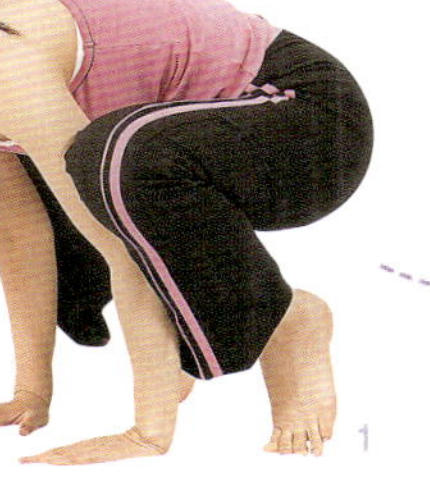

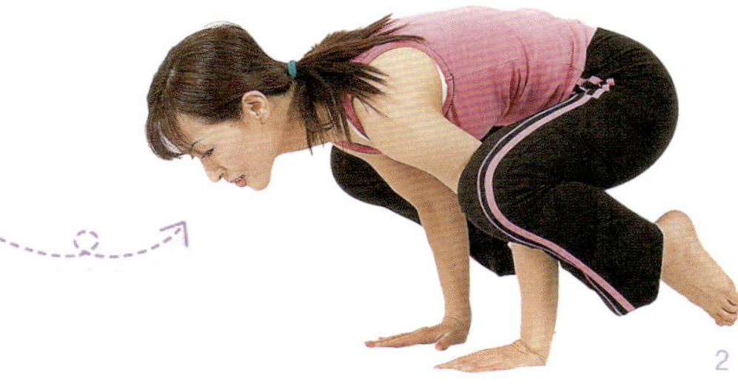

균형 자세

다리를 넓게 벌리는 동작은 척추
의 균형을 잡아주고, 허벅지 안쪽
의 내전근이 자극을 받아 내장기
관의 이상을 해소해 준다. 그뿐
아니라 전신 비만에도 큰 효과가
있다.

바닥에 앉아 발 안쪽을
잡고 숨을 고르게 조
절한 다음 천천히
양다리를 잡고 넓게
벌린다.

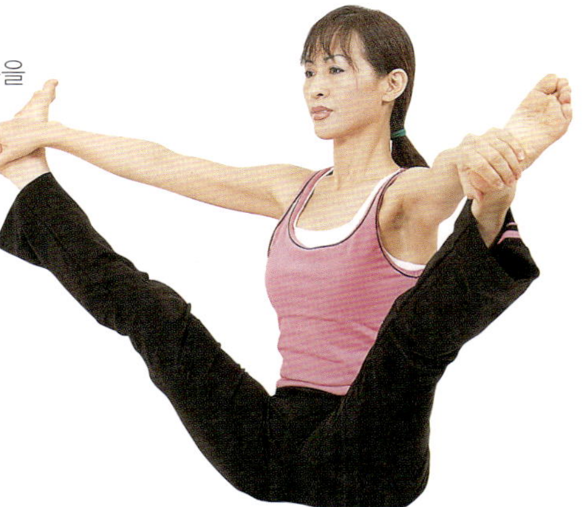

요가의 효과를 높이기 위한
10가지 방법

1 요가 수련 행법은 절대 안정된 상태에서 해야 효과가 있다. 그러므로 정신을 통일하고 몸은 정돈해서 즐거운 기분으로 행하도록 한다.

2 가급적이며 공복에 수련을 하는 것이 심신에 강한 자극을 줄 수 있어서 좋다. 식후에는 2시간 정도 지난 후에 수련에 들어가야 몸이 잘 이완돼서 좋다.

3 동작을 따라 할 때는 절대 무리하지 않는다. 요가 수련을 시작한 후 1주일 동안은 몸과 마음이 새로운 자극에 적응하기 위한 변화기간이므로 이때는 요가 체조도, 호흡도 약하게 하고 자극의 강도는 서서히 높이도록 한다.

4 수련에 들어갈 때 소변이 차 있게 되면 몸이 긴장하게 된다. 약한 자극도 무리가 되기 쉬우므로 의식적으로 사전에 용변을 본 후에 수련에 들어간다.

5 복장은 신축성 있는 소재의 옷을 입는 것이 가장 좋다. 특히 허리가 조이지 않는 운동복을 입으면 아랫배에서 이루어지는 단전호흡에 부담을 주지 않아 더욱 좋다. 양말, 시계, 안경, 반지 등의 액세서리 등 몸에 거추장스러운 것은 풀어두고 요가를 행한다.

6 요가 체조에 들어갈 때는 먼저 몸을 바른 자세로 두고 행하되 반드시 항문을 조이고 허리와 아랫배에 힘을 넣어서 하체 힘으로 행한다.

7 모든 체조를 할 때는 행하는 호흡은 초보자의 경우는 의식적으로 숨을 강하게 내쉬는데, 입을 크게 벌려서 하품을 하듯이 아랫배의 힘으로 내쉬면서 행한다.

8 요가를 행하는 장소는 환기를 잘 시킨 후 수련에 들어간다.

9 요가 수련 중에는 쓰고, 시고, 달고, 매운, 자극적인 음식은 피한다.

10 요가를 할 때는 약 2km 정도 거리를 산책하는 것이 도움이 된다. 산책을 할 때는 뒤로 걷기, 옆으로 걷기, 지그재그 걷기 등으로 다양한 근육과 신경을 개발시킨다.

신나게
뱃살 빼는
댄스 타임

운동에 전혀 자신이 없거나 좋아하지 않는다면 댄스에 도전해보자.
좋아하는 음악에 맞춰 하나하나 동작을 따라하다 보면
신나게 뱃살을 날려보낼 수 있다.
지루하지 않게 꾸준히 할 수 있다는 것이 장점이다.

① 뱃살 빼는
다이어트 댄스

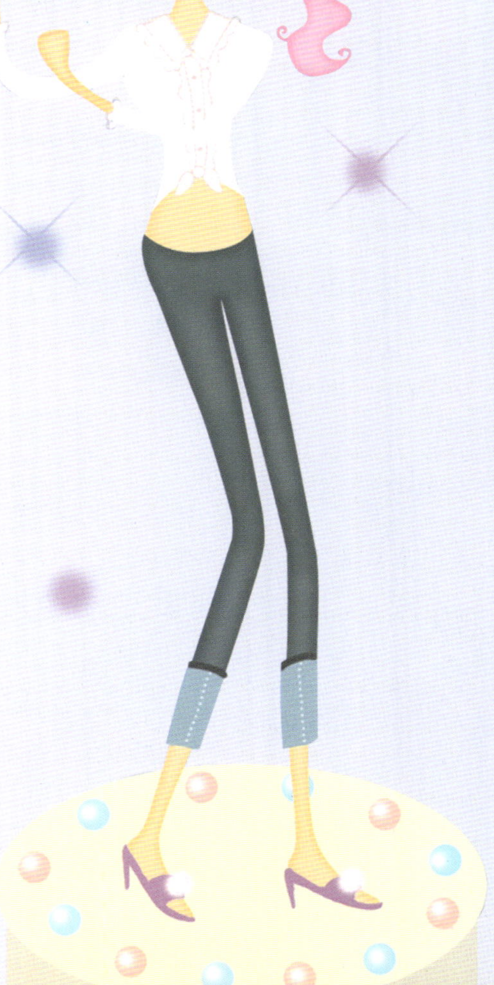

뱃살 빼는 다이어트 댄스

살은 빼고 싶지만 운동하는 것을 별로 좋아하지 않는다면 신나는 다이어트 댄스에 도전해보자. 평소 댄스와는 거리가 먼 사람이라도 정확히 동작을 따라하다 보면 어느새 배가 쏙 들어가 있을 것이다.

다이어트 댄스? 댄스 다이어트?

댄스 다이어트는 살을 빼기 위해 기존에 있던 재즈 댄스나 힙합, 나이트 댄스로 다이어트를 하는 것. 반면 다이어트 댄스는 날씬하고 탄력있는 몸매를 만들기 위해 신체의 각 부위별 특성에 맞게 짜여진, 다이어트를 위한 전문 댄스라 할 수 있다. 기존의 댄스와 에어로빅의 혼합동작이 아닌 동작 하나 하나가 모두 체계화된 새로운 다이어트 프로그램이라 보면 된다.

다이어트 댄스의 효과

다이어트 댄스를 하게 되면 기초 대사량이 높아져 조금만 운동을 해도 살이 잘 빠지는 체질로 바뀌게 된다. 또한 신체 내의 지방 소모를 촉진시키면서 근육량이 줄어드는 것을 방지해 실제 몸무게가 줄지 않더라도 근육으로 인해 몸매가 탄력있고 날씬해 보이게 한다.

일반적으로 적당한 운동 후에는 가벼운 식사만으로 포만감을 느끼게 되므로 자연스럽게 먹는 양이 줄어 살이 빠지게 된다. 즉, 적당한 운동은 일정시간 동안 식욕을 감소시키는 효과가 있는데 다이어트 댄스도 식욕을 감소시키는 데 큰 효과가 있다.

다이어트 댄스를 할 때 주의할 점

다이어트 댄스는 단순한 댄스 동작이 아니라 의학과 체육학적 지식을 접목해 일상생활에서 잘 쓰지 않는 근육을 자꾸 쓰게 만드는 데 목적이 있다. 그러므로 일반 댄스처럼 무작정 음악에 맞춰 흔드는 것이 아니라 동작 하나하나를 정확히 따라 하려고 노력해야 효과를 많이 볼 수 있다. 또한 처음부터 무리하게 하지말고 저강도에서 시작해 점차 강도를 높여가도록 한다.

이 음악으로 따라하세요

뱃살빼기 중심으로 짜여진 안무에 다음의 리스트를 참고해 기분에 따라 음악을 교체하면서 동작을 따라해 보세요.

거북이 – 싱랄라, 빙고
싸이 – 연예인, 챔피언
DJ DOC – RUN TO YOU
코요테 – 체념
원더걸스 – 텔미
이효리 – 톡톡톡
왁스 – 오빠
소찬휘 – 현명한 선택
휘성 – 사랑은 맛있다
홍경민 – 흔들린 우정
김현정 – 아파요

준비운동

본격적인 다이어트 댄스에 들어가기 전 복직근(복부)와 외복사근(옆구리 부분)을 집중적으로 스트레칭해 근육을 이완시킨다.

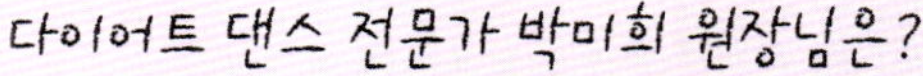

다이어트 댄스 전문가 박미희 원장님은?

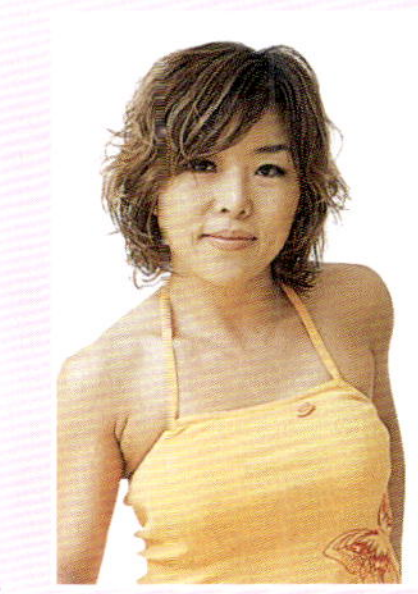

현재 M-CLUB 다이어트 댄스 협회 회장이자 다이어트 댄스 전문 안무가. MBC, SBS, KBS, EBS 등 다수 방송에 출연해 다이어트 댄스를 선보인바 있으며 각 기업체의 활발한 강의 활동으로 다이어트 댄스의 대중화에 힘쓰고 있다. 〈cafe.daum.net/pmhdietdance〉와 〈www.dietdance.com〉에서 동영상으로 만날 수 있다.

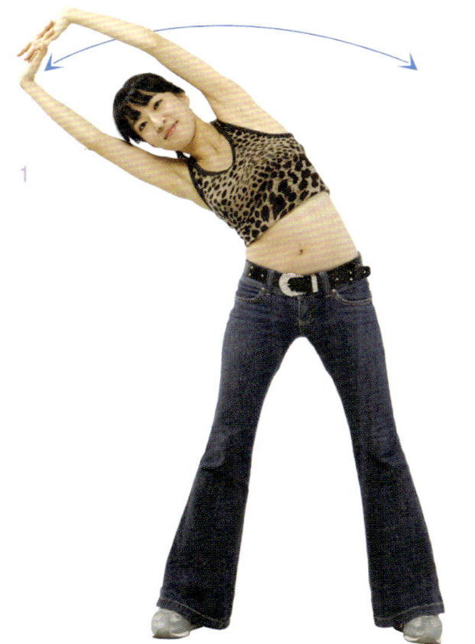

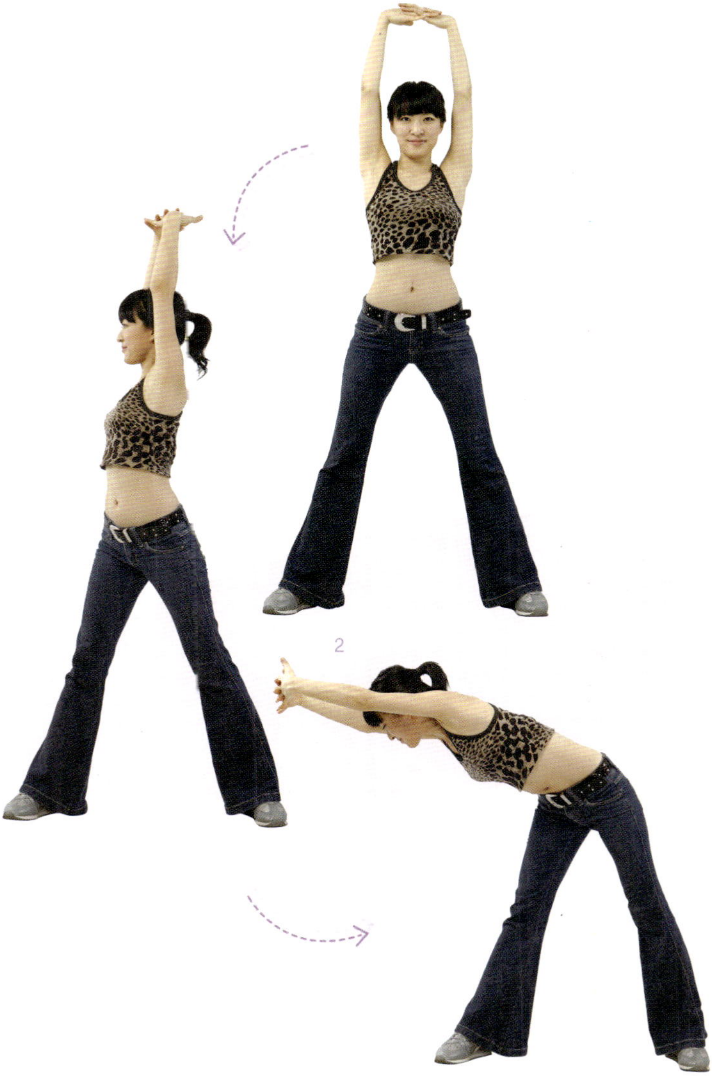

>> **1** 팔을 위로 맞잡은 다음 양 옆으로 그대로 내려 외복사근의 근육을 풀어준다.

2 정면을 보고 선 상태에서 양 팔을 위로 맞잡은 다음 골반은 그대로 두고 허리만 오른쪽으로 비틀어 준다. 자세 그대로 90° 정도 내려준다. 반대쪽도 같은 방법으로 스트레칭한다.

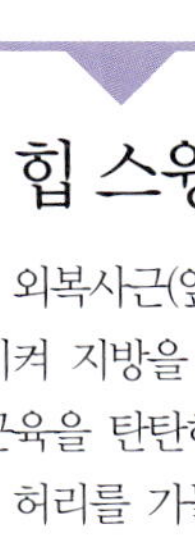

힙 스윙

양쪽 내·외복사근(옆구리 부분)
을 자극시켜 지방을 연소시키고
옆구리 근육을 탄탄하게 다듬는
동작으로 허리를 가늘게 만드는
효과가 있다.

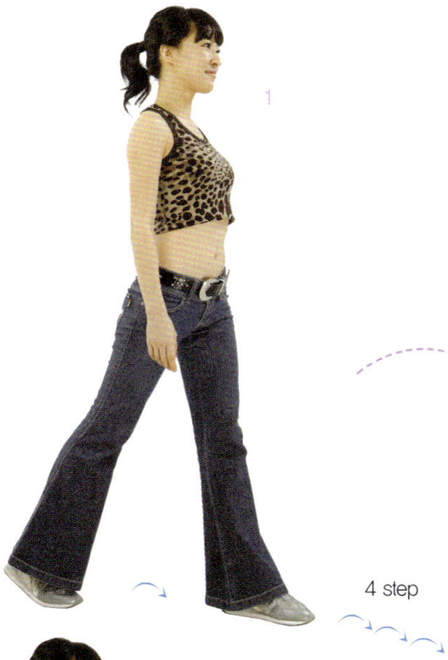

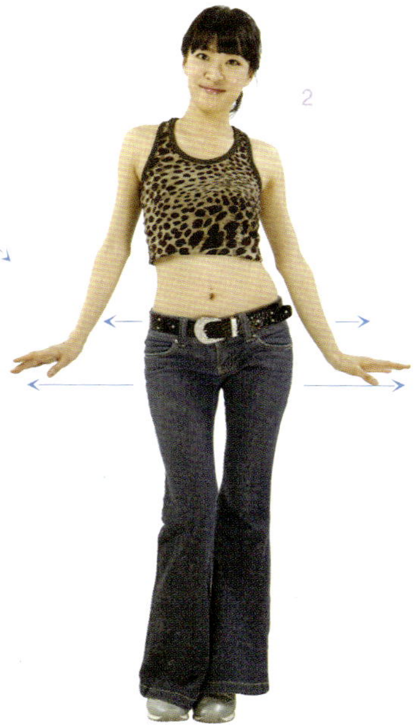

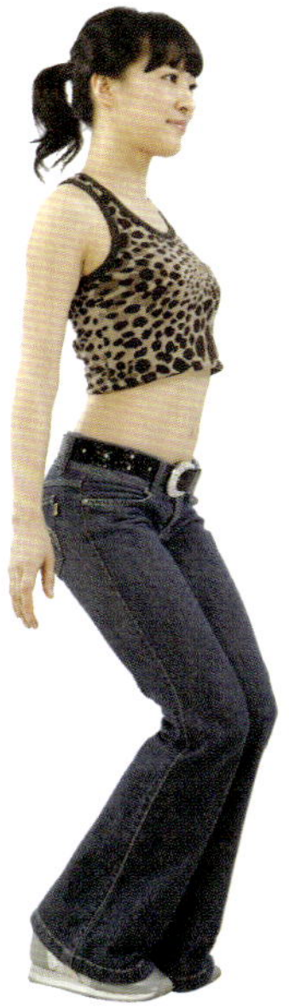

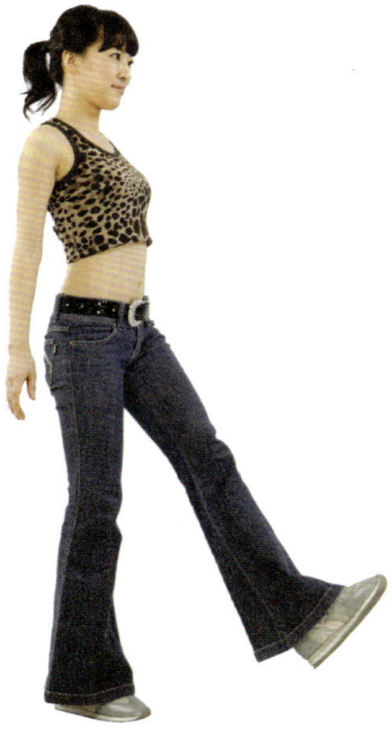

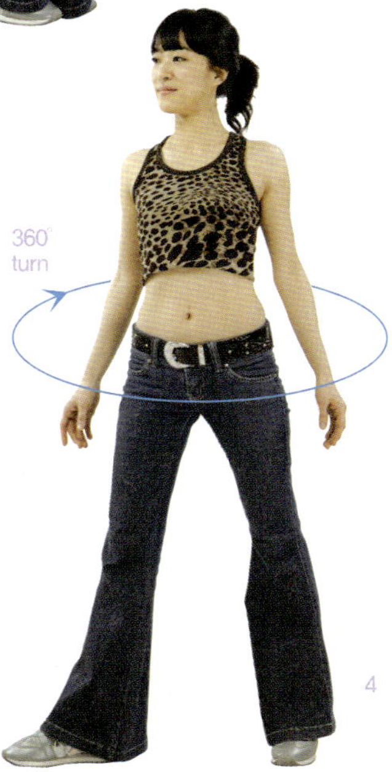

>> **1** 팔을 자연스럽게 앞뒤로 움직이면
서 씩씩하게 걷는 기분으로 4스텝
앞으로 나간다.

2 힙을 작게 좌우로 한 번 흔들고,
다시 크게 좌우로 흔들어 내·외복
사근을 자극시켜준다.

3 앞으로 걸어온 만큼 다시 뒤로 4
스텝을 백 워킹 한 다음 무릎을 굽혔
다 펴면서 오른쪽·왼쪽 다리를 번
갈아 가며 앞으로 뻗어준다.

4 다시 ①~②번까지의 동작을 반복
한 다음 그 자리에서 360° 턴을 해
힙 스윙의 동작을 마무리한다.

니업 · 힐트위스트

니업 동작은 하복부를 자극해 골
반 라인을 섹시하게 만들어준다.
힐 트위스트 동작 역시 골반을 옆
으로 밀어주면서 엉덩이 라인을
잡아주기 때문에 허리 주변의 군
살을 빼는데 효과적이다.

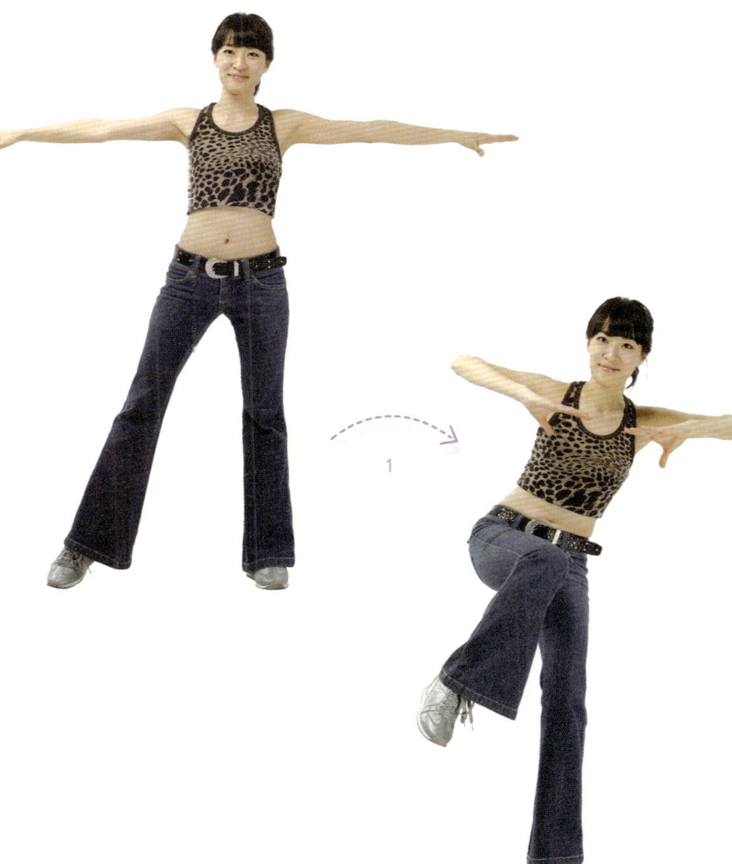

1 오른쪽 무릎을 굽혀 복부까지 강하
게 4번 당겨준다.

2 발뒤꿈치를 바깥방향으로 4번 밀듯
이 벌려준다. 이 때 상체를 좌우로 움
직이면서 옆구리도 함께 자극시킨다.

3 반대 방향으로도 ①～②번 동작을
반복해준다.

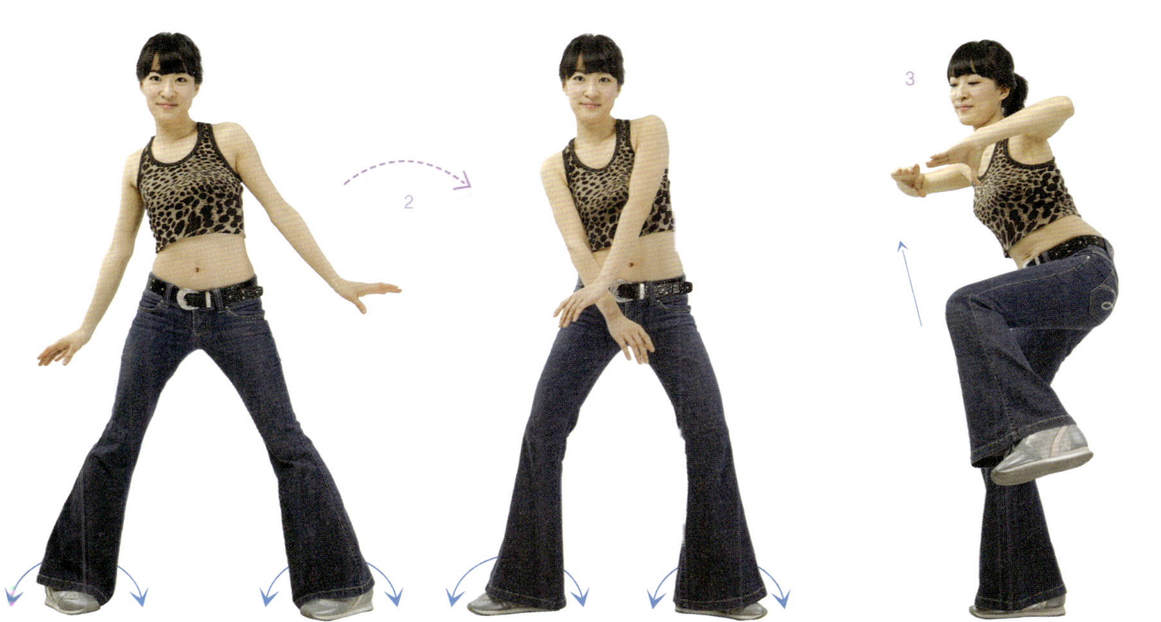

웨이브 · 컨츄렉션

복직근(복부의 근육)을 크게 수축
시키는 동작으로 복부의 지방을
연소 · 분해하는 효과가 있다. 또
한 웨이브 동작으로 상체를 유연
하게 하면서 복부와 가슴의 탄력
을 줄 수 있다.

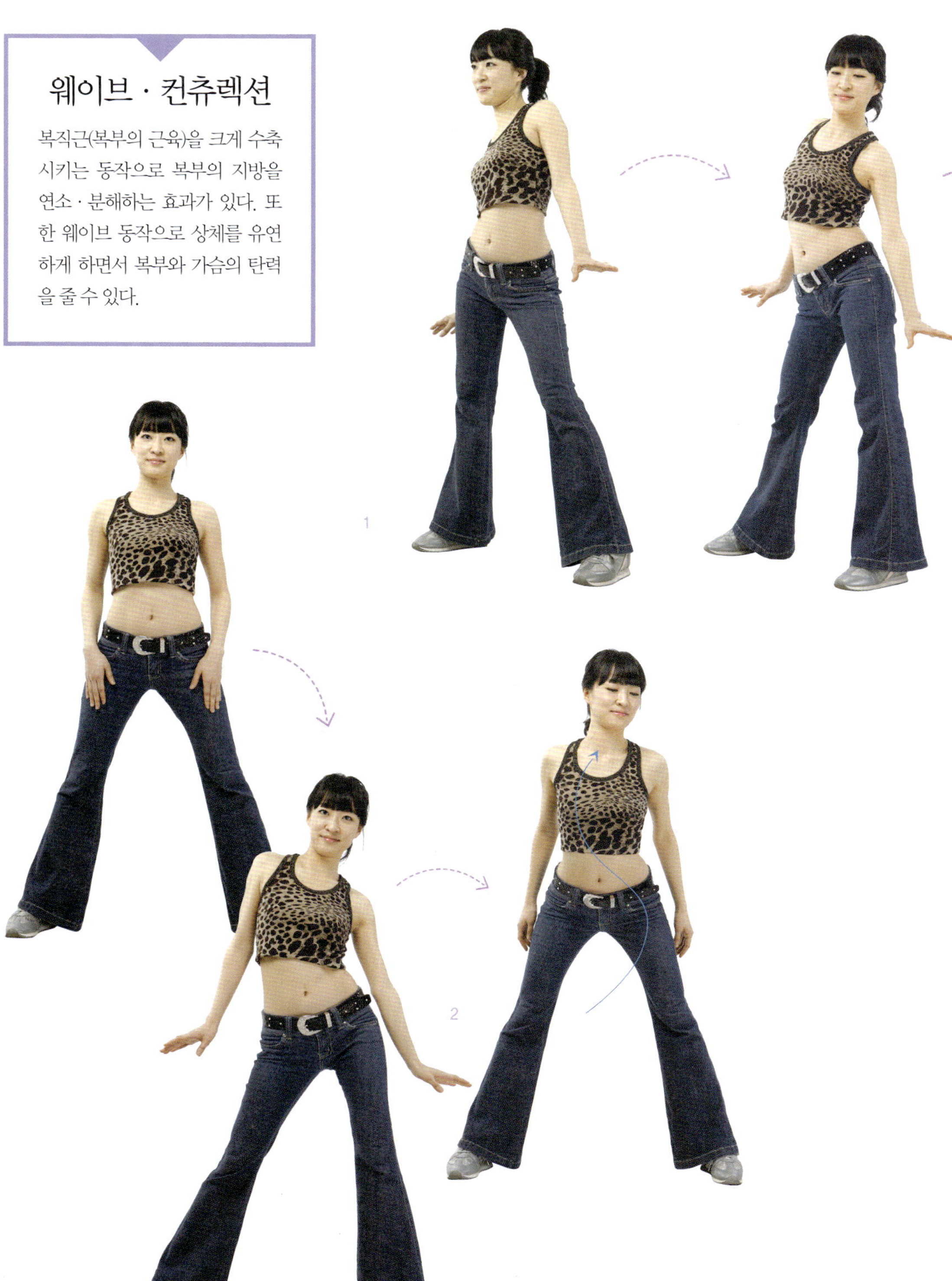

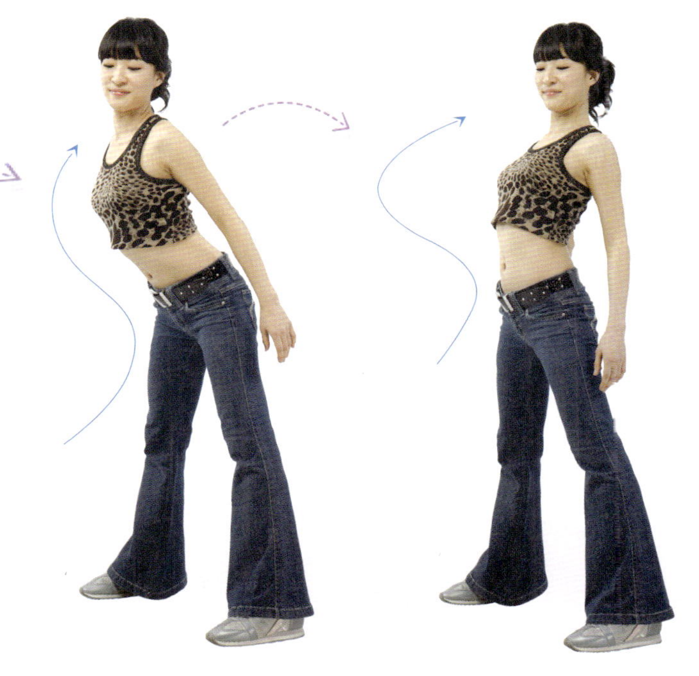

1 사선으로 선 상태에서 좌우로 어깨와 엉덩이를 동시에 흔들어 준 다음 엉덩이에서 가슴까지 물결치듯이 웨이브를 준다.

2 다시 정면을 보고 선 상태에서 좌우로 어깨와 엉덩이를 동시에 흔들어 주고 ①번과 같이 엉덩이에서 가슴까지 물결치듯이 웨이브를 준다.

3 발을 붙인 상태에서 리듬을 타면서 작게 한 번, 크게 한 번 무릎 사이를 벌려준다.

4 무릎을 붙이고 허리를 숙인 상태에서 복부와 가슴을 긴장시키면서 천천히 상체를 들어올린다.

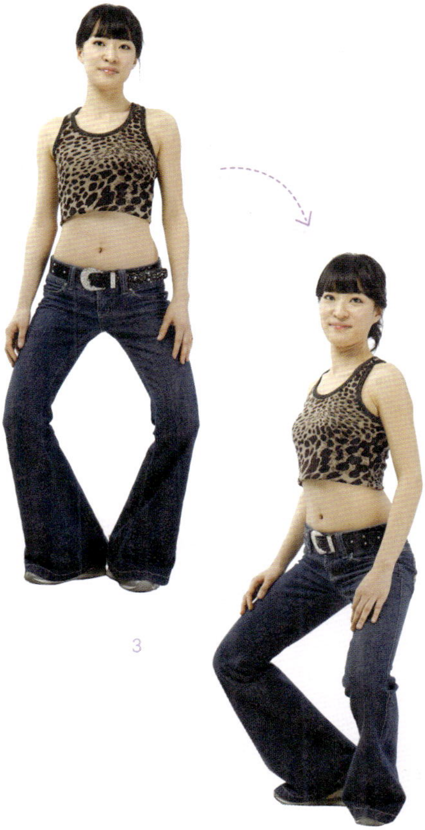

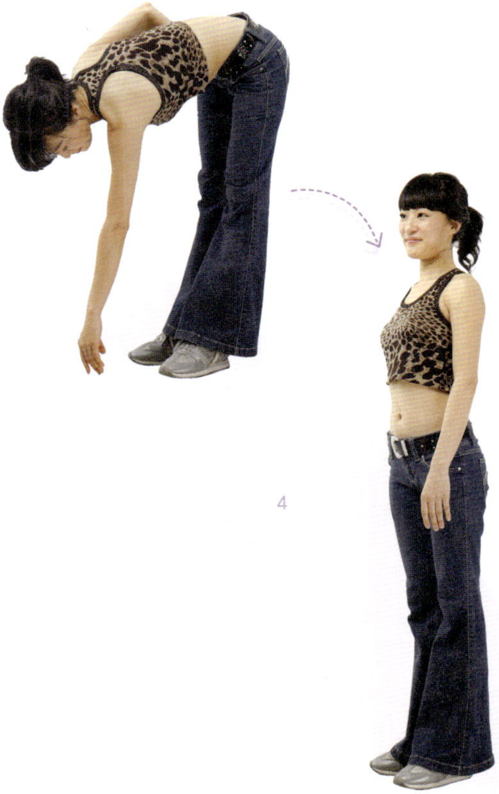

힙 푸시 & 서클

힙 푸시와 서클 동작은 복부와 옆구리를 자극해 불필요하게 쌓여 있는 지방을 분해한다. 특히 상체를 틀면서 하는 트위스트 동작은 몸통 전체를 자극하기 때문에 가늘고 날씬한 허리 라인을 만드는 데 효과적이다.

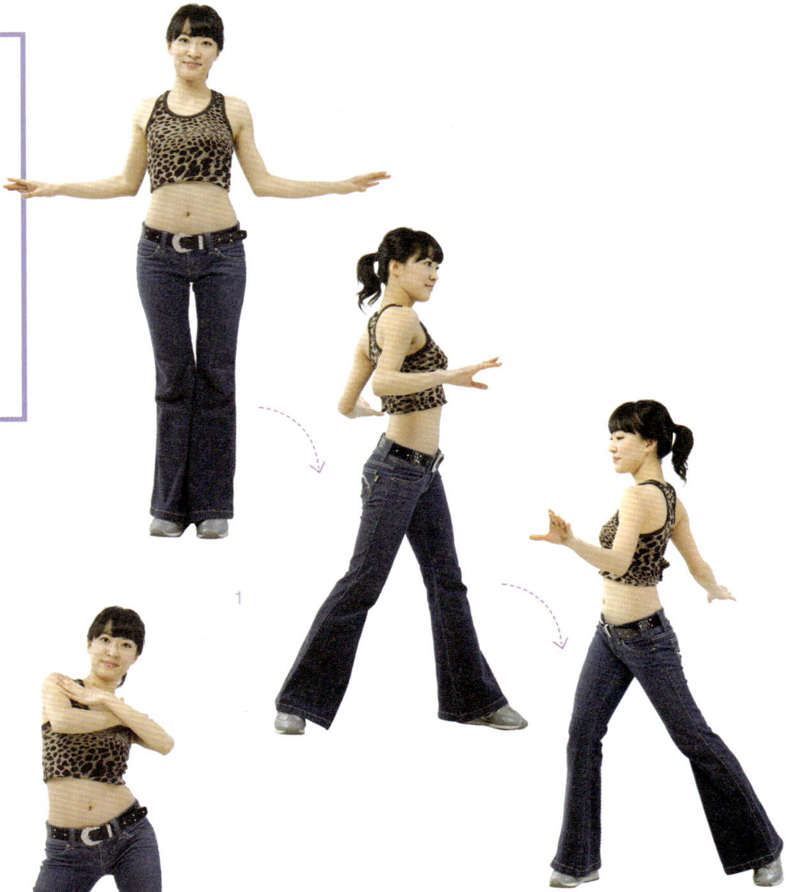

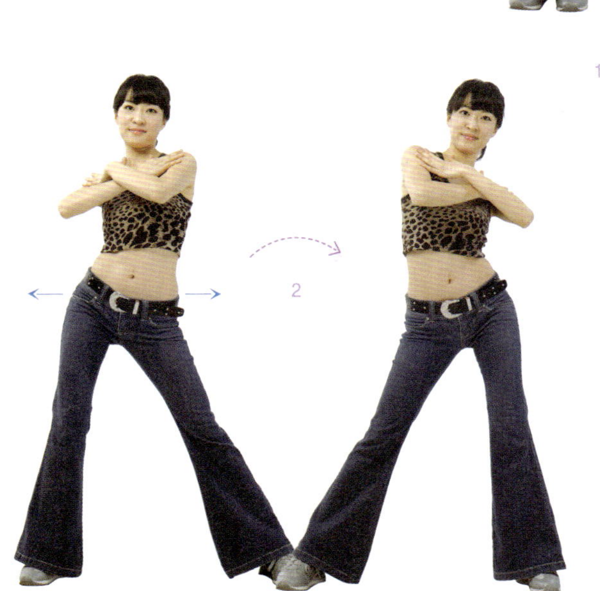

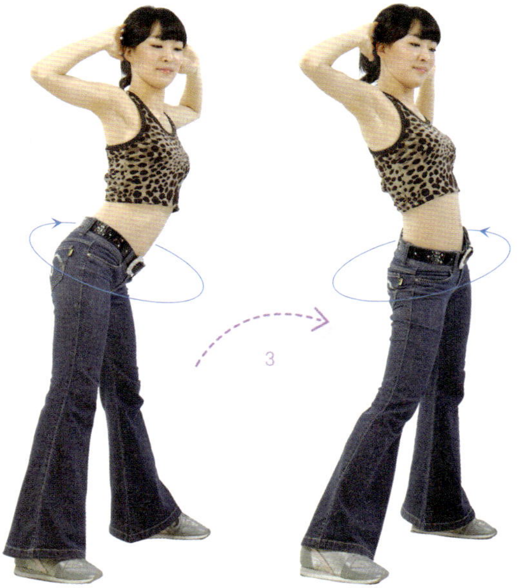

1 음악에 맞춰 큰 걸음으로 옆으로 한 스텝씩 옮기면서 몸을 좌우로 틀어준다.

2 두 손을 가슴 위에서 교차시킨 뒤 힙을 양 옆으로 4회 밀어준다.

3 머리 뒤쪽으로 양 손을 올린 다음 오른쪽, 왼쪽으로 한 번씩 골반을 움직여 크게 원을 그려준다.

점프 & 크로스스텝

유산소 운동인 점프동작을 통해 내장 지방이 연소되는 효과를 얻을 수 있다. 또한 크로스스텝을 하면서 골반과 내·외복근을 자극시켜 허리·골반 라인을 탄탄하게 만든다.

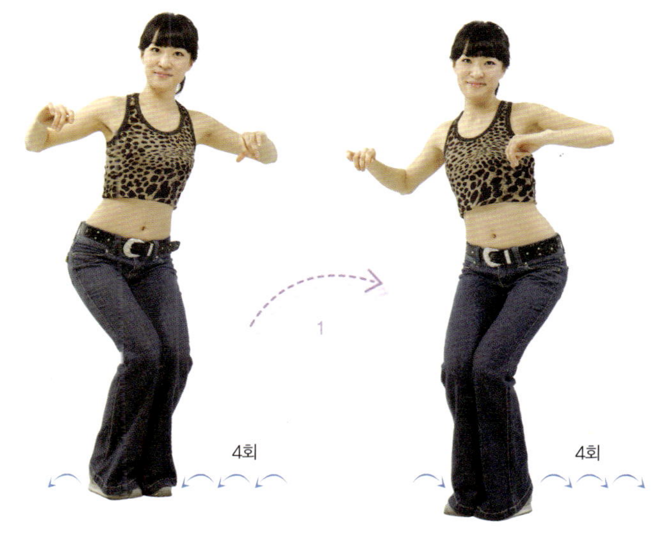

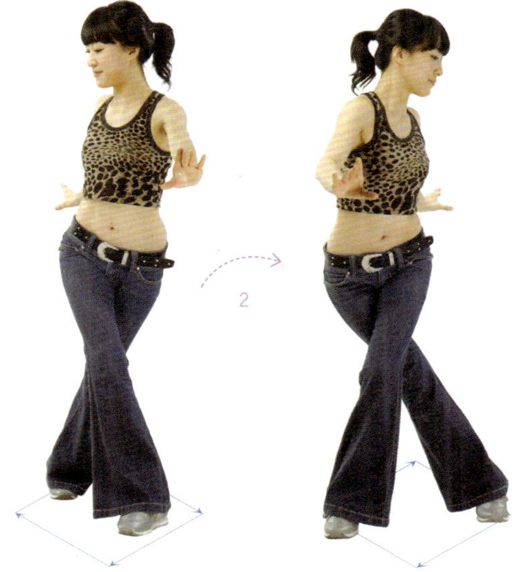

>> **1** 두 발을 모으고 골반을 옆으로 밀면서 좌우 4회씩 점프를 한다.

2 오른쪽 발부터 마름모 모양으로 발을 교차시켜가면서 크로스 스텝을 밟아준다.

3 손을 양 옆 골반에 살짝 올리고 골반을 앞으로 밀어 좌우로 움직여주고, 다시 골반을 뒤로 빼서 좌우로 밀어준다.

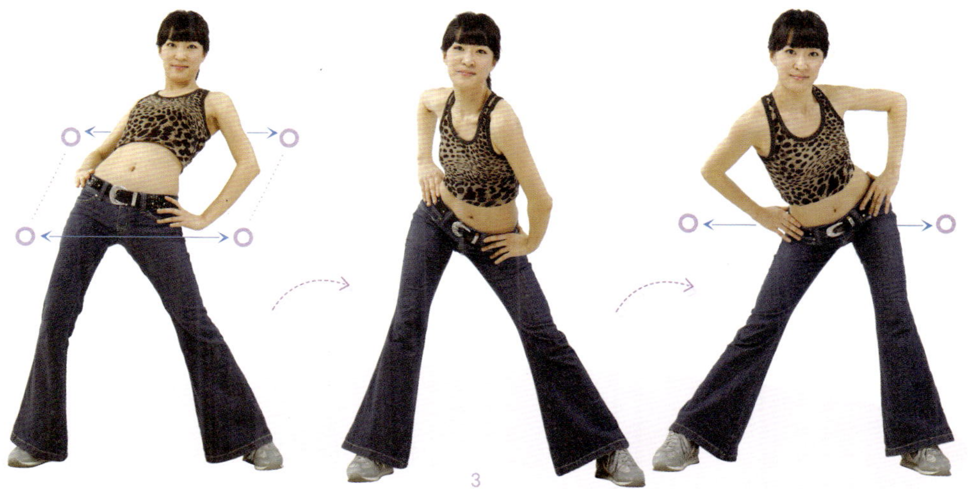

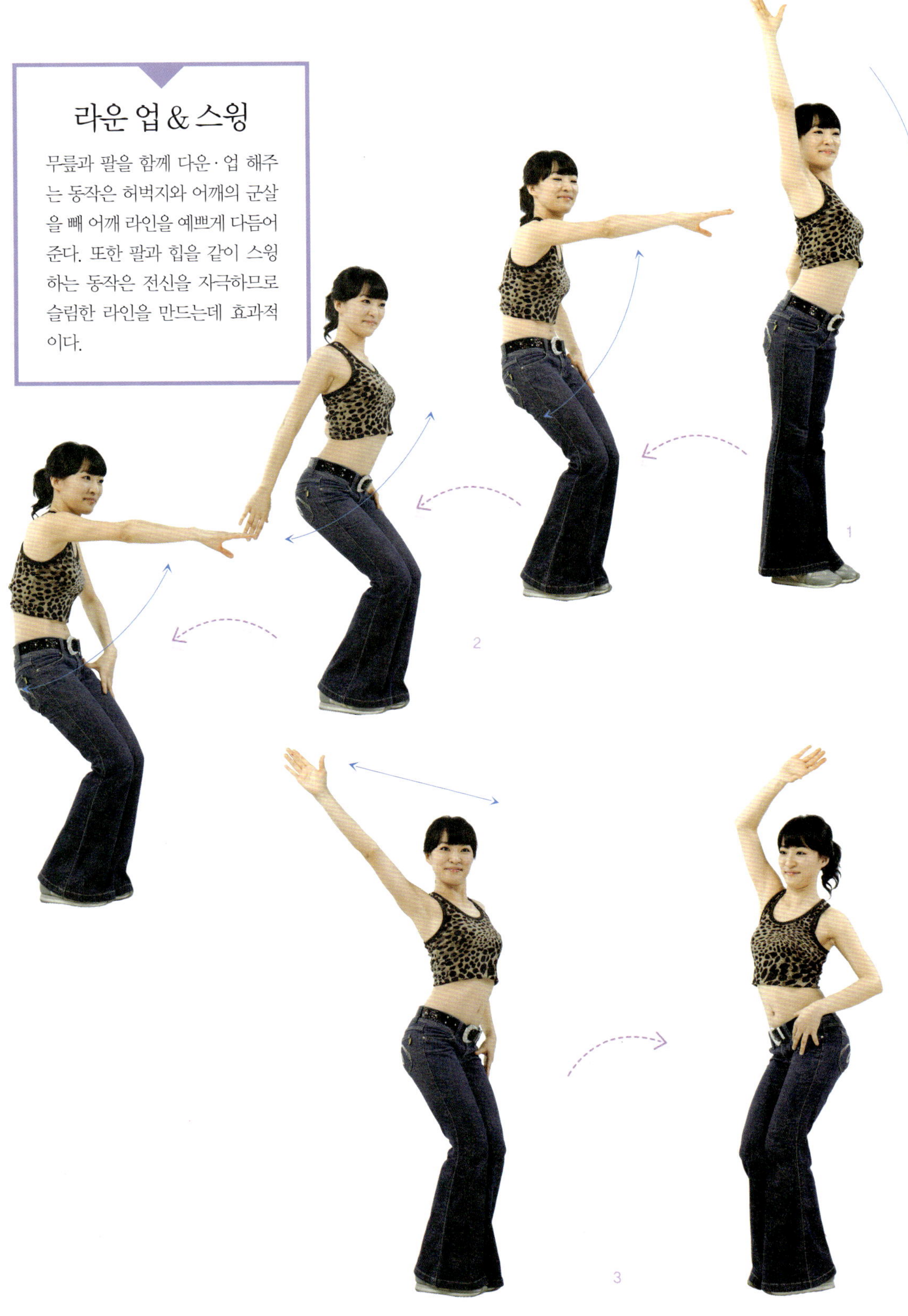

라운 업 & 스윙

무릎과 팔을 함께 다운·업 해주
는 동작은 허벅지와 어깨의 군살
을 빼 어깨 라인을 예쁘게 다듬어
준다. 또한 팔과 힙을 같이 스윙
하는 동작은 전신을 자극하므로
슬림한 라인을 만드는데 효과적
이다.

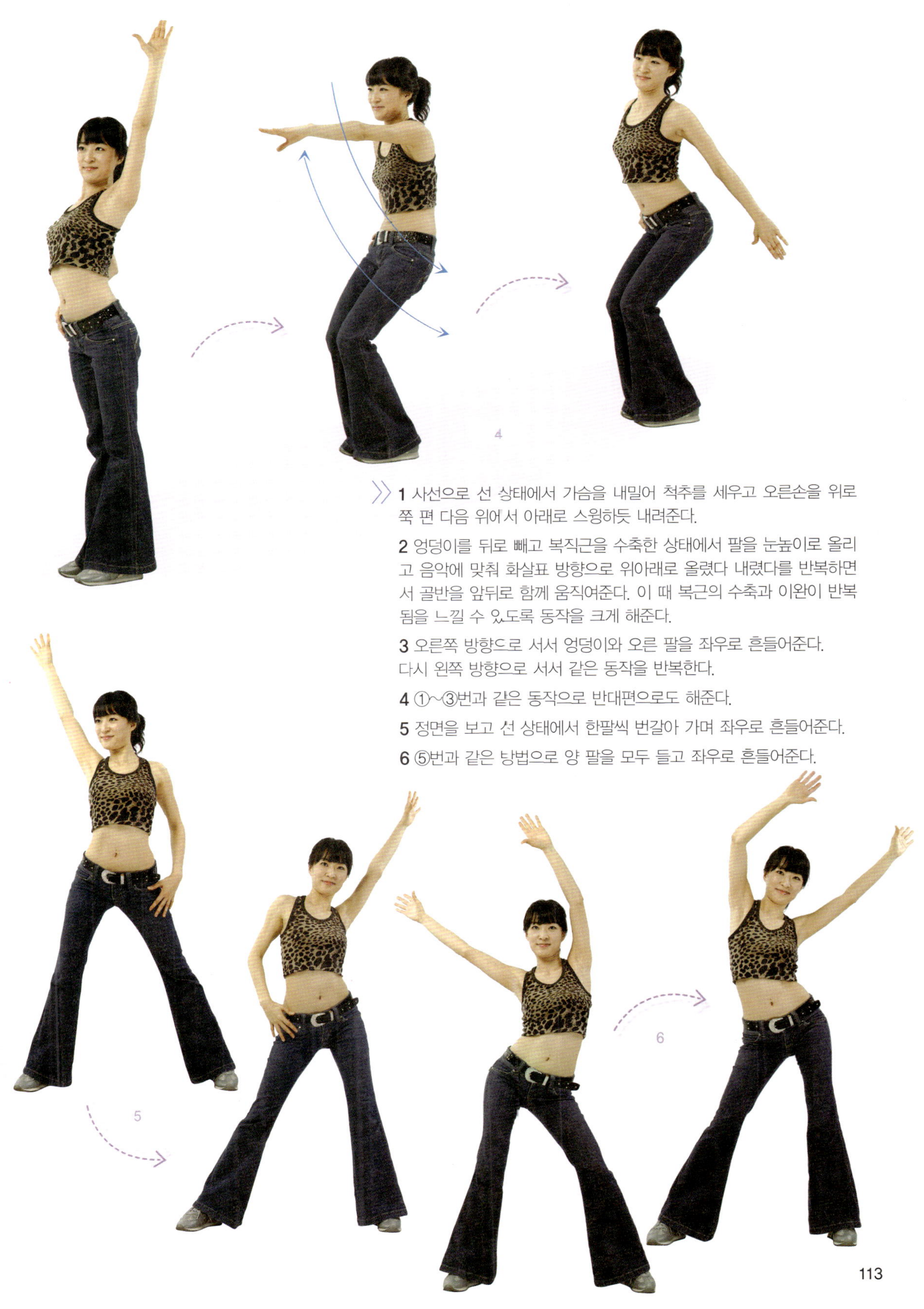

>> **1** 사선으로 선 상태에서 가슴을 내밀어 척추를 세우고 오른손을 위로 쭉 편 다음 위에서 아래로 스윙하듯 내려준다.

2 엉덩이를 뒤로 빼고 복직근을 수축한 상태에서 팔을 눈높이로 올리고 음악에 맞춰 화살표 방향으로 위아래로 올렸다 내렸다를 반복하면서 골반을 앞뒤로 함께 움직여준다. 이 때 복근의 수축과 이완이 반복됨을 느낄 수 있도록 동작을 크게 해준다.

3 오른쪽 방향으로 서서 엉덩이와 오른 팔을 좌우로 흔들어준다. 다시 왼쪽 방향으로 서서 같은 동작을 반복한다.

4 ①～③번과 같은 동작으로 반대편으로도 해준다.

5 정면을 보고 선 상태에서 한팔씩 번갈아 가며 좌우로 흔들어준다.

6 ⑤번과 같은 방법으로 양 팔을 모두 들고 좌우로 흔들어준다.

웨이브 & 아이솔레이션

웨이브와 아이솔레이션은 상체를 부드럽게 이완시키는데 효과적인 동작으로 복부의 지방을 연소시키고 가슴을 탄력 있게 한다. 하체를 고정하고 상체만 좌우 앞뒤로 밀어주는 동작은 날씬한 허리선을 만들어준다.

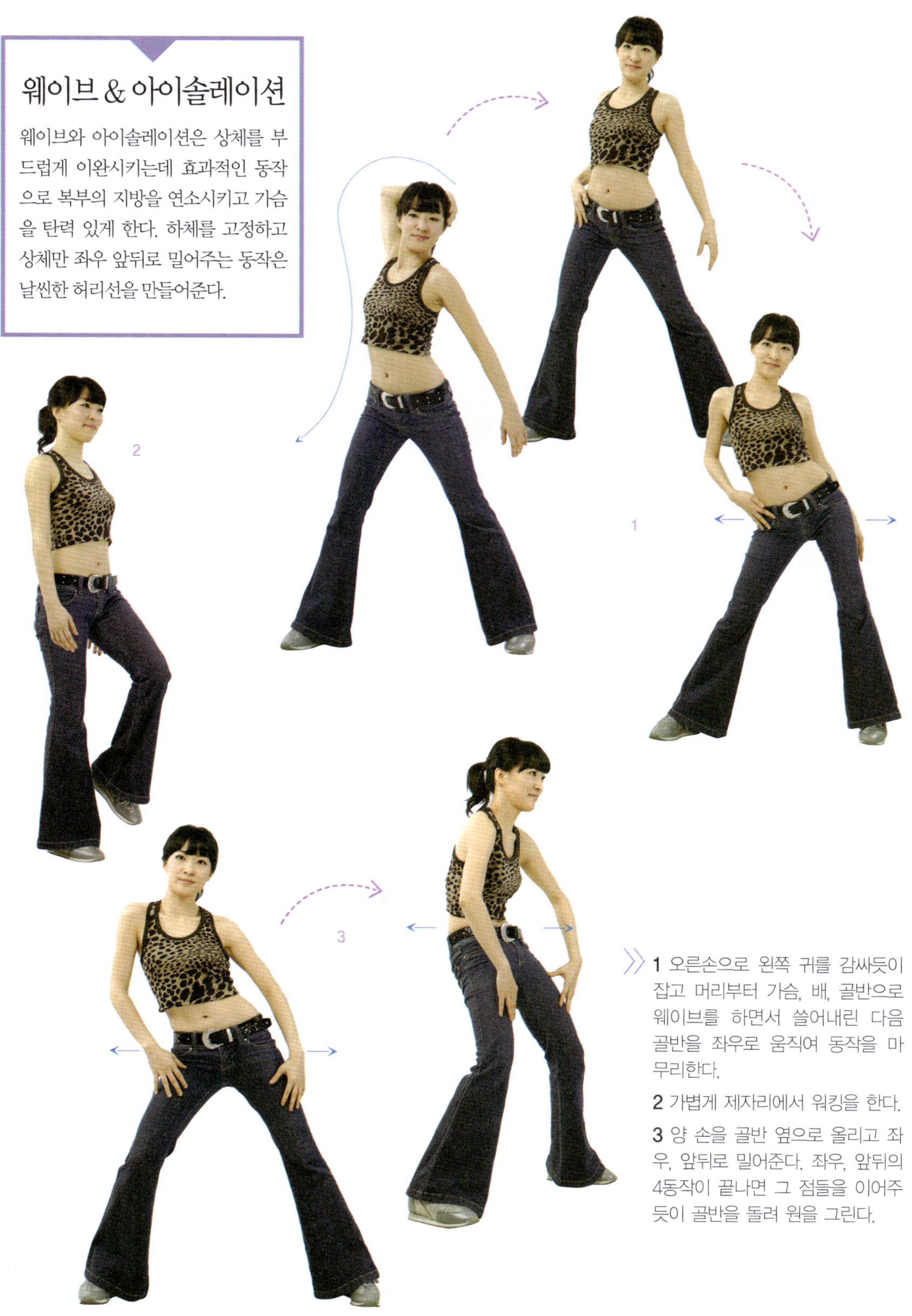

1 오른손으로 왼쪽 귀를 감싸듯이 잡고 머리부터 가슴, 배, 골반으로 웨이브를 하면서 쓸어내린 다음 골반을 좌우로 움직여 동작을 마무리한다.

2 가볍게 제자리에서 워킹을 한다.

3 양 손을 골반 옆으로 올리고 좌우, 앞뒤로 밀어준다. 좌우, 앞뒤의 4동작이 끝나면 그 점들을 이어주듯이 골반을 돌려 원을 그린다.

유산소 운동을 위한 휘트니스 센터 선택법

뱃살을 빼기 위해 집 근처의 운동장이나 공원을 이용해서 운동하는 것도 좋지만 좀 더 체계적이고 효과적으로 유산소 운동을 하고싶다면 휘트니스 센터를 이용하는 것도 좋다. 휘트니스를 이용하는 총 시간은 1시간~1시간 10분 정도가 적당하다. 먼저 스트레칭으로 몸을 풀어준 후 러닝머신이나 기타 유산소 운동을 하도록 한다.

전문 트레이너가 있는 곳

여러 가지 선택 기준이 있겠지만 가장 중요한 것은 트레이너의 능력. 시설이 좋지 않은 곳의 경우에는 오랫동안 트레이닝을 해온 사람을 트레이너로 고용한 경우가 많은데 이런 경우에는 체계적인 도움을 받기 어렵다.
전문 트레이너 자격을 가지고 있는 사람이나 운동선수 출신으로 자신의 몸매를 다듬어온 트레이너들이 효과적인 도움을 줄 수 있다.

집 또는 직장에서 가까운 곳

주로 시간을 보내게 되는 집이나 직장에서 5~10분 거리에 있는 것이 적당하다. 아무리 시설이 좋다 해도 너무 멀리 떨어져 있으면 발길이 잘 닿지 않는 법이다.

직접 찾아가 보고 결정

휘트니스 센터는 전화 문의로 결정해서는 안 된다. 직접 방문해서 시설을 눈으로 확인하고 트레이너도 만나 본 후 결정하는 것이 좋다.

가격을 확인한다

대부분 1개월 회비가 3만~10만원 선이며 초보자는 깁회비를 따로 받기도 한다. 이때 체크해야 할 사항이 트레이너가 지도해주는 기간이다. 가격이 너무 저렴하면 트레이너의 지도 수준이 매우 낮을 수 있으므로 꼭 확인해야 한다.

편의 시설과 청결 체크

모든 사람들이 땀을 흘리는 곳이므로 쾌적한 환경이 무엇보다 중요하다. 탈의실, 샤워실, 라커룸이 있는지, 상태는 어떤지, 공기 정화기는 있는지 살펴본다. 특히 지하는 운동을 하기에 좋지 않은 곳이므로 피하도록 한다. 이러한 여건들도 운동에 심리적인 영향을 끼치므로 자신의 마음에 드는 곳을 골라야 한다.

기구가 골고루 있는지 확인

단순 기구부터 머신, 유산소 운동기구까지 골고루 있는지 확인한다. 초보자의 경우는 알아보기 쉽지 않으므로 러닝머신 4대, 고정식 사이클링 4대, 유선형 운동기구 2대 정도를 갖추고 있는지 체크해 본다.

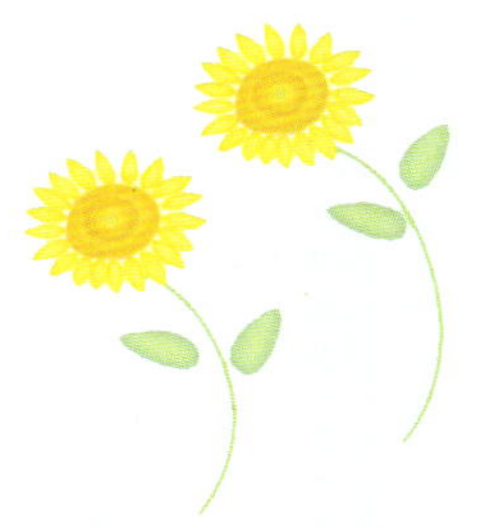

뱃살 빼기 4주 플랜 다이어리

	오늘 나의 식사	운동	몸무게	배변	컨디션	목욕
mon	kal					
	kal					
	kal		kg			
tue	kal					
	kal					
	kal		kg			
wed	kal					
	kal					
	kal		kg			
thu	kal					
	kal					
	kal		kg			
fri	kal					
	kal					
	kal		kg			
sat	kal					
	kal					
	kal		kg			
sun	kal					
	kal					
	kal		kg			

MEMO

(B:아침 L:점심 D:저녁)

뱃살 빼는 체질별 한방 요법

한방에서는 흔히 기가 잘 통하면 병이 안 생긴다고 말한다.
반대로 기가 막히고 기의 흐름에 문제가 생기면 통증이 나타나그 살도 찔 수 있다.
기의 흐름을 원활하게 하고 복부비만을 치료할 수 있는 한방 요법에 대해 알아보자.

①
한방에서 보는 뱃살

②
한방 병원 프로그램

③
침 요법

④
청혈 요법

⑤
기타 한방 요법

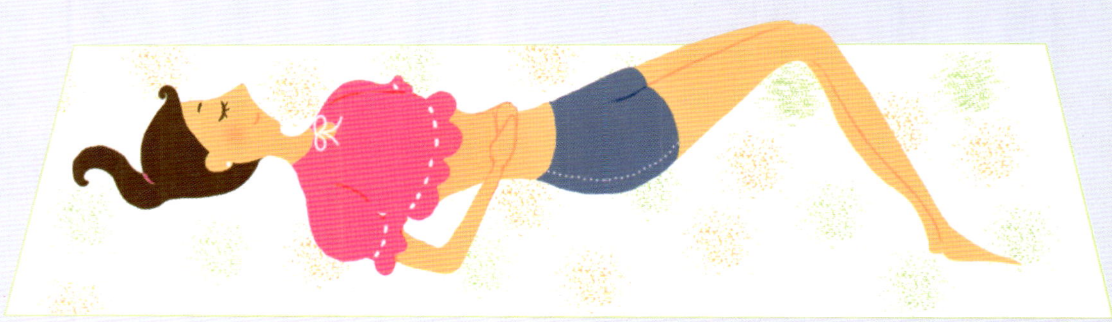

한방에서 보는 뱃살

한방에서는 비장과 신장의 기능이 약해지면서 복부비만이 생기는 것으로 본다. 하지만 체질에 따라 각각 그 원인이 다르므로 방법도 당연히 달라질 수밖에 없다. 다음 테스트를 통해 자신의 체질과 체질에 맞는 방법을 찾아보자.

●●● 한방에서 본 복부비만의 원인

우리 몸에서 혈액 순환과 영양분의 이동을 담당하는 장기는 비장으로, 비장의 기능이 약해지면 위에서 음식을 제대로 소화시켜도 기운을 온몸으로 보낼 수가 없다. 그래서 배에 기운이 뭉치게 되고 가스가 차면서 복부 비만으로 이어지게 된다.

특히 비·위장의 약화는 상복부비만, 배꼽 주변과 하복부는 신장의 양기부족으로 오는 것으로 본다. 또한 같은 복부비만이라고 해도 만약 변비가 있으면 뱃살은 점점 늘어지는 형태를 취한다. 한방에서는 이런 증상을 일으키는 근본적인 생활 태도를 과식과 폭식으로 본다.

복부비만이 되기 쉬운 태음인

'배불뚝이'나 '배사장'이라는 별명이 붙은 사람들의 대부분은 태음인이다. 태음인은 마음이 편하고 생활 태도에도 비교적 여유가 있으며 체형이 풍만한 사람이 많다.

태음인의 신체적인 특성은 간대폐소(肝大肺小)이다. 그래서 흡수와 저장, 여러 가지 종류의 물질을 잘 만들어 내는 간의 기능이 활발하다. 반면에 에너지를 발산하는 폐의 기능이 떨어져 먹는 대로 살로 가기 십상인 체질이다.

복부비만 환자의 70%는 태음인으로 혈액을 검사해 보면 유리지방산이 많이 나왔다는 임상보고도 있다. 유리지방은 음식물이 중성지방으로 변환되기 전인 물질이다. 이것은 신진대사가 제대로 되지 않을 때 나타난다. 즉, 별로 운동을 하지 않는다는 뜻이다. 태음인은 선천적으로 움직이기 싫어하기 때문에 조금만 관리를 소홀히 해도 복부비만에 걸리기 쉽다.

▶ 손쉬운 체질 감별법

내가 혹시 복부비만에 걸리기 쉬운 태음인 체질이 아닌지 테스트해 보자.

● 나의 골격은?

1. 손목과 발목의 뼈대가 비교적 굵고 듬직한 체구다.
2. 뼈가 가늘고 균형이 잡혀서 날씬하다.
3. 어깨가 벌어지고 뼈대도 단단해서 다부지다.
4. 머리가 크고 목덜미가 튼튼하고 허리가 약하다.

● 나의 걸음걸이는?

1. 걸음이 느리고 무게가 있다.
2. 걸음걸이가 여성스럽고 얌전하다.
3. 걸음걸이가 빠르면서 몸을 좌우로 흔드는 편이다.
4. 걸음걸이가 꼿꼿하고 어색하다.

● 나의 생활 습관은?

1. 꼭 필요한 일이 아니면 밖에 나가기 싫어하고 집에만 있는 편이다.
2. 예민하고 생각이 많다. 영화 감상이나 독서 정도가 취미다.
3. 동호회 참석이 많다. 사람들과 어울리는 시간을 좋아한다.
4. 내 주장이 너무 심해서 트러블이 생기기도 하지만 인기는 좋은 편이다.

● 나의 손과 발의 모양은?

1. 손발이 따뜻한 편이며 겨울에는 쉽게 건조해진다.
2. 손가락이 갸름하고 겨울에는 손잡기가 민망할 정도로 찬 편이다.
3. 상체가 길며, 가슴이 발달하고 손이 강하고 허리와 하체가 약하다.
4. 손발이 따뜻하나 힘이 없다.

● 나의 성격은?

1. 보수적이고 변화를 싫어하며 움직이기 싫어한다. 하지만 결단은 과감하게 내린다.
2. 내성적이고 수줍음에 많아서 의사표현을 잘 하지 않지만, 질문에 대한 대답은 확실하게 한다.
3. 매사에 활동적이고 진취적이고 열성적이다. 일을 미루는 사람을 보면 답답해진다.
4. 강한 성격이고 적극적이다. 집요한 편이다.

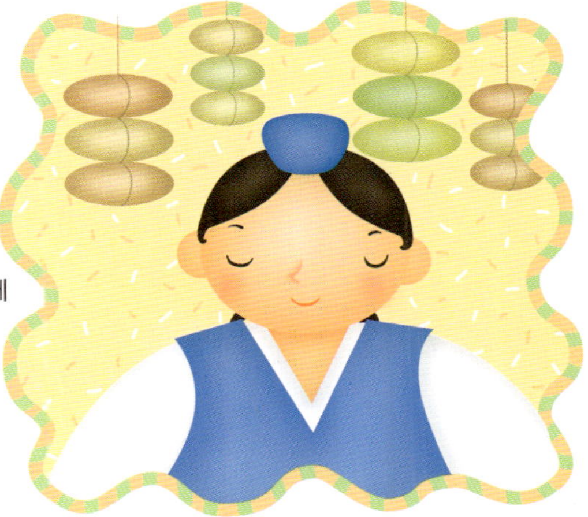

〉〉체질 판정

▶1번이 가장 많은 사람은 태음인 체질

▶2번이 가장 많은 사람은 소음인 체질

▶3번이 가장 많은 사람은 소양인 체질

▶4번이 가장 많은 사람은 태양인 체질

체질별 복부비만 스타일과 좋은 운동법

• 태음인 _ 전신비만 혹은 배불뚝이형

게으른 성향을 가진 태음인. 과식하기 쉽고 술을 좋아해서 배가 산처럼 볼록하게 나오는 스타일이다. 느긋하고 무엇이든 잘 먹는 데다가 위장 흡수율이 좋아서 전신비만으로 흐르는 경향도 있다. 부지런히 움직이려는 노력이 필수! 칼로리 소모가 많고 땀이 많이 나는 조깅과 등산, 에어로빅이 좋다.

• 소음인 _ 하체 비만형, 아랫배 위험

신경이 예민해서 소화기 장애에 걸리는 체질. 대체로 소화기의 기의 흐름이 약하다. 따라서 비록 몸은 말랐더라도 복부 중간에 노폐물이 쌓이거나 아랫배에 지방이 쌓일 수 있다. 체력소모가 적은 기체조나 산보 등이 좋다.

• 소양인 _ 아랫배, 팔, 등 위험

성격이 급하고 폭식을 잘한다. 다리는 날씬하지만 변비가 있어서 아랫배가 나온다. 또 상체는 어깨나 팔뚝에 지방층이 쌓이기 쉽다. 허리 이하의 신체를 단련시켜주는 운동과 조깅, 기체조 같은 운동이 좋다.

• 태양인 _ 술 때문에 뱃살이 생길 수 있다!

소화능력이 약하기 때문에 간혹 소화불량에 걸리기도 한다. 또 배가 나온다면 술 때문이라고 볼 수 있다. 본래 크게 살이 찌는 체질은 아니기 때문에

스트레칭이나 걷기 운동을 꾸준히 하면 좋다. 단, 무리한 운동은 삼간다.

신체 상태에 따른 뱃살 빼는 생활법

• 배는 나왔지만 기운이 부족하다

살은 쪘지만 잔병이 많고 허약한 사람의 경우 기운을 북돋우면서 살을 빼야한다. 무작정 굶다가는 현기증이 심해지고 갑자기 쓰러질 수 있다.

▶**생활수칙** _ 수면을 충분히 취할 것. 기운을 북돋워 주는 기체조를 하루에 30분씩 한다. 샤워를 자주 하되 사우나는 가급적 피한다.

▶**도움이 되는 음식** _ 고추, 겨자, 양파, 도라지, 배추김치

• 위와 장이 튼튼해서 과식하는 경향이 있다

이런 사람들은 한끼 정도 굶더라도 건강에는 지장이 없는 타입이다. 식사 조절과 운동을 꼭 병행하도록 한다.

▶**생활수칙** _ 녹차를 자주 마시고 저녁 6시30분 이후에는 금식. 귀의 혈점을 자극해서 식욕을 조절한다. 운동은 공복 시, 저녁 식사 두 시간 이후에 한다.

▶**도움이 되는 음식** _ 팥, 버섯, 두부, 무, 콩, 시금치

• 장과 위가 약한데 폭식을 하는 경향이 있다

땀을 많이 흘리는 사람들 중에 이런 타입이 많다. 이런 스타일은 규칙적인 식사 습관을 기르는 것이 중요하다. 맵거나 기름진 음식, 청량 음료 등 소화에 지장을 주는 음식은 되도록 피한다.

▶**생활수칙** _ 장 건강을 위해서 많이 걷고 자극성 있는 음식, 술, 과자, 라면 등을 피한다. 샤워는 자주 하지만 사우나는 금한다.

▶**도움이 되는 음식** _ 완두, 호박, 밤, 조기

• 스트레스가 쌓이면 폭식을 한다

평소 스트레스를 받지 않도록 노력하는 자세가 제일 중요하다. 긍정적인 생각을 갖도록 노력하고 단전호흡이나 기체조로 심신을 다스린다.

▶**생활수칙** _ 가능한 마음 속에 일을 담아 두지 말자. 기의 흐름을 원활하게 해주는 운동을 한다. 사우나보다는 탕 속에 들어가는 온욕을 즐긴다.

▶**도움이 되는 음식** _ 멸치, 미나리, 아욱, 고등어, 콩나물

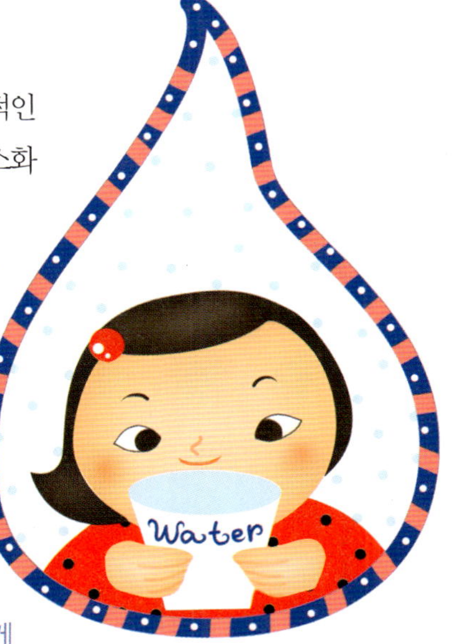

한방 병원 프로그램

한방에서는 근본적으로 체질개선을 통한 치료를 한다. 그러므로 한방으로 뱃살을 뺄 경우 가장 좋은 점은 몸에 큰 부담을 주지 않고 건강을 유지하면서 치료를 할 수 있다는 것이다.

●●● 뱃살빼기 치료는 체질 판별부터 한다

한방에서는 흔히 사상 체질이라는 말을 자주 쓴다. 체질을 확인하는 것은 개개인의 특성에 맞는 치료법을 선택하기 위해서 필수다. 오장육부의 생김새와 허약한 정도를 알아보고 치료하기 위해서다.

대개 체질은 성품이나 평소 성격, 식성, 음성 등을 통해 판정하게 된다. 따라서 체질을 알면 뱃살이 생긴 원인과 상태를 파악할 수 있다.

체질검사 후 알맞은 한약 처방과 지방 분해침, 아로마 맛사지 등을 처방한다. 그밖에도 식욕을 억제하는 이침, 혈액순환을 촉진시키는 수치료와 부항 요법 등을 병행할 수 있다.

한방 다이어트를 할 때 꼭 검진할 사항

• **체성분 검사** _ 인체의 체지방율, 지방 분포, 근육의 상태, 몸의 수분 상태와 분포, 신체 발달 상황 등을 검사한다.

• **혈액 및 소변 검사** _ 간, 신장, 심장 등의 상태와 빈혈의 유무 등을 알기 위해 기초적인 혈액검사와 소변검사는 기본이다.

• **골밀도 검사** _ 아무리 뱃살을 뺀다 해도 다이어트는 자칫 골다공증을 초래할 수 있다. 따라서 현재의 골밀도 상태를 파악하는 것도 중요하다.

• **생기능 자율반응진단** _ 오장육부의 상태를 파악 분석하여 장기기능 반응을 측정하고 허약한 상태, 방어능력과 생체 기능을 진단한다.

• **컴퓨터 적외선 전신체열 진단** _ 체열 분포도를 살피고 지방의 분포와 질병의 상태를 파악한다.

설문지 작성과 상담도 필수

뱃살을 빼자면 평소 식습관과 비만 유발의 요인을 파악해야 한다.

순환에 문제가 있어서 뱃살이 늘어진다면 약물이나 침 치료보다는 운동처
방을 하게 된다. 실제 많이 먹지 않는데도 아랫배가 나오는 경우에는 대개
변비나 어혈, 양허증상으로 지방대사가 원활하지 못한 경우가 많다. 따라서
원인에 맞는 여러 가지 치료에 들어가게 된다. 이런 개인의 상태를 알아보자
면 상담은 필수다.

한방으로 하는 약물 처방

한방에서는 열량 소모를 활발하게 만들고 비만을 해소시키는 목적으로 약
물을 처방하기도 한다. 이때는 에너지를 필요로 하는 심장, 폐, 신장, 대장의
기능을 활성화하는 처방을 쓴다.

한방처방은 오장육부 상호간의 적절한 협조와 견제를 유지시키는 처방이
다. 따라서 급격한 체중 감소로 인해 발생하기 쉬운 두통, 어지럼증 등의 체
력 저하는 거의 일어나지 않는다. 또 탈모, 생리 중지, 골다공증, 감기, 위염,
설사 등의 저항 능력 감소로 인한 부작용도 효과적으로 막아준다.

하지만 사람에 따라 약물치료의 반응이 다양하게 나타날 수 있다. 초기에
는 피부 이상이나 수면장애, 피로감, 가슴의 두근거림을 느끼는 경우도 있
다. 이것을 전문 용어로는 '명현반응' 이라고 하는데 대부분은 며칠 있으면
사라진다. 만약 이런 증세가 계속 멎지 않으면 복용을 중단해야 한다.

복부비만 치료로 다른 증상도 개선될 수 있다

한방에서 처방받는 약물은 1일 3회 100cc 복용을 기준으
로 하고 식사를 하기 30분 전에 복용을 해야 하는 경우가
많다. 하지만 비만 치료를 하는 당사자의 체력이나 나이,
증상에 따라서 처방이 달라진다.

특히, 복부비만은 근본적인 원인이 되는 변비, 혈액순
환 장애, 부종 등을 해소하는 처방이 많다. 이를 복용하면
뱃살이 쏙 빠지는 것 이외에도 위장 장애나 생리통, 요통,
여드름 등 평소 가지고 있는 고질적이 증상이 호전된다.

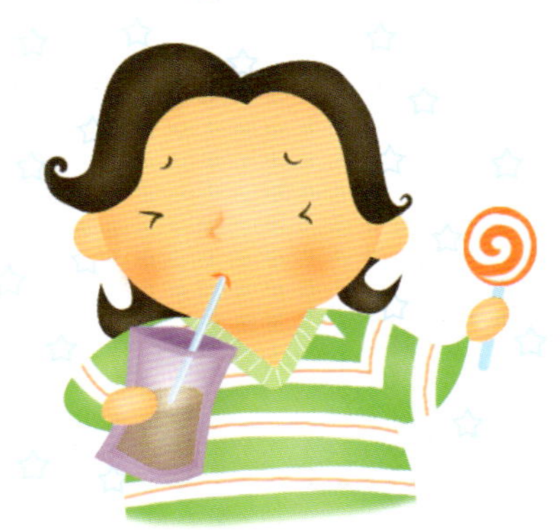

침 요법

뱃살을 빼기 위한 한방 침 요법으로는 지방 분해침, 이침, 체침 등 종류가 다양하다. 그리고 그 종류만큼 침의 효과와 맞는 방법도 다양하므로 자신에게 맞는 방법을 찾아보자.

지방 분해 전기침

지방 분해 전기침은 살을 빼고자 하는 부위에 침을 꽂고 저주파를 흘려서 지방을 분해하는 치료법이다. 특히 아랫배가 나온 사람들에게 제일 효과적인 치료법으로 손꼽힌다.

지방 분해 침은 뱃살에 10cm 내외의 장침을 시술하는데 3~5cm 간격으로 나란히 8~9쌍을 꽂는다. 거기다 특수파형전기로 1시간 15분 가량 자극을 준다. 침을 맞으면 그 부위에 약간의 멍이 들 수 있는데 특별한 이상이 있는 것은 아니다.

침의 깊이는 지방의 비율에 따라서 달라지는데, 대개 복부의 둘레가 90cm 이상이면 5~8cm를 삽입하는 것이 좋다.

한번 시술 할 때마다 평균 1.5~2.0cm가 빠지며, 거의 통증이 없고 2~3회 시술로도 허리둘레가 크게 줄어드는 변화를 느낄 수 있다.

• 지방 분해 전기침의 원리

전기침으로 말단 신경에 자극을 주면, 호르몬의 일종인 카테콜라민이 다량 분비된다. 이 성분이 효소를 자극해서 지방을 분해하는 것이다.

또 이 과정에서 발생하는 열 에너지는 세포 속의 에너지 활동을 촉진시키는데, 그러면 세포 속에 뭉쳐 있던 지방질이 지방 상태로 머무르지 않고 글리세롤과 지방산으로 분해되는 것이다.

• 뱃살 빼는 전기침 치료 단계

▶1단계 _ 복부를 초음파로 맛사지

지방 분해가 쉽게 이루어지도록 해 주는 것이다. 20분 정도 초음파 맛사지를 실시하면 전기침의 효과가 훨씬 증가된다.

▶**2단계** _ 전기침 50분, 15~20hz

지방층이 밀집한 복부에 전기침을 꼽고 15~20hz의 자극을 가한다. 지방을 분해하는 단계다.

▶**3단계** _ 전기침 10분, 50~80hz

늘어진 살에 탄력을 주는 단계. 전기 자극이 이완된 조직에 탄력을 생기게 만들어서 피부가 탱탱해 진다.

▶**4단계** _ 전기침 15분, 166hz

정맥 및 림프의 순환을 활성화시켜서 지방을 배설하는 단계다. 치료 후에 운동을 하면 더욱 효과가 좋다.

• 전기침 치료를 받을 때 알아야 할 것

뱃살을 예쁘게 빨리 빼는 방법 중 하나로 전기침 치료를 꼽을 수 있다. 하지만 대개 많은 사람들이 침맞기를 꺼린다. 더군다나 전기침은 길이가 10cm 이상이기 때문에 일단 보기만 해도 겁을 내는 사람들이 많다.

하지만 침을 맞는 부위인 피하 지방층은 감각신경의 분포가 다른 피부층보다 훨씬 적다. 따라서 거의 통증이 느껴지지 않는다. 그래도 무서우면 침 대신 고무전기 패드를 이용할 수도 있다. 패드 속에 전류가 흐르는 특수 전도물질이 내장돼 있어서 패드를 덮고 있으면 전기침을 맞는 것과 비슷한 효과를 낸다. 하지만 효과는 침보다 적다.

단, 전기침 치료로 뱃살을 뺄 때는 규칙적인 운동과 절식을 병행해야 효과를 최대로 얻을 수 있다는 점을 기억하자.

체침 요법

체침 요법은 지방대사 및 신체대사를 원활히 해 주는 부위에 침을 놓아 뱃살을 빼는 것으로 다른 부위에 침을 놓는 것보다 통증이 적고 효과적인 치료법이다.

뱃살을 빼기 위해 배에 침을 놓으면 위의 기능이 정상적으로 활성화되면서 배고픔이 없어지고 배 부위에 정체된 기운이 순환된다.

대개 중완, 천추, 상완 주위에 10개 정도의 침을 놓아 약한 자극을 준 후 전

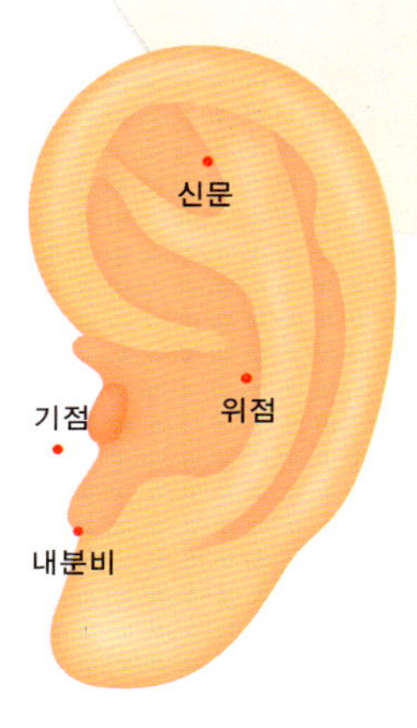

기타 치료에 효과적인 귀의 혈자리

● **내분비** 호르몬 분비 이상으로도 뱃살이 찔 수 있다. 그럴 경우 내분비의 반사점을 침으로 자극해 주면 흡수와 배설기능이 높아진다.

● **기점(飢點)** 열량 섭취량이 많아 뱃살이 찐 경우 이곳을 자극할 것. 기점을 자극하면 쉽게 포만감이 온다.

● **신문(神門)** 스트레스 때문에 살이 찐 경우 신문을 자극한다. 대뇌 피질의 흥분을 억제하고 스트레스를 진정시켜 준다.

● **위점(胃点)** 이곳에 침을 놓으면 신진대사가 균형있게 이루어진다. 따라서 소화기가 비정상적으로 발달한 사람들에게 좋다. 오른쪽 귀는 항상 강하게 자극하고 왼쪽 귀는 약하게 자극해 줘야 효과가 있다.

기를 연결해서 20~30분 동안 유지시킨다. 보통 일주일에 한 두 번 체침 치료를 받는 것이 적당하다.

하지만 뱃살이 유난히 나온 사람의 경우에는 천추, 복결, 대횡, 기해, 관원 혈을 선택해서 매일 한 번씩 교대로 침을 놓을 수 있다. 이렇게 하면 뱃살을 빼는데 탁월한 효과가 나타난다.

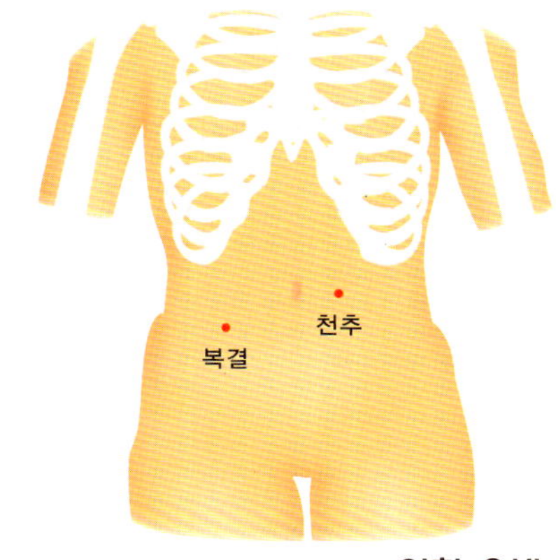

• 뱃살 빼는 혈자리

▶**복결(腹結)** 일단 배꼽에서 좌우, 옆쪽으로 손가락 네 마디 정도 나간다. 다시 아래로 손가락 한 마디 반 정도에 위치한 혈자리가 복결이다. 이곳을 자극하면 변비가 해소되면서 아랫배 살이 빠지는데 도움이 된다.

▶**천추(天樞)** 배꼽에서 바깥쪽으로 손가락 두 마디 정도에 있는 혈로 이곳을 자극하면 소화기능이 활발해진다.

이침 요법

이침 요법은 식욕을 억제하고 포만감을 느끼게 해서 뱃살을 빼준다. 대개 내분비, 스트레스, 위장 장애 등의 동반 증세에 따라 시술하는 위치도 달라진다. 식욕 억제를 위한 이침은 대개 기점혈(飢點穴) 부위에 놓는다. 혼자서도 할 수 있는데 식욕을 느낄 때마다 압정식 이침으로 기혈점 부위를 살짝 눌러 주는 것이다.

이침은 식욕을 조절하는 것 이외에도 진정, 이뇨 작용을 한다. 따라서 칼로리 섭취를 감소시키고, 수분과 나트륨의 대사를 개선한다. 또 위장관 활동을 약화시켜서 밥을 먹고 난 다음 소화 속도를 지연시키기 때문에 포만감이 오래 간다. 다만, 치료를 중단하면 다시 체중이 증가하는 경우도 있다.

이럴 때는 한 두 달 후에 다시 시행하는 것이 바람직하다. 대개 70% 정도는 효과를 보는 것으로 알려져 있다. 이침의 혈자리에 침 대신 백개자나 왕불유행의 씨로 자극을 해도 무방하다. 매일 2~3분간 꼭꼭 눌러 주면 효과가 나타난다.

• 뱃살 빼는 시술 방법

대개 이침 요법은 주 2회 시술하는 것을 원칙으로 한다. 병원에서 사용하

는 침은 직경 0.25mm, 길이 40mm의 1회용 스테인레스 강철 호침이다. 2
~3mm 가량의 침을 관련된 혈점에 놓고 20분 정도가 지나면 제거한다.
  간단히 '압정식 이침'을 놓기도 한다. 압정식 이침은 3mm 가량 되는 가
늘고 작은 핀 모양이다. 피내침(皮內鍼)이라고도 하는데, 이것을 피하 조직
에 꼽은 후 반창고를 붙여 준다. 하루 3~5회씩, 배가 고들 때마다 손가락으
로 살짝 눌러 주면 된다. 눈에 띄지도 않고 생활하는 데도 불편함이 없어서
널리 이용된다.

• 이침 치료 시 주의사항

  일주일에 두 번이 가장 좋으며 침을 붙이고 있을 때 붓거나 화끈거리고, 아
프면 바로 빼야 한다. 보통 염증이 생겼을 때 이런 증상이 나타나기 때문이
다. 천 번에 한번 꼴로 부작용이 발생할 수 있다. 또한 이침 치료 중에는 임신
가능성이 높아지므로 피임에 신경 써야 한다.
  압정식 이침은 꽂은 채 잠을 자도 괜찮다. 왜냐하면 귓바퀴에는 근육조직
이 없고 단순한 연골조직만 있기 때문이다. 또 침의 구조상 깊이 들어가는
경우는 없으니 안심하자. 하지만 압정식 이침은 접착력이 약하므로 수영이
나 목욕을 하기 전에 제거하는 것이 좋다.

• 이침 치료와 병행하면 좋은 뱃살 빼기 호흡법

  우선 얇은 방석을 준비하고 가부좌 자세로 앉는다. 배가 심하게
나와서 가부좌가 힘들 경우에는 반가부좌 자세를 취해도 무방하
다. 그런 다음 눈을 감고 혀를 입천장에 붙인 다음 이를 살짝 미는
듯한 모양을 취한다. 처음 하는 사람이라면 40초간 숨을 참는 것
이 기본이다. 그 다음 20초 동안 숨을 들이쉰다. 서서히 내뱉으면
서 다시 40초간 숨을 멈추기를 반복한다.
  이렇게 다섯 번 반복을 하면 기초 대사량이 올라가서 땀이 나게
된다. 아침에 일어나자마자, 그리고 잠들기 바로 직전에 5분 정도
꾸준히 실시하면 몸이 한결 가뿐해진다. 처음부터 40초간 숨을
참는 것이 힘이 들면 무리하지 말고 서서히 시간을 늘려 나
가자.

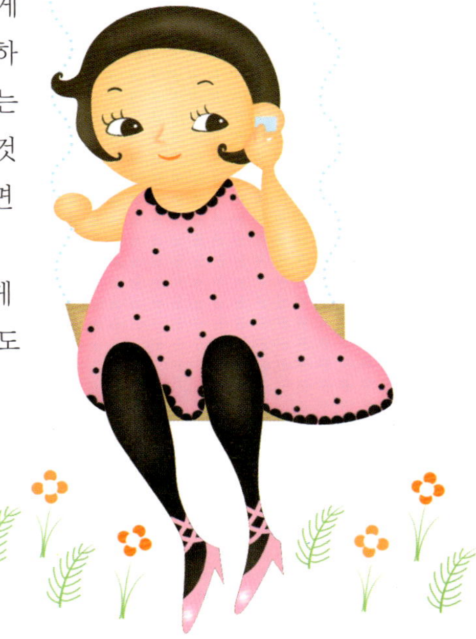

코스비도
효과 본 이침 요법

이침으로 톡톡히 다이어트 효과
를 본 사람 중에는 미국의 유명
한 코미디언 코스비가 있다. 코
스비는 일주일에 한번씩 16개의
침을 귀와 배에 맞는 치료를 받
았다고 한다. 그 결과 105kg의
몸을 82kg까지 줄였다. 무려
23kg을 감량한 것이다. 코스비
가 받은 이침 치료는 식욕을 억
제하고 신진 대사를 빠르게 하는
방법이었다고 한다.

청혈 요법

청혈 요법은 몸 속에 정체된 어혈을 풀고 빼내서 혈액 순환을 원활하게 해 주는 것이다. 이런 과정을 통해 우리 몸은 세포를 활성화시켜서 뱃살을 빼 주고 비만을 치료하게 된다.

● ● ● 청혈 요법이란

배가 많이 나왔다는 건 그만큼 콜레스테롤이 혈관에 많이 쌓였다는 뜻이다. 콜레스테롤 때문에 혈관 벽이 두꺼워져 혈액이 흐르는 통로가 좁아지거나 막혀버리면 혈액 순환에 장애가 생긴다. 그러면 자연히 성인병이 찾아오게 된다.

따라서 비만이 오면 콜레스테롤의 수치를 정상화시키기 위해 몸 속에 있는 지방과 노폐물을 제거해주는 해독 다이어트가 필수다. 해독 다이어트 중에서도 가장 먼저 선행되어야 할 것이 바로 청혈 요법이다.

청혈 요법에는 혈액 순환을 좋게 하는 기공 체조와 피를 맑게 하는 명상, 어혈을 직접적으로 제거할 수 있는 부항 요법 등이 있다.

• 청혈 요법의 효과

혈액과 임파액의 순환이 좋아지고 근육과 말초 신경에 영양을 주기 때문에 몸 전체의 신진 대사가 촉진된다. 또한 순환, 호흡, 중추 신경에 진정 작용을 한다. 말초 신경을 직접 자극해 주기 때문에 신경이나 내분비 계통을 조절해 주고 세포 면역력이 증가된다. 병에 대한 방어 기능도 높아진다.

뱃살 빼기 기공체조

기공체조는 지방층의 감소가 상대적으로 적은 곳의 군살을 효과적으로 제거해 준다. 뱃살을 빼려면 근육의 이완과 긴장을 반복시켜서 장과 복부에 쌓인 지방층을 자극해야 한다. 또한 혈액 순환을 촉진시켜서 에너지화 하는 것이 뱃살 빼기 기공체조의 목적이다.

• 배 근육을 수축시키는 기공체조

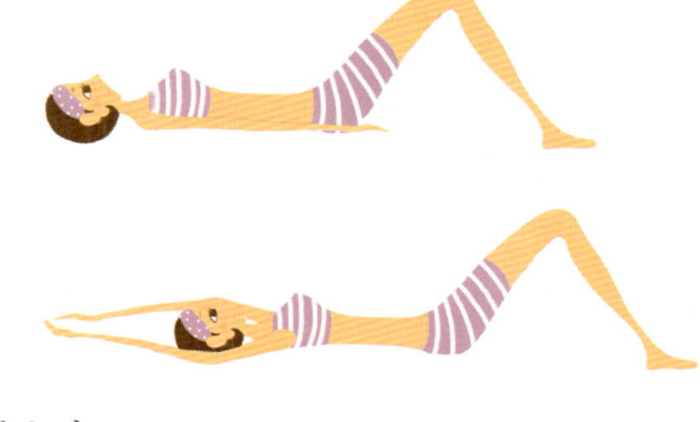

① 정신을 가다듬고 똑바로 누운 상태에서
양 무릎을 세운다.
② 양팔은 몸통에 가지런히 펴서 붙인다.
③ 숨을 들이마시면서 양팔을 머리 위로
천천히 옮겨 놓는다.
④ 숨을 내쉬면서 아랫배의 근육을 당긴다.
⑤ 숨을 들이마시면서 양팔을 직각으로 올려 놓는다.
⑥ 양팔을 몸통에 갖다 대면서 숨을 내쉰다.

유난히 배가 많이 나왔을 때 하는 안복(按復)행법

안복행법은 손가락이나 손바닥 등을 이용해서 근육이나 관절 부위의 어혈을 풀어 주는 한방 도인안교 치료법 중의 하나다. 특히 복부비만의 주범인 변비를 예방하는데 탁월한 효과가 있다. 아침과 저녁밥을 먹기 전에 안복행법을 1주일 이상 꾸준히 실시하면 변의 상태도 좋아지고 횟수도 늘어난다. 동시에 배의 군살도 점점 줄어든다. 또 숙변 때문에 생기는 얼굴의 잡티나 부스럼도 들어간다.

불면증 치료에도 효과적으로 안복행법은 예로부터 노화를 방지해 주는 불로 장수의 비법으로 전해 왔다. 한 달 이상 꾸준히 해야 효과를 볼 수 있다.

• 안복행법 요령

① 반듯이 누운 다음 두 무릎을 세우고
배 근육을 느슨하게 만든다.
② 손바닥을 비벼서 따뜻하게 한다.
③ 따뜻해진 손바닥으로 배 전체를
20~30회 가량 시계방향으로 돌리면서 가볍게 비벼준다.

건식 부황 치료

건식 부황은 가장 안전하고 편안한 어혈제거 치료법이다. 침을 찔러서 피를 뽑아내는 방법이 아니라 그저 피부를 진공 상태로 만들어 주는 치료법으로 아무런 통증이 없다. 부황치료는 소화 기관의 기능을 정상화시켜서 배고

품에 대한 참을성을 길러준다. 또 지방 분해를 촉진시켜서 쉽게 뱃살이 빠지도록 도와준다.

• 부황 치료의 원리

혈이 정체되면 기의 흐름이 원활하지 못하고 심지어 몸이 부을 수도 있다. 이때 부황으로 혈이 흐르는 곳에 압력을 주면 모세혈관이 확장되면서 혈액순환이 활발해진다. 신진대사가 원활해지면 조직 안에 남아 있는 노폐물이나 독소도 몸 밖으로 배출되기 쉽고 부종도 해결된다.

부황은 뱃살처럼 국소 비만을 치료하는데 탁월한 효과가 있다. 부황을 한 자리는 피하지방이 분해되는 속도가 훨씬 증가하기 때문이다. 게다가 피하조직의 혈액순환을 도와 축 늘어진 살을 탄력있고 탱탱하게 만들어 주므로 늘어지기 쉬운 뱃살 치료에 효과가 크다. 뿐만 아니라 자율신경에 자극을 주어서 소화기능이나 수면기능도 좋아진다.

• 부황 치료법의 요령

최근에는 피를 빼지 않는 건식 부황을 많이 한다. 침대에 엎드려서 척추 양편으로 지나가는 방광경에 부황을 10개 정도 붙인다. 침과 마찬가지로 일주일에 한 두 번씩, 한번에 5~10분 사이로 시술하는 것이 적당하다. 살을 빼고 싶다는 마음에 너무 욕심을 부려서 지나치게 많이 하면 소변이 진해지고 피로가 심해지니 조심하자.

• 부황 치료를 받을 때 주의 사항

고열이 나거나 피부가 과민해진 경우, 또 궤양이 생긴 부위에는 부황을 하면 안 된다. 식사 직후에도 부황을 하면 좋지 않고 부황 치료를 받다가 소변이 너무 진해지거나 피로감이 심해지면 멈추어야 한다. 그리고 2~3일 정도 휴식을 취한 다음 다시 실시하자.

부황치료 후에는 붉거나 청자색의 흔적이 남기 쉽다. 하지만 이것은 정상적인 현상이다. 1~2주일이 지나면 자연히 없어지는데 만약 흔적이 심하게 남았다면 같은 자리에 부황을 뜨는 것은 피한다. 흔적이 남은 부위를 가볍게 두들기거나 맛사지를 해주면 부황의 효과를 빨리 볼 수 있다. 하지만 자국이 너무 심하면 몸 안에 어혈이 있다는 증거이므로 치료를 받는 것이 좋다.

기타 한방 요법

각종 침, 청혈 요법, 전문 프로그램 등의 한방 치료 외에도 다른 한방 요법들이 많이 있다. 뜸, 수치료, 테이핑 요법 등 여러 가지로 이들의 효과와 방법은 어떤지 구체적으로 알아보자.

기력이 보강되는 뜸 치료

뜸은 주로 쑥을 피부의 특정 부위에 올려놓고 태우는 치료법이다. 이렇게 하면 신경이나 조직에 온열적 자극이 가해지면서 뇌척수신경이나 자율신경에 혈구변화가 생긴다. 뜸을 태운 후 2시간이 지나면 백혈구가 증가하는데 48시간이나 계속된다. 주로 두통이나 편두통, 위장병 등에 뛰어난 효과가 있다.

뱃살을 빼는 다이어트에도 물론 도움이 된다. 특히 천추 혈자리에 놓으면 변비를 개선시켜서 뱃살을 빼 준다. 비만과 함께 부인과 질환이 있으면 배꼽 주변 단전에 뜸을 뜨자. 온기가 전해지면서 기력이 보강될 것이다. 다만, 공복이나 식사 직후에는 삼가도록 한다.

피부 늘어짐 방지하는 수치료

수치료는 따뜻한 물의 수압을 이용하는 자연 치료법이다.

지방 분해 전기침 치료가 끝난 후 그 자리에 수치료를 하면 더욱 효과가 커진다. 뜨거운 물의 자극이 전해지면서 혈액 순환이 촉진되고 지방이 더 많이 분해되기 때문이다.

또한 수치료는 피부 주름이나 늘어짐도 방지해 준다. 게다가 저열량 다이어트를 할 때 올 수 있는 피로를 풀어 주는 데도 탁월하다. 치료를 받는 동안 사우나에 온 것처럼 개운하고 상쾌한 기분도 느낄 수 있어 특히 여자들이 선호하는 치료법 중 하나다.

수치료는 비만 뿐 아니라, 두통, 변비, 생리불순, 혈액 순환에도 좋고 운동 부족으로 인한 성인병, 요통 등의 재활치료에도 쓰인다.

치료는 치료기 안에 옷을 입은 채로 들어가서 받는다. 그러면 치료기에서 자동으로 물줄기를 쏘아 주는데 이렇게 하면 혈액 순환이 촉진되고 지방도 분해된다.

수치료는 원하는 곳에 얼마든지 집중적으로 물줄기를 쏠 수 있기 때문에 집중적인 관리가 가능하다. 특히 복부비만은 변비나 생리불순, 혈액 순환 장애가 원인으로 작용하는 경우가 많다. 그럴 때는 복부를 집중적으로 자극해서 혈액 순환과 소화기의 기능을 원활하게 한다.

지방분해 체질약침

체질약침은 살이 많이 찐 곳에 직접 한약재를 넣은 주사형식의 약침을 놓는 치료법이다. 뱃살이나 허벅지처럼 부분비만이 심한 곳은 일반적인 다이어트 처방으로 살을 빼기가 쉽지 않다. 약침은 그런 곳을 집중적으로 날씬하게 만들어 주는 효과를 노린다.

약침 처방은 사상체질에 의해 개개인의 특성을 파악한 후 살이 찌는 원인을 분석해서 내린다. 한약재 가운데서 특히 지방 분해 능력이 뛰어난 약재를 모아서 만드는데, 평소 다이어트를 위해 복용하는 한약재를 농축시켰기 때문에 주사 처방이라고 해도 건강에 무리를 주지 않는다.

병원에 가면 농축된 약재들을 주사기에 넣어서 복부에 직접 놓는데, 대개 뱃살을 이루는 지방층과 노폐물이 제거되면서 살이 빠진다.

한약재를 쏘이는 좌훈 요법

좌훈요법은 최근 사람들에게 알려지기 시작한 다이어트 법이다. 생소하지만 한의학의 훈증법(燻蒸法)에 해당하는 전통적인 질병 치료법 가운데 하나다.

요령은 다이어트에 효과적이고 몸에 좋은 한약재를 끓여서 그 수증기를 자궁과 질 및 항문에 쐬어 주는 것. 우선 피부에 약재 성분이 닿으면 살균과 소염 작용을 하고 자궁이나 항문 주위의 혈액을 왕성하게 순환시켜서 아랫배의 노폐물과 지방질을 제거해 준다.

좌훈요법으로 뱃살을 빼면 더 효과적인 사람이 있다. 첫째, 생리가 불순하고 거무스름한 빛을 띠면서 뱃살이 나온 경우로 매달 빠져 나가야 할 혈액 찌꺼기가 쌓여 몸이 붓는 증상이다. 둘째, 아랫배만 볼록하게 나온 경우다. 아랫배가 나오는 것은 대변 등 찌꺼기가 밖으로 원활하게 배출되지 않아서 생기는 현상이다. 이때 좌훈요법을 하게 되면 변비 등이 자연스럽게 해소되면서 뱃살이 쏙 들어간다. 약재는 사람에 따라 처방이 달라지는데 하루에 한 두 번씩, 한 차례에, 한 시간 정도 쏘이면 좋다.

테이핑 요법

한때 선풍적으로 인기 몰이를 했던 테이핑 요법은 반창고와 비슷한 특수 테입을 이용해서 살을 빼는 방법이다. 비만이 생긴 부위의 지방을 자극함으로써 살이 빠지게 하는 것이 테이핑 요법의 원리다. 방법도 간단하다. 특수 테입을 가늘고 길에 잘라서 빗살 무늬(#)모양으로 붙여 주면 된다. 복부 이외에도 어깨나 허벅지, 옆구리 살이 잘 빠지는데 테입이 힘을 받을 수 있도록 원하는 부위에 팽팽하게 붙여야 한다. 다만 오랫 동안 테입을 붙이고 있어야 하기 때문에 피부가 민감한 사람은 주의가 필요하다.

생활 속 한방차 치료법

중국 사람들은 기름진 음식을 많이 먹지만 그만큼 뱃살이 유난스럽게 나오지는 않았다. 그게 바로 식사 때 차를 즐겨 마시는 생활 습관 덕분이라는 말이 있다.

한방차 중에서도 살을 빼주는 성분이 들어 있는 것이 많다. 율무나 옥수수 수염 등 한방에서 주로 쓰이는 약재를 틈나는 대로 달여 마시면 신진대사가 활발해지고 소변이나 땀이 조절되면서 뱃살이 빠진다.

다만, 한방차 요법은 보조 치료법이기 때문에 금방 효과가 나타나지 않는게 특징이다. 6개월 이상은 꾸준히 복용해야 하는 인내심이 요구되는 반면, 차를 끊었다고 해서 요요현상이 생기거나 체중이 금방 원상복귀되지는 않는다. 그러나 한방차도 엄연한 한약의 일종이다. 자신의 몸에 맞지 않으면 당장 중단해야 한다.

• 옥수수 수염차

옥수수 수염은 이뇨 성분이 있는 천연 약재로 평소 소변이 시원하게 나오지 않고 체중이 증가하는 사람들에게 좋다. 하지만 처음부터 너무 많이 마시면 몸이 힘들기 때문에 한번에 20g 정도만 달여 마시다가 점차 양을 늘리는 것이 바람직하다.

▶어떻게 마시지? _ 물 1000ml에 오이 1/2~1/3개와 옥수수 수염을 한줌 넣고 끓인다. 식전에 수시로 마시고 기름진 음식을 먹은 후에도 꼭 복용한다.

• 옥수수 수염차가 안 좋은 사람

① 몸이 찬 사람 … 옥수수 수염차 대신 계피차

아랫배가 냉한 사람에게는 대개 수족 냉증이 많다. 이런 사람들은 순환 장애가 일어나기 쉬우므로 옥수수 수염차보다는 기혈 순환이 잘되는 계피차가 좋다.

② 변비가 심한 사람 … 옥수수 수염차 대신 동규자차

소양인들은 대개 변비가 많다. 이때 동규자차를 마시면 대 · 소변이 잘 나오고 붓기가 빠지면서 아랫배가 쏙 들어간다.

• 율무차

율무는 뱃살을 빼주고 다이어트를 하는데 좋은 약재로 예로부터 임신부에게 율무를 먹는 것을 금했을 정도다. 특히 선천적으로 배가 나오기 쉬운 태음인들은 장복하면 몸이 가벼워진다.

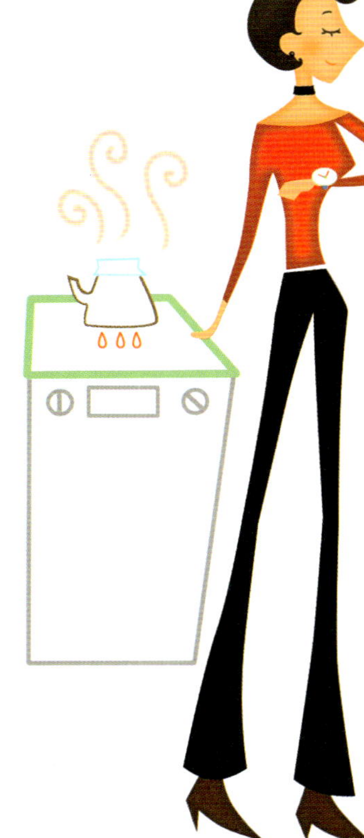

▶어떻게 마시지? _ 율무는 씻어서 껍질을 벗기고 살짝 볶아준다. 그런 다음 미숫가루처럼 갈아서 배가 고프다는 생각이 들 때마다 1작은술 정도씩 수시로 뜨거운 물에 타 마신다. 보리차처럼 끓여서 물 대신 마셔도 좋고 그대로 밥으로 지어 먹어도 좋다. 다만 시중에서 파는 율무차에는 설탕이 많이 들어 있기 때문에 뱃살을 빼는데 전혀 도움이 되지 않는다.

• 율무차가 안 좋은 사람

① 변비가 심한 사람 … 율무차 대신 대황차

율무는 대장에 있는 수분까지 흡수해 버리기 때문에 변비가 있는 사람이 마시면 자칫 더 심해질 수 있다. 그러므로 율무차 대신 대황차를 마셔본다.

② 몸이 늘 찌뿌둥한 사람 … 율무차 대신 황기차

황기차는 수분 대사를 조절하고 이뇨 효과도 크다. 또 허한 몸을 보호해 주는 역할을 한다. 몸이 늘 찌뿌둥하고 컨디션이 좋지 않은 사람은 율무차보다 황기차를 마시자.

경락 마사지 &
지압법

우리 몸은 두드리고 주무르는 것 만으로도 뭉친 기운을 풀고,
혈액순환을 좋게 만들 수 있다. 그리고 그 과정으로 인해 살도 빠지게 되는데,
마사지와 지압을 통해 효과적으로 뱃살을 빼는 방법을 알아보자

① 무통 경락 마사지

② 아로마 경락 마사지

③ 쉬운 지압법

④ 손가락 경락 지압법

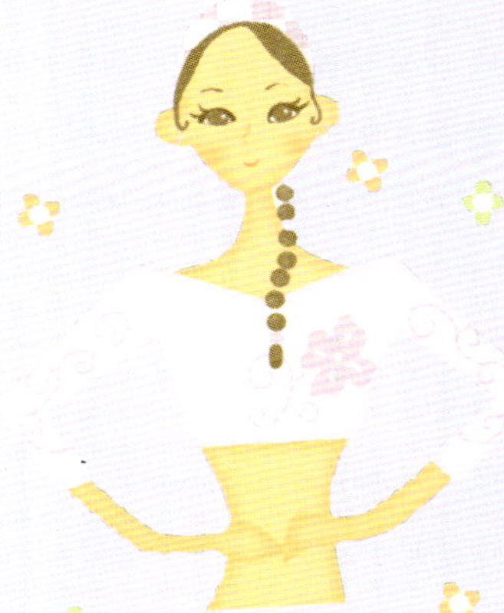

무통 경락 마사지

경락 마사지는 혈과 혈의 통로인 경락 줄기를 따라서 마사지하고 경혈점을 찍어서 자극해 줘야 효과가 제대로 난다. 혈자리와 방법만 알면 집에서 쉽게 뱃살을 뺄 수 있다.

● ● ● 경락이란?

인간의 몸은 체표와 체내의 장기가 밀접한 관계를 통해 생명 활동을 영위한다. 경락은 체표와 체내를 연결하는 길로 체표에는 14개의 경락이 일정한 루트로 달리고 있으며, 이것은 체내의 각 장기에 대응해서 연결된다. 한의학에서는 사람의 가장 귀중한 에너지를 '기'와 '혈'로 여기는데, 경락은 이 기혈을 순환시키는 루트라고 할 수 있다.

경혈이란?

경혈은 경맥 속에 있는 혈을 말한다. 즉, 경락의 기혈이 신체 표면에 모여서 통과하는 부위다. 눈으로는 볼 수 없지만 몸에 이상이 생겼을 때 나타나는 반응점이라고 생각하면 쉽다. 그래서 경혈을 때리고 누르는 등의 자극을 가하면 몸 속의 상태를 간접적으로 조절할 수 있다.

경락 마사지 언제 할까?

가능하면 아침, 저녁으로 두 번씩 하자. 한 번 마사지를 할 때 시간은 15분 정도로 잡고 매일 하는 게 효과적이다. 효능은 10번 정도는 꾸준히 받아야 서서히 몸이 가뿐해지는 느낌이 온다.

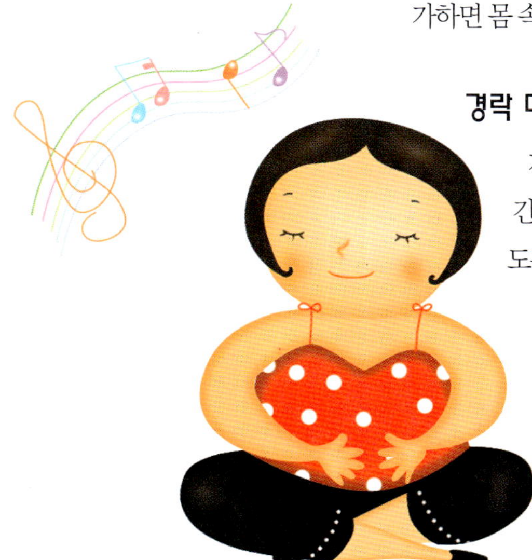

어떻게 할까?

· 한 번 할 때마다 자극 점을 10번씩 마사지한다.
· 손을 마찰시켜서 열을 낸 뒤에 마사지를 시도한다.
· 배가 고플 때나 식후에는 피한다.
· 명상 음악이나 잔잔한 음악을 들으면서 하면 더 좋다.

뱃살 빼는 경락 마사지

• 요령

1. 반듯하게 앉아서 배에 힘을 주고 손바닥을 겹친다.

2. 양손을 배꼽 주변의 복부에 얹은 후 시계 반대방향으로 돌린다.

3. 배 위에서 손바닥을 겹친 후 눌렀다가 떼는 동작을 10번 반복한다.

4. 배꼽을 중심으로 늑골 사이의 둥근 부분을 손가락으로 마사지한다.

5. 복부의 살을 옆구리 쪽으로 밀면서 문지른다.

• 누르면 좋은 경혈점

오추 _ 골반의 가장 앞 점

거료 _ 오추 경혈점에서 손가락 한 마디 아래

수분 _ 배꼽에서 손가락 한 마디 위

황수 _ 배꼽 좌우 양쪽으로 손가락 한 마디 정도 떨어진 곳

천추 _ 황수에서 손가락 한 마디 정도 바깥 쪽

관원 _ 배꼽을 중심으로 손가락 세 마디 정도 아래로 내려간 곳

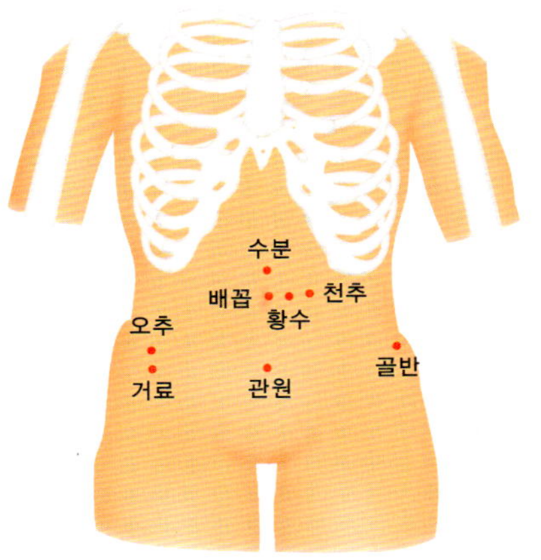

잘록한 허리를 만드는 경락 마사지

• 요령

1. 척추를 따라서 척추 뼈를 한 마디 마다 꾹꾹 누르며 내려온다.

2. 손끝에 힘을 주고 척추 뼈를 바깥쪽으로 긁어 주듯이 마사지한다.

3. 경혈점을 누르며 쓸어 내리듯이 마사지한다.

4. 주먹을 쥐고 양쪽 옆구리를 마사지한다.

• 허리 들어가게 하는 경혈점

신수 _ 척추를 사이에 두고 늑골의 끝 부분과 같은 높이의 양쪽 지점

지실 _ 신수에서 바깥쪽으로 손가락 두 마디 지점

명문 _ 제 2요추의 중심

대장수 _ 제 4요추에서 바깥쪽으로 손가락 두 마디 떨어진 곳

소장수 _ 엉덩이 위쪽 오목하게 들어간 부분의 바깥 지점

삼초수 _ 제 1요추에서 양쪽으로 손가락 두 마디 떨어진 곳

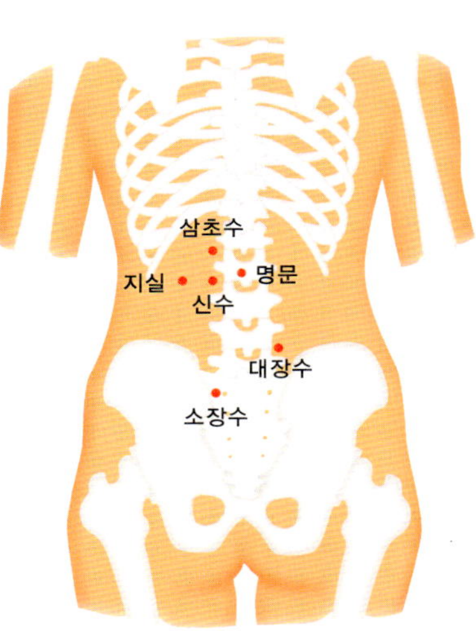

아로마 경락 마사지

아로마 마사지는 좋은 향기가 나는 천연 오일로 마사지를 하기 때문에 부작용이 전혀 없고 정신적인 안정을 가져다주는 것이 특징이다. 또한 피부에 탄력을 주고 매끄럽게 하는 효과가 있다.

●●● 뱃살 빼는 아로마 마사지

아로마 요법은 통증 치료를 비롯해서 거의 모든 질환에 응용되어 왔지만 뱃살처럼 부분적인 비만 치료에도 효과적인 것으로 알려졌다. 살을 빼고 싶은 부위를 직접 오일로 마사지하거나 오일의 향기를 맡아서 식욕을 억제시키는 방법이 있다.

아로마 오일을 이용해 뱃살을 빼고 싶다면 자신에게 맞는 천연 아로마 오일을 혼합해서 복부에 있는 경혈을 마사지해 준다. 반복해서 마사지를 하는 동안 림프의 순환이 자극되면서 신진대사가 높아지고 지방이 분해된다. 또한 노폐물을 배설하는 효과도 얻을 수 있다.

아로마 마사지는 천연오일이 진피층을 뚫고 피하지방으로 침투되기 때문에 지방을 직접 분해할 수도 있다. 따라서 비만치료에 탁월할 뿐만 아니라 피부를 매끄럽게 해주며 마사지 후에 랩을 감으면 발한 효과가 일어나기 때문에 더욱 효과가 좋다.

아로마 오일 마사지 요령

· 알맞게 혼합된 비만 치료용 오일로 경혈점을 따라 복부를 약 5분 동안 강하게 마사지한다.

· 마사지한 부위를 비닐 랩으로 감는다.

· 랩을 감은 상태에서 사우나 혹은 욕실에 들어가서 적당히 땀을 낸다.

· 땀을 낸 후에는 랩을 풀고 가볍게 20분 정도 유산소 운동을 실시한다.

· 미지근한 물로 가볍게 샤워한다.

· 복부지방 세포 안에 들어 있는 지방질에 분해돼 소변과 땀으로 배설된다.

비만 유형별 치료 오일 제조법

• **근육형 비만으로 살이 탄탄한 경우** _ 베이스 오일로 조조바 100cc와 산화방지용 오일 윗점 5cc을 섞는다. 여기다가 에센스 오일 사이프레스 30방울과 주니퍼 20방울, 펜넬 10방울을 첨가한다.

• **살이 물렁물렁한 경우** _ 베이스 오일로 조조바 100cc와 산화방지용 오일 윗점 5cc를 섞어 둔다. 에센스 오일 레몬 40방울과 사이프레스 10방울, 주니퍼 10방울을 함께 넣어 잘 저어준다.

• **처진 살** _ 조조바 100cc와 산화방지용 오일 윗점 5cc를 섞어서 베이스 오일을 만들어 둔다. 여기다가 에센스 오일 로즈마리 20방울과 레몬그라스 10방울을 넣고 라벤더 30방울을 첨가한다.

뱃살 빼는데 자주 쓰이는 오일들

• **로즈마리** _ 로즈마리에는 살균과 소독 작용이 있기 때문에 특히 고대에서는 병원에서도 많이 쓰였다. 편두통과 피부를 재생시키는데 효과가 있고 비만 치료에도 좋다.

• **조조바** _ 피부를 부드럽게 해주기 때문에 마사지용으로 주로 쓰인다. 고대 인디언 부족들은 조조바 오일을 헤어컨디셔너나 피부 토호제로 주로 이용했다고 한다.

• **주니퍼** _ 고대 그리스인들은 주니퍼를 전염병 퇴치를 위해 썼고, 티베트나 아메리카 인디언들도 주니퍼의 향이 악귀를 쫓아 준다고 해서 소중히 여겼다. 강한 이뇨 작용을 하고 뱃속을 진정시켜 주며, 통증을 가라앉히고, 강장 작용을 하는 것으로 알려져 있다.

• **사이프레스** _ 히포크라테스가 지혈제나 자궁 질환 치료어 주로 쓰던 치료용 오일이다. 사이프레스의 향기는 정신을 안정시켜 주고, 지친 사람들에게 활력을 준다. 또한 이뇨 작용을 돕는 효능도 있으며 특히 살이 많이 처진 부분에 문질러 주면 몸이 가벼워지고 탱탱해 진다.

쉬운 지압법

지압은 예로부터 수기(手技)라고 하는, 널리 사용되어 오던 민간요법 중 하나이다. 아픈 곳을 무의식적으로 만지는 동작에서 발전된 것으로 간단한 지압점을 알면 아픈 곳을 쉽게 치료할 수 있다.

지압의 효과

예를 들어 어깨가 아플 때 나도 모르게 손이 가서 그 지점을 누르는 것처럼, 이 본능적인 동작을 더욱 효과적으로 발전시킨 것이 바로 지압이다.

지압은 통증 해소는 물론이고 부분적인 비만 치료에도 효과가 있는 것으로 알려져 있다. 또한 자칫 잘못하면 다이어트 후에 늘어질 수 있는 부위가 뱃살인데 이 지압을 활용하면 늘어짐을 막을 수 있다.

효과적인 지압법

• 3kg 이상의 압력으로 자극을 줄 것

지압은 치료 목적이나 근육의 뭉침에 따라서 자극의 세기가 달라진다. 눌렀을 때 시원하고 기분 좋은 상태가 될 정도로 힘을 조절해 줘야 한다. 대개 3~5kg 정도의 압력을 주면 적당하다.

• 리듬을 타면서 호흡에 맞춰 지압할 것

지압을 할 때는 숨을 내쉴 때 눌러 줘야 가장 효과적이다. 3초간 숨을 내쉬면서 눌러 주고 3초간 숨을 들이마실 때는 쉬어 준다.

손가락 사용법

지압을 할 때는 손가락을 잘 활용해야 한다. 구체적인 지압법은 몸의 앞쪽을 누를 때와 뒤쪽을 자극할 때 조금 차이가 난다. 일반적인 손가락 사용법은 다음과 같다.

• 손가락 두 개 이상으로 누른다 _ 검지와 중지를 똑바로 펴서 나란히 누

복부 지압 받을 때 주의할 점

1. 입을 벌리고 배에 힘을 빼고 있어야 좋다.
2. 미리 소변을 본 후에 실시하면 복압이 떨어져서 효과가 커진다.
3. 위염이나 위궤양이 있어서 복부를 조금만 눌러도 아픈 사람들은 손가락 대신 발바닥으로 지압을 해 달라고 요청한다.

르거나 검지, 중지, 약지를 곧게 펴서 누르는 방법. 비교적 약한 자극을 줄 때 쓴다.

• 손바닥 전체로 자극한다 _ 면적이 넓은 곳을 자극할 때 쓰는 지압법. 주로 복부 경혈을 자극할 때 많이 쓴다.

• 양손을 포개서 누른다 _ 좌우 양손의 손바닥을 겹쳐서 누르는 방법. 안정되면서 강한 힘을 줄 때 쓴다.

• 주먹으로 자극한다 _ 주먹을 쥔 채 엄지나 검지로 지압을 하기도 하고, 주먹 전체로 자극하기도 한다. 비교적 약한 힘이 발산된다.

하복부 지압법

변비가 있어서 아랫배가 많이 나온 사람들을 위한 지압법으로 자연스럽게 배변을 유도하기 위해서 활용한다.

우선 양손을 포갠 후 명치 아래부터 배꼽을 거쳐서 아랫배까지 차례로 지압을 실시한다. 그 다음 오른쪽부터 시계방향으로 순차적으로 돌아가면서 꾹꾹 눌러 준다. 세기는 압박을 느낄 정도가 적당하다. 또 4개의 손가락을 쭉 편 다음 양손을 나란히 포개서 오른쪽 하복부를 눌러주면 효과가 좋다. 같은 동작을 5~10회 정도 반복한다.

식욕억제 지압법

견갑골과 요골 사이 양쪽에 '위수'라는 지점이 있다. 먼저 이곳을 1분간 두드리면서 자극을 가한다.

다음 명치끝과 배꼽의 중간 지점쯤 되는 곳에 '중완'이라는 경혈이 있다. 양손을 포개서 이곳을 천천히 지압하면 위장의 리듬이 조절되어서 식욕이 억제된다.

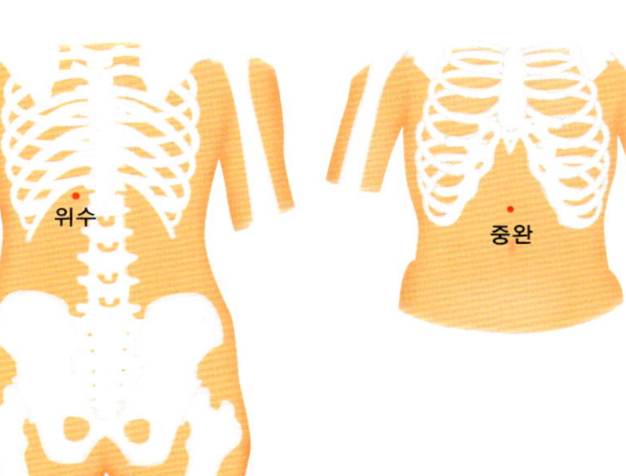

손가락 경락 지압법

인체의 축소판인 손가락을 자극해도 뱃살을 뺄 수 있다. 운동을 하기 싫어하거나 식사를 조절하기 힘든 사람에게 맞는 방법이지만 꾸준히 해야 하며, 운동을 병행해야 큰 효과를 볼 수 있다.

● ● ● 손가락 경락 지압의 효과

손가락 경락에 반창고를 제대로 감아줘도 뱃살이 빠진다. 발이 그렇듯이 손가락도 우리 몸의 축소판으로 손가락에 반창고를 감아서 살을 빼는 것은 수지침으로 뱃살을 빼는 것과 같은 이치다. 대개 4주 정도는 감고 있어야 효과가 나타나며, 특히 허리와 뱃살을 빼는데 좋다.

손가락 지압 반창고

- **어떤 반창고를 고를까** _ 탄력이 없고 헝겊으로 된 것.
- **반창고의 폭은 어느 정도?** _ 굵은 것보다는 4mm의 얇은 것을 준비한다.
- **감는 방법** _ 오래 감고 있어야 하므로 아프거나 조이지 않게 감는다.
- **감는 방향** _ 손끝에서 손목 쪽으로, 몸 밖에서 몸 안쪽으로 감는다.

상복부 뱃살 빼기

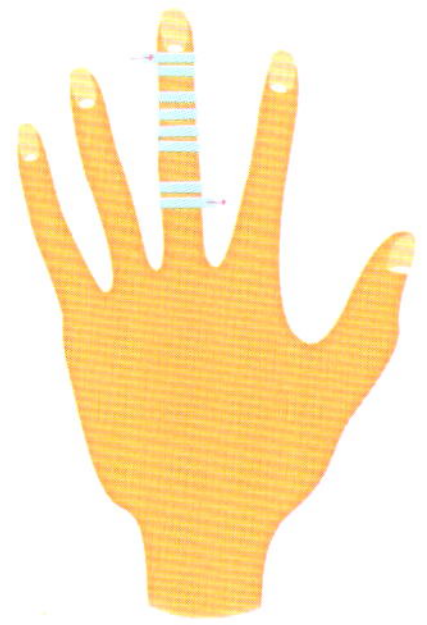

상복부 뱃살 빼기

- 양손 세 번째 손가락에 반창고를 감는다.
- 손톱 바로 밑에 테이프를 붙이고 1mm 간격으로 두 번 감아준다.
- 그대로 이어서 첫 번째 마디 아래 부분에 4번 감는다
- 두 번째 마디 아래로 1번 반을 감은 후에 두 번째 손가락 옆쪽에서 끝낸다.

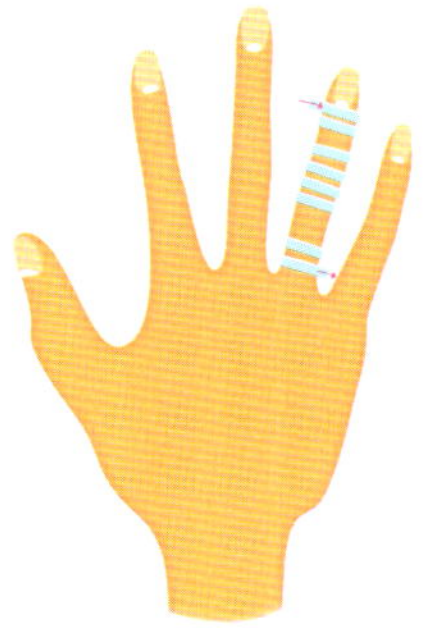

하복부 뱃살 빼기

- 양손 네 번째 손가락에 반창고를 감는다.
- 손톱 밑에서 반창고를 붙이고 2번 감는다.
- 첫 번째 마디 아래로 4번 감는다.
- 그대로 이어서 두 번째 마디에서 1번 반을 더 감고 마무리한다.

클리닉을 통한 전문 치료법

운동이나 식이요법만으로 뱃살을 빼기 어려운 경우 비만 클리닉 등을 통해
전문적으로 치료를 받을 수 있다. 하지만 이런 방법들이 최선은 아니다.
부작용이 있을 수도 있고, 효과가 크지 않을 수도 있다는 사실을 반드시 명심하자.

① 약물 치료법

② 주사 치료법

③ 지방 흡입술

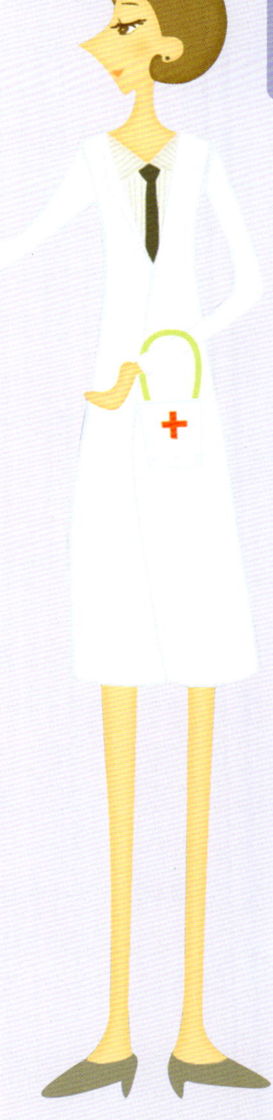

약물 치료법

최근 다이어트 약이 인기 몰이를 하고 있다. 현재 국내에서 시판하는 대표적인 비만 치료제로는 제니칼과 리덕틸이 있다. 신비의 다이어트 약으로 불리는 이들의 효과는 어느 정도나 되고 조심할 점은 무엇인지 꼼꼼히 점검해 보자.

지방 흡수를 억제시키는 제니칼

몇 년 전 에스트라다 당시 필리핀 대통령이 연설을 마치고 연단을 내려오다 미끄러지는 사고가 발생했다. 그때 필리핀 대통령의 주머니에서 약병 하나가 떨어졌는데 시선을 집중시킨 그 약이 다름 아닌 비만 치료제 제니칼이었다. 그래서 한때 제니칼은 '대통령이 먹는 약'으로 화제를 모으기도 했다.

• 비교적 안전한 약품으로 인정

요즘 체중 감소 비만 치료제의 대명사로 불리는 제니칼은 기존 비만 치료제와는 다르다. 기존 비만 치료제들은 향정신성 약물이나 설사제로 심장병 등의 질환의 발병을 부추겼다. 그러나 제니칼은 소화기에서 지방 흡수만을 줄여 주기 때문에 부작용이 거의 없다.

제니칼은 개인에 따라 차이가 나지만 4개월 동안 꾸준히 복용하면 몸무게의 9%가 감소한다. 미국 FDA와 국내 식품의약품 안전청에서 공식 허가를 받았지만 반드시 의사의 처방전이 있어야 구입할 수 있다.

• 제니칼을 먹으면 변기에 기름이 뜬다?

제니칼을 식사 중이나 식후 1시간 이내에 복용하면 체중이 감소한다. 원리는 먹은 양의 1/3만 밖으로 배출하는 것인데 이런 원리 때문에 제니칼을 먹으면 화장실 변기에 기름이 뜬다는 웃지 못할 이야기가 전해진다.

• 제니칼의 장점과 단점

제니칼을 먹으면 자신도 모르는 사이에 대변이 새어 나오거나 방귀에 기름이 섞여 나와서 곤혹스럽다는 얘기가 있다. 그래서 하루에도 속옷을 수 차례

갈아입어야 한다는 말도 전해진다. 반면에 제니칼의 장점은 뭐니뭐니해도 먹고 싶은 욕구를 참지 않아도 되고 특히 고지방 섭취를 제한하기 힘든 회식 등의 경우에 도움이 된다. 또한 고지혈증, 당뇨병 등에도 도움이 되지만 약을 평생 먹을 생각이 아니라면 식사를 조절하는 것이 좋다.

식욕을 억제시키는 리덕틸

리덕틸은 식욕을 억제시켜 주고 포만감을 주는 약이다. 하루에 한 알만 복용하면 식욕이 떨어지고 몸 속의 에너지 소모량이 높아진다.

미국의 임상실험 결과 약을 복용한 사람들의 약 70%가 한 달 만에 최소한 2kg 정도 감량에 성공했다고 밝혔다. 또 6개월이 지난 후 약 11kg이 줄어들었다고 한다.

• 굶지 않는 다이어트가 가능

리덕틸은 식사와 관계없이 하루에 한 알만 복용한다. 다만 아침에 복용하는 것은 금하며 리덕틸을 복용하기 위해서는 의사와 상담을 한 후 처방을 받아야 한다는 점도 잊지 말자.

리덕틸은 처음에 10mg으로 시작하는데 본인의 상태에 따라서 의사와 상담을 한 후에 15mg으로 늘릴 수도 있다. 리덕틸만 복용해도 체중 감량의 효과가 있지만 감량된 체중을 유지하기 위해서는 리덕틸과 함께 식습관을 고치고 운동을 시작하는 것이 좋다.

• 리덕틸에 관한 몇 가지

리덕틸을 복용하면 뱃살이 빠지고, 체중도 감량되면서 비만 때문에 생기는 다른 질병들도 개선된다. 예를 들어서 당뇨병이나 고혈압, 고지혈증 등의 예방에 도움이 될 수 있다.

또한 리덕틸을 복용하면 포만감이 증가해 자연스럽게 20% 정도는 음식 섭취가 줄어든다. 그래서 일부러 음식을 줄여 먹거나 가려먹지 않아도 되지만 입맛이 떨어지더라도 적당한 양을 꾸준히 먹어야 건강을 해치지 않는다. 사람에 따라 입맛이 안 떨어지는 경우도 많다.

주사 치료법

주사 치료법은 몸에 칼을 대기는 무섭고, 음식 조절만으로는 만족할 수 없을 때 선택하는 새로운 다이어트 법이다. 과연 그 종류에는 어떤 것들이 있고 얼마나 효과가 있는지 점검해 본다.

●●● 메조테라피

메조테라피는 부분 비만 치료를 위한 주사요법으로 치료할 부위에 약물을 직접 주입해 지방을 분해하는 치료방법이다. 환자의 상태나 치료하고자 하는 부위에 따라 약물을 혼합하여 주입하는 방식이기 때문에 부분 비만 때문에 고민하고 있는 많은 사람들에게 관심을 받고 있는 비만 치료법이다.

• 부작용 없는 부분 비만 치료법

2002년 국내에 처음 도입된 메조테라피는 일반 주사법과 달리 치료할 정확한 지점에 극소량의 약물을 주입하기 때문에, 부작용이 없고 안전해 비만 치료는 물론, 셀룰라이트 완화, 주름 관리, 튼살 관리 등에 효과적으로 사용되고 있다.

특히, 혈액 순환과 림프 순환이 원활하지 못해 지방과 결합 조직이 뭉쳐서 나타나는 셀룰라이트 부분에 약물을 주입하여 신체의 원활한 흐름을 만들어 줌으로써 지방 분해 및 지방 배출을 촉진시키는데 효과적인 역할을 한다.

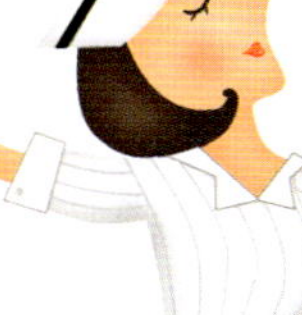

• 어떻게 치료하나?

메조테라피는 원하는 부위의 지방만을 감소시킬 수 있기 때문에 부분 비만 때문에 걱정하는 사람들에게 딱 맞는 치료프로그램이다. 또한 마취 없이 메조테라피 전용 바늘로 시술이 되며 얕은 피부 중간층에 주사하는 방법이기 때문에 통증도 거의 없다는 것이 장점이다.

개개인에 따라 다르겠지만 주로 1주일에 2회 정도 치료를 받게 되고, 10회 정도 맞아야 그 효과를 알 수 있다고 전문가들은 말한다.

메조테라피는 치료 직후에도 일상생활이 가능하다. 단 치료를 받은 날은 샤워를 하지 말고 치료 부위를 너무 압박하는 옷이나 속옷, 장신구의 착용은 하지 않는 것이 좋다.

성장 호르몬

아직까지는 논란의 소지가 있기는 하지만 뱃살을 빼기 위해 성장 호르몬을 원하는 사람들이 점점 늘고 있다. 성장 호르몬은 살이 빠지는 것은 물론이고 피부까지 탱탱하게 만들어 준다.

• 소아왜소증 치료가 원래 목적

성장 호르몬은 본래 소아왜소증 치료를 목적으로 개발된 약이다. 하지만 최근에는 성장 호르몬의 5~10%가 성인들을 위해 쓰이고 있다는 조사가 발표됐다. 단백질을 기초로 해서 만들어진 성장 호르몬은 체내에서 뼈나 연골의 성장으로 돕고 지방 분해를 촉진시킨다.

• 몸무게 감소와 체형 변화

성장 호르몬을 복부에 주입하면 복강 내에 있던 지방들이 다른 곳으로 이동을 한다. 거기다가 식사량을 조금만 조절해 주면 지방은 신진 대사로 활용되면서 전체적으로 몸무게가 줄고 체형도 변한다.

실제 성장 호르몬을 여성들에게 6개월 동안 투여한 결과 체지방이 39.2~35.2%로 감소했다는 실험 결과가 발표 되기도 했다.

• 얼마나 맞아야 하나?

성장 호르몬은 의사의 처방을 받아야 구입할 수 있다. 1주일에 3~6회 정도 살이 늘어진 복부에 직접 주사를 놓으며 잠들기 직전에 맞는 것이 좋다.

• 부작용은?

성장 호르몬 요법을 시술 받은 사람들 가운데 30%는 관절이 아픈 경험을 했다고 하는데 걱정할 정도는 아니라고 한다. 부작용에 대해서는 현재 명확한 연구 결과가 없지만 부종과 암을 발생시킬 수도 있다고 한다.

지방 흡입술

지방 흡입술은 늘어난 체중을 감량하기 위해 사용하는 방법이 아니다. 이 방법은 체형을 교정해 주는 수술로 운동이나 식이요법으로 해결되지 않는 특정부위의 지방을 제거하는데 효과가 뛰어나다.

●●● 일반적인 수술 방법

배의 지방을 제거하기 위해서는 우선 눈에 전혀 띄지 않는 부위를 택해서 절개를 한다. 대부분 치모가 나는 부분에 작은 절개선을 만든 다음 이곳을 통해 초음파 지방 흡입 튜브를 넣고 피하 지방을 녹여 낸다. 이렇게 하면 상·하복부 뿐만 아니라 옆부분의 지방까지도 제거할 수 있다.

수술을 하게 되면 허리 둘레도 크게 줄어들고 일반적으로 윗배에 비해서 아랫배가 훨씬 들어가는 느낌을 받게 된다. 만약 임신이나 출산 후에 복근이 늘어져서 생기는 복근 이완증이 겹쳤다면 복근 교정술과 지방 흡입술을 병행해야 한다. 또 복근 강화운동을 함께 해야 효과가 크다는 점도 잊지 말자.

만약 고혈압, 당뇨병, 빈혈, 간장병, 기타 지병이 있는 경우는 지방 흡입 수술을 피하는 것이 좋다.

지방 흡입술에 관한 진실 혹은 오해

• 수술 후 피부가 울퉁불퉁해질 수 있다?

예전에는 피부 바로 밑에 있는 지방만 흡입했기 때문에 피부가 울퉁불퉁해지는 것을 막기 힘들었다. 하지만 최근 등장한 '전층 지방 흡입술' 은 심층 지방을 흡입해서 피부 표면이 매끄럽게 되는 것으로 알려져 있다.

• 수술 후 다시 살이 찔 경우도 있다?

지방 흡입술은 직접적으로 지방의 수를 줄이는 것이다. 그래서 다시는 살이 찌지 않는다고 착각할 수도 있다. 그러나 수술 후에 식이요법이나 운동을 하지 않으면 남아 있는 지방 세포들이 커져서 다시 살이 찌게 된다.

• 수술 후에 상처가 남는다?

수술 시 지방 흡입관을 넣기 위해 절개했던 피부에 5㎜~1㎝ 정도의 흉터가 생긴다. 하지만 크게 드러나지 않으므로 걱정할 정도는 아니다.

그것이 알고 싶다! 수술과정 생생 공개

• 1단계 _ 상담

대개 수술 받고 싶은 부위에 대해서 이야기하는데, 만약 뱃살처럼 특정 부위의 지방만 제거하고 싶다면 문제는 비교적 간단하다. 하지만 온몸의 살을 쫙 빼고 싶어하는 사람도 있는데 지방세포의 1/3은 혈액으로, 지방을 한꺼번에 빼내면 목숨이 위태로워질 수 있다.

• 2단계 _ 시술 부위 측정과 각종 검사

대략적으로 제거해야 하는 지방의 양을 결정하기 위해 수술 받을 부위를 일일이 측정한다. 수술은 전신마취로 진행되는 경우가 많으므로 사전에 각종 검사를 받는 것은 필수다.

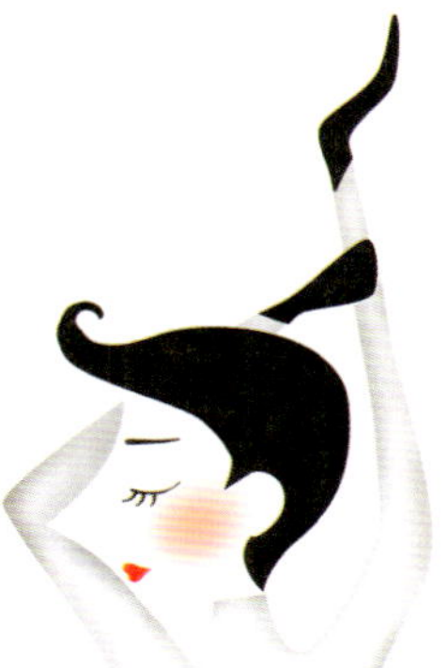

• 3단계 _ 수술 당일 지방 제거 부위 디자인

일단 지방을 뺄 부위에 직접 디자인을 하게 된다. 사람은 늘 서서 다니지만 수술은 누워서 받는다. 따라서 서 있는 상태에서 어느 정도, 어떤 형태로 뺄 것인지 몸에 직접 그림을 그려 넣는다.

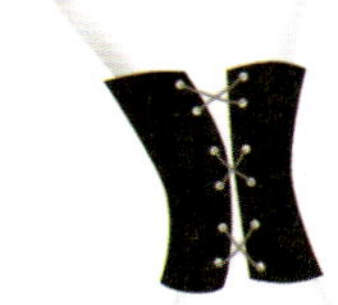

• 4단계 _ 수술

수술하기 직전 어디를, 어느 정도 절개하게 되는지 설명한다. 마취 후 수술을 실시하는데 최근에는 절개하는 부위가 대부분 5mm를 넘지 않는 추세다. 수술이 끝나면 몇 시간 정도 경과를 지켜본 후 퇴원한다.

• 5단계 _ 관리

수술 후 첫째 날은 병원에서 치료를 받고, 다음부터는 일주일에 두 번 정도 병원을 방문한다. 대개 10일째 되는 날 수술한 부위의 실을 제거한다. 수술 후 수술 부위를 축소시켜 주는 특수 코르셋을 3개월 정도 꾸준히 착용하고, 초음파 마사지 등의 보조적인 치료도 꾸준히 받아야 효과가 좋다.

뱃살 빼주는 식품 &
체중 감량 보조제

지방을 연소해 주고 신진 대사를 촉진시키는 식품과 식품성분

신진 대사를 촉진 시켜서 열이 발생하면 몸 속에 축적된 체지방이 에너지로 사용될 수 있다. 따라서 이런 성분이 든 음식은 직접적으로 체중감량에 도움이 된다. 녹차와 에페드린, 피루브산, 복합 리놀레산 등이 여기에 속한다.

신진 대사를 촉진시키는 보조제에는 대부분 식욕을 억제하는 효과도 있다. 따라서 이들을 섭취할 경우 허기를 덜 느끼게 된다. 또 체지방을 연소시키면서 근육을 만드는 데도 도움을 주기도 한다.

탄수화물과 지방을 조절하는 식품

신진대사 자체를 활성화시켜 주지는 못해도 섭취한 지방이나 탄수화물이 체지방으로 저장되는 것을 막는 식품들이다.

간접적인 체중 감량 효과를 기대할 수 있다. 글루코솔과 짐네마 실베스트르, 키토산등이 여기에 속한다. 이런 성분들은 글루코오스와 인슐린의 반응을 조절해 준다.

뱃살 빼주는 식품&식품성분

· 녹차

녹차는 카페인을 함유하고 있다. 대부분의 사람들은 녹차 카페인이 신진 대사를 촉진한다고 생각한다. 하지만 정작 신진대사를 활발하게 만들어 주는 것은 녹차의 카테킨이라는 성분이다. 이것은 녹차 카페인과 함께 체내에 열 발생을 돕는다. 연

구결과에 따르면 녹차가 칼로리와 지방연소 촉진시키는 효과는 24시간이나 지속된다고 한다. 녹차는 단독으로 마셔도 체중 감량 효과가 있다.

살을 빼 주는 역할 이외에도 녹차는 항산화 작용을 한다. 즉, 암을 예방하는데 좋다는 뜻인데 유방암이나 자궁암 등을 막는데 탁월한 효과가 있다. 또 노화를 예방하고 식욕을 억제한다는 논문도 속속 발표되고 있다. 카페인이 함유되어 있지만 심박수를 높이거나 혈압을 올리는 등의 부작용이 전혀 없어서 더욱 좋다.

· 복합 리놀레산

육류나 유제품에 들어 있는 천연성분이다. 인체 실험결과 근육은 그대로 유지시키면서 체지방의 연소를 돕는다는 사실이 밝혀졌다. 심지어 음식에서 얻는 에너지를 체지방으로 축적하지 않고 근육 생성으로 돌리는데 기여한다는 발표도 있다.

복합 리놀레산을 별도로 복용한 사람은 살이 다시 쪘을 때 지방과 근육이 50:50 이었지만 그렇지 않은 사람은 지방과 근육이 75:25였다고 한다. 따라서 일부 과학자나 의사들은 복합 리놀레산이 식이요법이나 운동을 통해서 뺀 지방이 다시 붙는 것을 막는다는 결론을 내렸다.

체중 감량 후 요요현상이 쉽게 찾아오는 사람이라면 복합 리놀레산을 섭취하기를 권한다. 부작용은 보고된 바가 없고 하루에 약 3.4g 정도를 먹는 게 바람직하다. 끼니마다 약간씩 나누어 먹도록 한다.

· **키토산**

지방을 흡수하고 콜레스테롤의 수치를 낮추는 식품성분이다. 보통 식이섬유가 다이어트에 좋다고 하는데 키토산은 그보다 훨씬 효과가 크다.
키토산은 통조림용 게 껍질을 재활용하는 과정을 통해 주목을 받았다. 키토산은 갑각류의 껍질이 소화하기 쉬운 상태로 분해되었을 때 생겨나는 화학물질이다.
키토산 제품 1g은 지방 4~7g과 식사를 통해 섭추한 콜레스테롤의 60%를 붙들 수 있다고 한다. 콜레스테롤을 담즙산으로 빨리 전환시켜서 수치를 낮추고 소장 안에서 지방과 결합해서 지방의 흡수를 방해한다.
그밖에도 자연 치유력을 높여서 갖가지 질병을 예방시켜 주는 효과도 있다. 특히 항암 효과가 뛰어나기 때문에 암의 전이를 방지한다는 사례도 발표되었다.

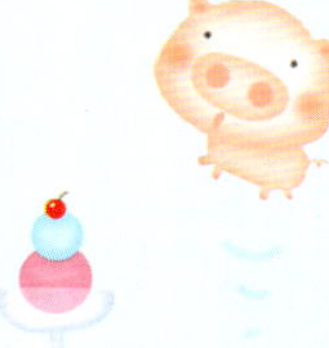

체중 감량 보조제의 도움이 필요한 경우

- 비만정도가 심하고 신진 대사가 심각하게 저하 됐을 때
- 복부지방이 심각한 경우
- 탄수화물 과민반응이 있는 경우
- 식욕억제가 불가능하고 담배를 끊어서 체중증가가 걱정되는 경우
- 잦은 요요현상으로 식이요법이나 운동 요법에 반응하지 않는 경우

뱃살 빼주는 체중 감량 보조제의 효능

식품&성분	효능	장점	1일 총 복용량
녹차	신진대사 촉진	항암효과	270mg
복합리놀레산	신진대사 촉진	암 예방 효과 근육량 유지 효과	3~3.4g
카페인	신진대사 촉진	정신을 각성시킨다	600mg까지 가능
키토산	지방흡수 저지	혈중 지질수치 낮춤	식전에 500~1500mg섭취
피루브산	신진대사 촉진	글루코오스 내성 향상, 갑상선 정상화	6g
크롬	탄수화물 조절	혈중 지질수치 낮춤	200~600mg

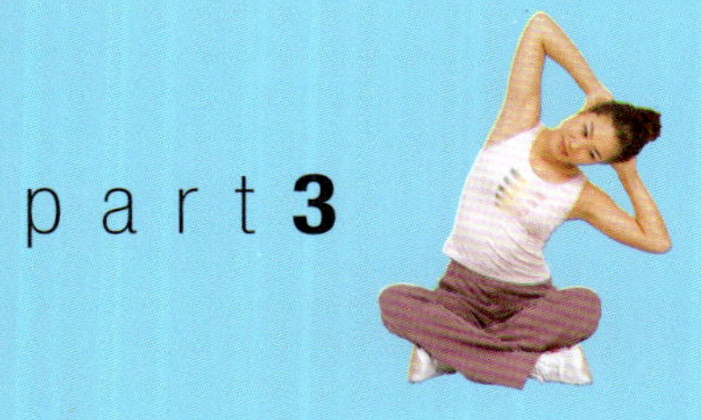

part 3

복부를 탄력있게 유지하는 법

여러 가지 방법으로 **뱃살을 뺐더라도**
관리를 소홀히 하면 금방 다시 찌기 쉽다. 생활하면서
항상 복부에 긴장을 늦추지 말고,
틈틈이 스트레칭을 해서 몸에 활기를 주는 것이 중요하다.
특히 배를 나오게 하는 **식습관을** 갖고 있다면
당장 고치는 것이 좋다.

155 날씬한 배를 유지하는 식사 원칙
173 생활 속 T.P.O 복근 스트레칭
193 복부의 독소를 제거하는
　　 해독 생활법

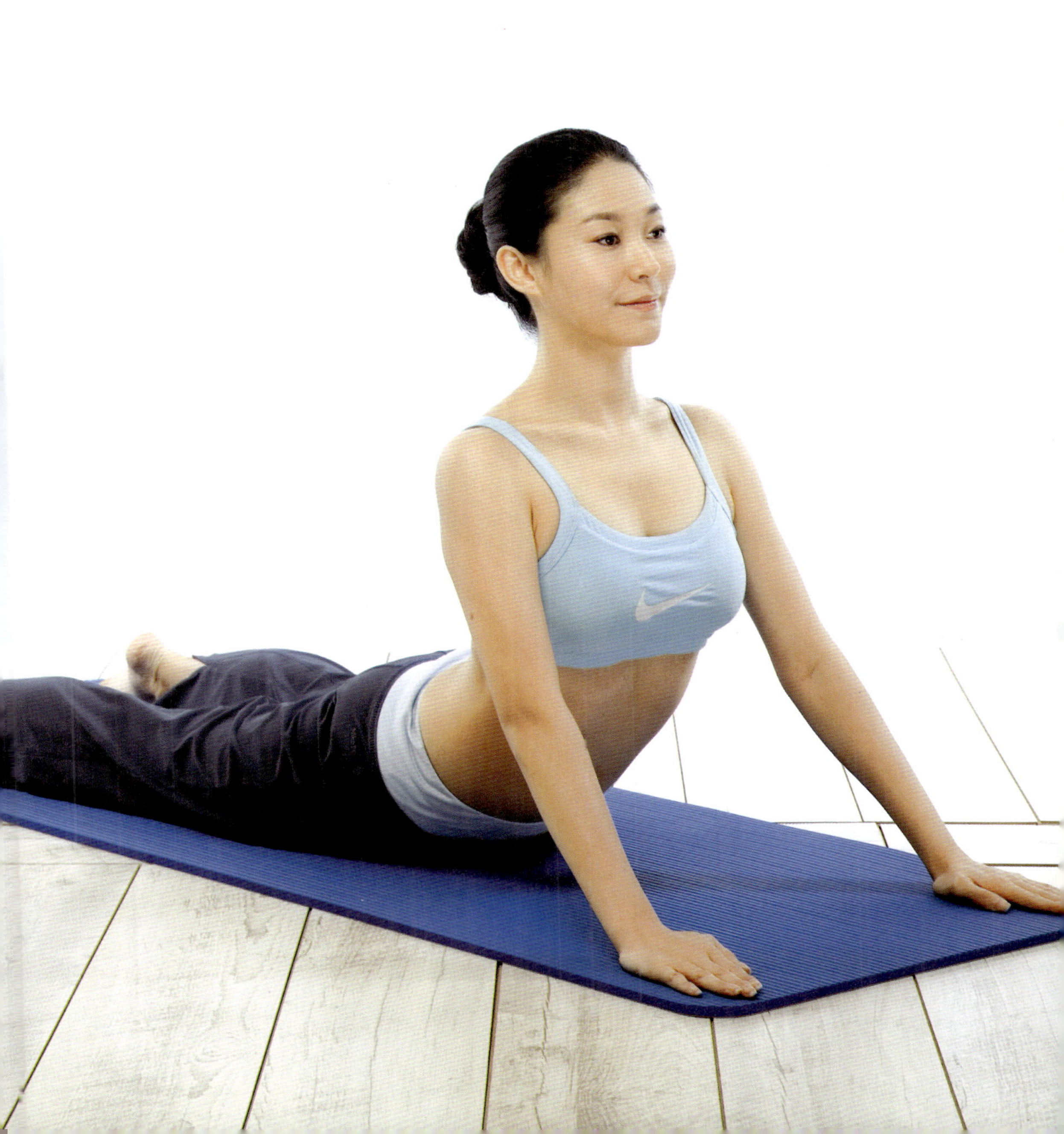

4th week

뱃살 빼기 4주 플랜 다이어리

	오늘 나의 식사	운동	몸무게	배변	컨디션	목욕
mon	B　kal L　kal D　kal		kg			
tue	B　kal L　kal D　kal		kg			
wed	B　kal L　kal D　kal		kg			
thu	B　kal L　kal D　kal		kg			
fri	B　kal L　kal D　kal		kg			
sat	B　kal L　kal D　kal		kg			
sun	B　kal L　kal D　kal		kg			

MEMO

(B:아침　L:점심　D:저녁)

날씬한 복부를 유지하는 식사 원칙

열심히 운동을 해서 뱃살을 뺐더라도 관리를 소홀히 하면 금방 다시 찔 수 있다.
특히 어떻게 먹느냐에 따라 차이가 많이 나므로
탄력 있는 복부를 계속 유지하기 위한 식사 원칙을 알아보자.

① 무엇을 먹을까?

② 어떻게 먹을까?

③ 얼마나 먹을까?

④ 언제 먹을까?

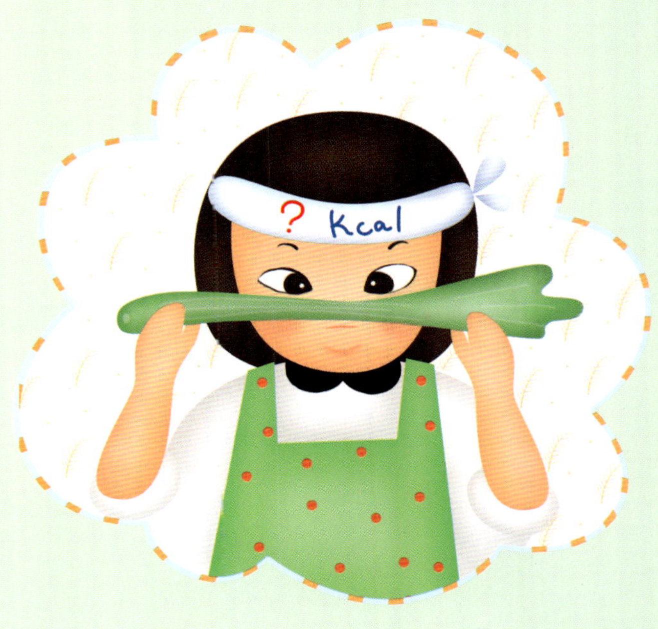

무엇을 먹을까?

섭취하는 음식의 종류만 바꿔도 얼마든지 날씬해질 수 있다. 우리 몸에 꼭 필요한 성분이 들어 있어서 활동 에너지를 높이고, 살도 빼주는 음식에는 어떤 것이 있는지 알아보자.

●●● 날씬한 복부 유지를 위한 대표 음식

• 단백질 _ 기름이 적은 고기나 생선류

고단백 식품을 먹더라도 달걀이나 닭, 돼지고기, 생선류는 일주일에 두 번씩만 먹는다. 고기를 먹을 때는 기름기가 적은 살코기를 고르는 것이 제일 중요하다. 만약 채식주의라면 두부나 두유처럼 콩으로 만든 식품을 적극 권한다. 그것도 내키지 않으면 3~4가지의 견과류를 매일 먹어서 몸에 필요한 단백질을 보충하는 것이 좋다.

• 채소 _ 비타민 미네랄이 풍부한 식품

탄수화물과 지방의 함량은 낮지만 몸에 좋은 수분이나 비타민, 미네랄이 풍부한 음식이 바로 채소다. 채소는 절대로 몸에 지방을 비축시키지 않고 아무리 과식을 해도 몸에 해로운 질병을 일으키지도 않는다.

다만 조리법에 따라서 살이 찌는데 영향을 줄 수 있으므로 주의 할 것. 채소는 가능한 날것으로 먹는 것이 제일 좋다. 생으로 먹어야 조리 과정에서 파괴되는 영양분의 손실도 막고, 암이나 질병을 예방시켜 주는 항산화 물질들을 더 많이 섭취할 수 있다. 과일이나 채소를 많이 먹는 사람일수록 피부도 건강해 진다는 점을 잊지 말자.

• 콩류 _ 골다공증과 비만 예방에 효과적

앞에서 잠깐 언급한 것과 같이 콩 단백질 만큼 좋은 음식도 없다. 일단 콩은 다른 음식에 비해서 칼로리가 낮고 섬유질이 풍부하게 들어 있어서 소화를 잘 시킨다.

콩에는 이소플라본이라는 성분이 많이 함유되어 있는데, 이것은 여성호르몬인 에스트로겐을 대신 할 수 있는 성분이다. 에스트로겐은 우리 몸에서 노화를 예방시켜 주고 골다공증과 비만을 막아 주는 효과가 있으며, 이소플라본도 같은 기능을 한다.

최근에는 콩으로 만든 요구르트나 콩으로 만든 고기도 시판되고 있으므로 기호에 따라 다양하게 선택할 수 있다.

• 섬유질 _ 변비를 없애주고 지방 축적을 방지

흔히 다이어트를 하는 사람들에게 섬유질을 많이 먹으라고 한다. 섬유질은 칼로리가 거의 없어 지방 축적이 안 된다.

오히려 위와 장 속에 들어가면 부풀어서 포만감을 주고 식욕을 억제한다. 또 소화 속도를 늦춰 주고 변비를 줄여 준다. 최근에는 섬유질 성분이 든 비만 치료 식품이 따로 나올 만큼 그 효능을 인정받고 있다.

• 과일류 _ 신선한 생 과일이 적합

과일은 대부분 단 맛이 강하다. 그래서 살이 찌는 음식으로 오인하기 쉽다. 하지만 과당은 살이 찌도록 하는 글루코오스로 전환되지 않을 뿐만 아니라 인슐린 분비를 억제해 준다.

즉, 뱃살을 빼고 싶어하는 사람들에게 과일은 비교적 적합한 음식이라 할 수 있다. 게다가 과일에는 살을 빼주는 섬유소 성분이 많으므로 가능하면 통조림으로 되어 있는 과일보다는 신선한 것을 선택하자. 가공해 놓은 통조림류는 부피가 적기 때문에 너무 많이 섭취할 우려가 있으므로 조심한다.

같은 음식 저칼로리 고르기

• 같은 탄수화물이라도 밥을 먹는다

탄수화물 섭취가 너무 적으면 몸에 있는 단백질이 에너지원으로 쓰이게 된다. 그러면 근육이나 혈액을 구성하는 단백질까지 소모돼 건강이 악화될 수 있으므로 영양학자들은 다이어트를 하는 기간 중이라도 100g 정도는 꼭 탄수화물을 섭취하라고 권한다.

하지만 같은 탄수화물이라고 해도 밥 대신 빵을 먹는 것은 좋지 않다. 밥은

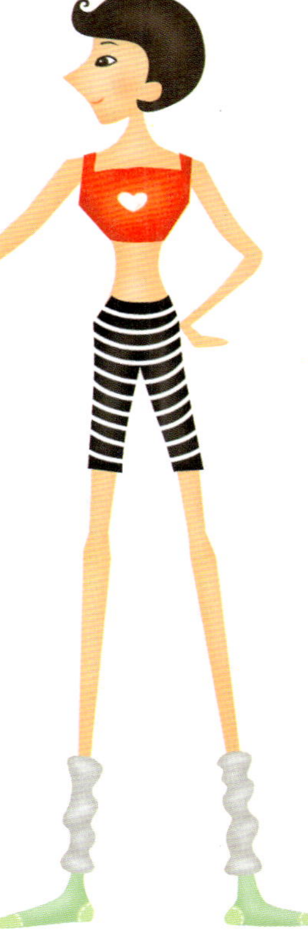

물 만으로도 조리가 가능하지만 빵은 그 자체에 염분과 유지를 포함하고 있다. 또 서양인들과 달리 동양인들의 몸 속은 빵보다 밥을 잘 소화시킬 수 있도록 되어 있으므로 밥을 먹도록 한다.

• 블랙 커피나 녹차를 선택한다

커피를 마시게 되면 보통 설탕이나 크림을 넣는데 이것이 바로 살을 찌게 만드는 요소다. 따라서 커피를 마시려면 블랙으로 마시는 것이 좋으며 탄산음료나 커피 대신 녹차를 마시는 것이 좋다. 녹차는 칼로리가 낮고 항암 작용을 하는 물질이 들어 있어서 건강에도 좋다.

• 달걀은 하루에 한 개, 우유는 저지방으로 먹는다

달걀이나 우유는 건강에 좋은 식품이다. 하지만 달걀의 경우 지나치게 먹으면 콜레스테롤이 쌓일 수 있다. 따라서 하루에 한 개만 먹는 것이 좋다.

우유는 골다공증을 예방하는 음식으로 칼슘이 풍부하게 함유되어 있다. 꼭 필요한 식품이지만 칼로리가 높기 때문에 저지방으로 골라 먹어야 뱃살이 늘어나는 걱정에서 해방될 수 있다.

• 많이 먹어도 좋은 비타민과 무기질

비타민이나 무기질은 직접적인 비만의 원인이 되지 않는다. 일단 칼로리가 거의 없기 때문이다. 하지만 이런 성분들은 체내에서 저절로 합성이 되지 않으므로 꼭 음식을 통해 섭취해야 한다. 특히 비타민의 경우 부족하게 되면 질병이 생긴다는 사실을 기억하자.

비타민이나 무기질을 보충하기 위해서는 김이나 미역, 해조류를 듬뿍 먹는다. 조금만 먹어도 포만감을 느낄 수 있기 때문에 다이어트에도 아주 좋다.

• 체질 개선을 위한 알칼리성 식품

사람의 몸은 크게 산성과 알칼리성으로 나눌 수 있다. 건강한 사람은 대부분 알칼리성 체질을 가지고 있다고 한다. 몸이 산성 쪽에 가까우면 쉽게 피로를 느끼고 게을러져서 배가 나오기 쉽다.

즉, 알칼리성 체질이 되어야 살이 찌지 않는다는 결론이다. 우리의 몸을 알칼리성으로 바꾸어 주는 고구마나 채소, 해조류 같은 음식을 많이 먹자.

• 변비를 예방하는 녹말 채소

흔히 다이어트를 하는 사람들에게 감자를 많이 권하는데, 감자나 토란의 뿌리와 같은 녹말 채소에는 탄수화물이 많이 들어 있지만 이 탄수화물들은 섬유질과 함께 들어 있기 때문이다. 알려진 것처럼 섬유질은 변비를 해소하고 뱃살을 빼준다. 따라서 녹말 채소는 다이어트에 효과가 있다. 감자를 먹을 때는 가능한 알이 작거나 막 수확한 햇감자를 택해서 먹는 것이 좋다.

뱃살을 점점 찌게 하는 식품

• 술 _ 기름기 없는 안주로 건강을 챙긴다

술은 영양가가 거의 없으면서 칼로리는 높은 식품이다. 밥은 거의 먹지 않는데도 배가 나온다면 술 때문이 아닌지 의심해 보자. 보통 맥주 1000cc안에는 425kcal가 들어 있는데, 이것은 계란 4개에 버금가는 칼로리다.

게다가 술을 먹을 때는 안주를 곁들이게 된다. 안주로 먹는 통닭이나 족발 등도 칼로리가 높다.

그렇다고 술 먹을 때 안주 없이 먹으란 말은 절대 아니다. 술을 마실 때는 안주를 든든히 먹어둬야 건강에 좋으므로 기름기 없는 안주를 곁들여서 마시도록 한다.

• 식품 첨가물 _ 몸의 대사 기능을 약화시킨다

소금이나 설탕 등의 식품 첨가물을 많이 먹으면 살이 찌기 쉽다. 또 체내 기능을 둔화시켜서 대사 기능을 약화시키며, 배설 능력을 약화시키고 변비를 일으키는 원인이 된다. 비만으로 고생하는 사람이나 다이어트를 염두에 둔 사람은 특히 식품 첨가물을 조심해야 한다.

• 패스트푸드 _ 성인병과 비만의 지름길

요즘 우리 식생활이 서구화되어서 성인병이나 각종 암에 쉽게 노출되고 있다는 말을 자주 듣는다. 이것은 이미 조리된 기름진 음식, 즉 패스트푸드를 많이 먹는 서양식의 식습관 때문이라는 말이다.

전형적인 패스트푸드의 한끼 칼로리는 700~1200kcal다. 뱃살을 제거하고 싶다면 가능한 신선한 제철 식품을 사서 직접 조리하자.

어떻게 먹을까?

칼로리가 낮은 음식이라도 조리법이나 먹는 방법에 따라서 살을 더 뺄 수도 있고, 더 찌게 할 수도 있다. 특히 빨리 먹거나 한꺼번에 먹는 식습관은 복부 비만에 큰 영향을 끼친다. 뱃살이 절대 붙지 못하게 먹는 방법을 알아보자.

야채는 드레싱 없이 먹는다

야채 자체는 칼로리가 없지만 살이 찌기 쉬운 드레싱을 듬뿍 얹어 먹는다면 큰일이다. 고기 때문에 살이 찐다고 믿고 야채 위주의 식사로 바꾸었는데도 몸에 절대 변화가 없다면 마요네즈를 너무 많이 먹지 않는지 꼭 확인해 보자.

또 볶아 먹는 경우에는 샐러드유 1작은술만 넣어도 45kcal 정도 증가된다는 점을 잊지 말자.

간식은 고단백으로 조금씩 먹는다

뱃살을 빼기 위해서 무조건 간식을 먹어서는 안 된다는 생각은 금물. 우리 몸은 5시간 정도마다 허기를 느낀다. 공복감이 심할 때 고단백의 간식을 조금 먹으면 억지로 참는 것보다는 효과적이다.

다만, 유지방이 많은 케이크나 과자는 피하도록 한다. 그보다는 차라리 사탕을 먹는 것이 낫다.

밥으로 든든하게 배를 채운다

밥이나 빵 등의 탄수화물은 혈당치를 빨리 올려 주는 음식이다. 그래서 식욕을 안정시키고 포만감도 주므로 반찬보다는 탄수화물을 먼저 먹어 식사량이 늘지 않게 한다. 탄수화물로 포만감을 높인 뒤에는 반찬을 천천히 씹어서 먹도록 한다.

저녁에는 단백질과 탄수화물을 먹는다

체내의 단백질 합성은 밤에 자고 있을 때 활발해진다. 이 기능을 잘 활용하

조리할 때 기본 자세

● 조리 시간이 가능하면 짧아야 좋다.
● 무턱대고 불에 얹기 전에 생것으로 먹을 수 없는지 확인한다.
● 고기 요리에도 조금씩 채소를 첨가하고 가능한 채소 요리를 많이 개발한다.

기 위해서는 저녁 식사를 통해 단백질과 탄수화물을 확실하게 섭취해주어야 하므로 무조건 저녁을 적게 먹는 것은 좋지 않다.

밥과 고기, 생선 외에 장의 기능을 활발하게 하는 섬유질인 야채와 버섯 종류, 콩 종류, 해조류, 호박 등은 쉽게 살찌지 않는 식품이므로 자유롭게 먹어도 괜찮다.

천천히 포만감을 느끼게 먹는다

뚱뚱한 사람들은 대개 허겁지겁 식사를 하고, 날씬한 사람들은 천천히 먹는다. 식욕 중추 신경은 먹기 시작한 지 20분이 지나야 배가 부르다는 신호를 보낸다. 따라서 너무 빠른 속도로 먹다보면 과식을 하게 된다.

즉, 혈당이 오르고 우리 몸에서 배가 부르다는 신호기 보내기 전에 너무 많은 음식을 먹게 되는 것이다. 천천히 먹어야 혈당이 오르고 인슐린이 분비되면서 포만감이 온다는 점을 기억하자.

저칼로리 음식부터 먹는다

먹을 당시에는 대부분 포만감을 쉽게 느끼지 못한다. 다 먹고 나서야 과식을 했다는 생각에 후회하지만 이미 때는 늦은 상태. 게다가 달걀이나 고기처럼 적은 양이라도 칼로리가 높은 음식을 먹었을 경우엔 정말 큰일이다.

이렇게 칼로리가 높은 음식부터 먹다 보면 폭식을 하거나 자칫 과식을 하기 쉽다. 따라서 같은 음식이라도 칼로리가 적은 것부터 먹는 게 살을 빼는 방법이다.

칼로리가 낮은 음식으로 일단 배를 채우자. 포만감까지 찾아오면 자연히 숟가락을 놓게 될 것이다. 이런 방법을 쓰면 한끼 당 총 섭취 칼로리를 한결 줄일 수 있다.

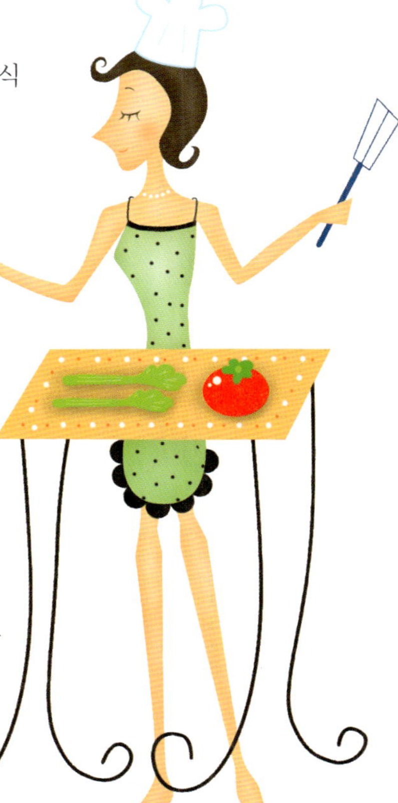

동물성 기름보다 식물성 기름을 섭취한다

살이 찐 사람들에게는 콜레스테롤이 큰 문제가 된다. 동맥경화나 심장질환 등의 각종 성인병을 일으킬 수 있기 때문이다. 같은 지방이라도 식물성 기름은 콜레스테롤의 함량을 억제한다. 따라서 배가 나온 사람은 가능한 식물성 기름을 섭취하자.

배가 나오지 않게 하는 조리법을 개발한다

살 빠지는 조리법에는 3가지 포인트가 있다. 첫째, 기름을 가급적 사용하지 않는다. 꼭 필요한 경우에는 가능한 기름을 덜 쓰는 아이디어를 낸다. 둘째, 볶는 대신 찌거나, 삶거나, 굽는 방법 중에 하나를 선택한다. 셋째, 조미료를 조심한다.

스트레스 제로, 칼로리 제로! 켄싱턴 다이어트

켄싱턴 다이어트는 간단한 식품 조합만으로 몸의 대사를 활성화시키는 방법으로 스트레스가 크지 않다는 것이 장점이다.

• 켄싱턴 다이어트란?

이 다이어트 방법 중 중요한 것은 세 가지. 우선 고기나 생선 같은 고단백 식품과 빵이나 시리얼 같은 고탄수화물 식품을 동시에 섭취하지 않는다는 것이고, 과일은 단품으로 먹는다는 것, 그리고 같은 식품을 계속해서 먹지 않는다는 것이다.

이 세 가지 원칙을 지키면 많은 식품을 섭취할 수 있다. 한쪽으로 치우친 식사를 계속하거나 한 가지 식품만 계속해서 먹으면 몸과 마음에 부담이 가지만, 이 켄싱턴 다이어트라면 조화롭게 저칼로리 식사를 할 수 있으므로 심신 기능을 정상적으로 돌리면서 살을 뺄 수 있게 된다.

• 켄싱턴 다이어트를 할 때 지켜야 할 세 가지

하나. 고단백질 식품과 고탄수화물 식품을 함께 섭취하지 말 것. 식사를 저칼로리로 억제하고 소화되기 쉬운 것으로 하기 위해서이다. 둘. 같은 식품을 계속해서 섭취하지 말고 5일에 한 번의 싸이클을 지킨다. 과일을 제외한 식품 거의 대부분은 일단 먹은 다음 4일간 간격을 둔다. 셋. 과일을 다른 식품과 같이 먹지 않는다. 과일은 아침 식사 때 먹고 식후 디저트로 따로 먹지는 않는다.

• 켄싱턴 다이어트의 식품 조합법

켄싱턴 다이어트에서 가장 중요한 식품 조합법의 기본은 다음과 같다. 과일, 단백질, 탄수화물 섭취 방법에 조심할 것. 예를 들면 감자류는 탄수화물, 콩은 단백질로 분류된다.

• 함께 먹어서는 안 되는 식품

과일

사과, 복숭아, 자두, 포도, 멜론, 수박, 배, 자두 등의 모든 과일은 다른 어떤 식품과도 같이 먹지 말 것. 단, 과일들끼리는 상관없다.

탄수화물

탄수화물이란 전분질이나 당질을 함유한 모든 식품을 말한다. 시리얼이나 면류, 빵, 쌀 같은 곡류, 옥수수와 감자류, 땅콩 같은 것도 포함된다. 이 식품들은 단백질 식품이나 과일과 같이 먹어서는 안 된다.

단백질

동물성 단백질이란 모든 동물의 고기, 어패류, 치즈나 요구르트, 계란이나 우유를 말하고, 식물성 단백질이란 두부, 비지 같은 콩 제품이다. 이런 식품들을 탄수화물, 과일 등과 조합시켜서는 안 된다. 요구르트는 가끔 과일과 같이 먹어도 된다.

• 과일 이외의 식품과 같이 먹어도 되는 식품

채소

녹황색 채소부터 담색 채소, 근채류까지. 감자류와 옥수수를 제외한 모든 채소는 먹을 수 있다. 과일 이외의 모든 식품과 조합시켜서 걱을 수 있다.

향신료와 조미료

소금, 후추, 마늘, 고추 외에 허브나 스파이스도 포함된다. 향신료나 조미료는 어떤 식품과도 잘 섞이지만 과잉 섭취에 조심해야 한다. 단, 매운맛이 강하지 않은 허브류라면 듬뿍 먹어도 된다.

기름과 유지류

버터, 크림, 육즙, 생선 기름, 식물성 기름(샐러드 오일, 올리브 오일 등)이 여기에 포함된다. 단, 다이어트를 할 때는 되도록 줄이는 편이 좋지만 특히 탄수화물과는 함께 섭취하지 않는 습관을 들이도록 한다.

얼마나 먹을까?

아무리 칼로리가 낮은 음식이라도 많이 먹으면 칼로리를 초과하기 때문에 배가 나오기 마련. 건강에 무리를 주지 않으면서 배를 날씬하게 하려면 얼마나 먹어야 할까? 적절한 하루 섭취량과 칼로리를 알아보자.

기초 대사량의 70%는 섭취한다

사람에 따라서 개인차가 나지만 사람은 하루에 1600~2600kcal 정도를 소비한다. 이 중 몸을 유지하는 기초 대사량으로 나가는 것이 1000~1500kcal로 나머지는 활동량에 의해 소비가 결정된다.

그렇다면 뱃살을 빼기 위해서는 얼마나 먹어야 할까? 일단 기초 대사량 이상 먹으면 살이 찌고, 그 이하로 먹으면 살이 빠지는 것이 기본. 하지만 다이어트를 할 때라도 기초 대사량의 70%는 섭취해야 한다는 것이 일반적인 견해다.

예를 들어서 만약 나의 기초 대사량이 2000kcal라면 하루에 1400kcal는 먹어 줘야 한다는 결론이다. 쉽게 생각하면 평소 자신이 먹던 것보다 500kcal 정도만 줄여 먹으면 살이 빠진다.

500kcal를 줄이는 건 생각보다 어렵지 않다. 음료수를 줄이고, 과식을 하지 않고 칼로리 일기를 써보자. 전문가들은 하루에 250kcal만 먹는 양에서 줄이고 나머지 250kcal는 운동으로 소비하라고 충고한다.

• 기초 대사량 측정법

기초 대사량은 정밀 검사를 해야 정확히 파악할 수 있다. 그러나 다음과 같은 방법으로도 대략은 계산이 가능하다.

나의 기초 대사량 = 665 + (9.6 × 체중kg) + (1.8 × 키cm) − (4.7 × 나이)

무조건 하루 300g의 야채를 먹는다

뱃살을 빼려면 조화로운 식사가 필수적이다. 물론 칼로리에도 신경을 써야 하지만 무조건 먹는 양을 줄이고, 식욕을 참아야 하는 다이어트 방법은 절대로 오래 지속될 수 없다.

이럴 때 효과적인 것은 칼로리가 낮아 많이 먹을 수 있어 만족감을 높이는 식단을 짜는 것이 중요한데, 특히 채소를 많이 먹는 것이 중요하다. 다음의 예를 본다면 쉽게 이해하겠지만 똑같은 100kcal인데도 채소는 다른 음식물에 비해 양이 많을 뿐만 아니라 비타민이나 미네랄도 풍부하다.

이렇듯 다이어트에는 채소가 가장 좋기 때문에 아무 부담없이 많이 먹을 수 있지만 채소를 평소보다 많이 먹는다고 해도 실제 섭취 되는 양은 턱없이 부족하기가 일쑤다.

그렇다면 채소를 얼마나 먹어야 많이 먹었다고 할 수 있을까. 또한 먹은 채소가 효율적으로 우리 몸에 흡수될 수 있을까. 이것을 아는 것이 다이어트 성공의 지름길인 셈이므로 우선 효율적으로 먹는 방법을 익혀야 한다.

다이어트를 위해 채소를 먹는다면 하루에 녹황색 채소를 100g, 담색 채소를 200g, 합해서 300g 정도 먹는 것이 좋다. 그리고 감자류 50g, 해조류 100g을 섭취하면 이상적인 식단이 된다.

100kcal의 양을 알아둔다

기본적인 칼로리를 알면 얼마나 먹어도 되는지 짐작하는데 도움이 된다.

- **밥** _ 반 공기. 무게로는 약 68g. 죽으로 만들면 양도 늘어난다.
- **식빵** _ 2/3조각. 너무 얇을 경우 약간 부족한 느낌이 든다. 버터나 쨈을 발라 먹으면 칼로리는 늘어난다.
- **스파게티** _ 25g. 삶으면 약 70g. 보통 1인분이 약 250g이므로 1/3보다 작은 양이다.
- **삼겹살** _ 1/3조각. 기름기가 붙은 로스는 35g. 채소를 곁들여서 볶는 등 작은 양으로도 만족할 수 있는 방법을 연구해야 한다.
- **고등어** _ 1/2토막. EPA, DHA를 듬뿍 함유하고 있는 고등어도 42g 밖에 안 된다.
- **닭가슴살** _ 2개. 고단백, 저칼로리로 우수한 닭가슴살 약 95g 정도가 100kcal의 열량을 낸다. 모든 고기류는 부위에 따라 차이가 있으므로

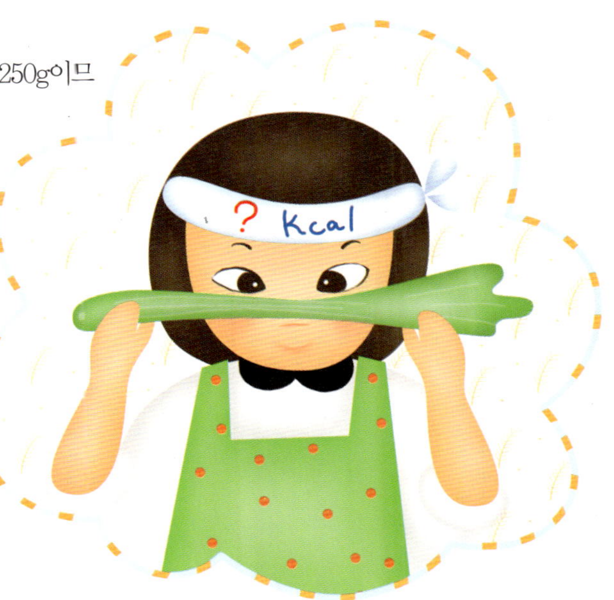

기름기가 적은 부분을 택해야 한다.

- **토마토** _ 3개. 생으로 손쉽게 먹을 수 있다. 비타민 A, C, E가 풍부하다. 토마토의 비타민 C는 조리에 의해 파괴되는 양이 적다.
- **호박** _ 1/8통. 베타카로틴이 아주 풍부하다. 항산화 작용도 있어서 여성에게 아주 좋은 식품이다.
- **오이** _ 9개. 90%는 수분이며, 이뇨 작용이 있어서 부기 방지에도 도움이 된다.

꼭 필요한 식품군과 기본적인 섭취량

- **곡류군** _ 1단위는 100kcal

쌀, 빵, 면 등의 곡물과 감자, 콩이 곡류에 속하며, 주로 당질을 함유한 식품이다. 곡류는 생명 보존과 유지를 위해서 꼭 필요한 에너지원이지만 조금만 많이 먹어도 체중이 증가하는 게 특징이다.

우리나라 사람들의 경우 꼭 밥을 먹어야지 통닭이나 햄버거로는 절대 배를 채울 수 없다는 사람들이 대부분으로 갑자기 곡류의 섭취를 줄이면 식후에도 왠지 만족감을 못 느낀다고 한다. 하지만 곡류를 급작스럽게 줄이면 오히려 간식이 늘어날 수도 있으므로 조심하도록 한다. 밥은 한끼당 2단위, 즉 140g 정도 먹기를 권한다.

- **어육류군** _ 1단위는 저지방 50kcal, 중지방 75kcal

양질의 단백질을 포함한 식품으로 육류, 어패류, 달걀, 두부, 치즈 등이다. 대개 하루에 4단위 정도를 섭취한다. 여기서 주의해야 할 점은 고기와 생선은 종류와 부위에 따라 1단위 당 칼로리가 다르다는 것이다. 따라서 지방과 칼로리가 적고 단백질을 확보할 수 있는 부위를 선택하는 지혜가 필요하다.

- **채소군** _ 1단위는 채소 20kcal

채소는 비타민, 미네랄, 섬유질을 많이 포함하고 있으며 에너지가 비교적 낮고 특히 당질이 적다. 야채를 잘 사용하면 요리의 양을 증가시켜서 배불리 먹어도 살이 찌지 않는다. 하루에 6단위 정도 섭취하고, 특히 비타민과 미네랄이 많은 유색 야채를 1/3 정도 섭취하는 게 좋다.

- **과일군 _ 1단위는 과일 50kcal**

 당질과 비타민, 미네랄을 함유한 식품이 과일이다. 펙틴 등의 성분도 포함되어 있어서 다이어트에 좋지만 하루에 1단위 이상 섭취하면 살이 찔 수 있다는 점을 명심할 것.

- **지방군 _ 1단위는 45kacl**

 지방은 높은 에너지원이 된다. 그러므로 몸 속에서 지방이 바로 흡수되는 것을 막기 위해서는 지방을 섭취할 때 카로틴과 비타민 D를 함께 먹자. 그리고 동물성 지방은 가능한 적게 먹는 게 유리하다.

- **우유군 _ 1단위는 125kcal**

 우유군은 양질의 단백질과 칼슘의 공급원이다. 우유는 건강을 위해서 꼭 섭취 해야 하는 기본 식품이다. 만약 우유 자체를 마실 수 없는 사람은 요구르트로 대체하거나 요리에 넣어서 먹도록 하자.

저열량 다이어트 식단 짜기

 보통 성인 여자의 경우 음식 조절을 통해 다이어트를 하려면 1500kcal 정도를 먹어야 한다. 다이어트 식단을 짤 때 가장 중요한 것은 영양소를 골고루 섭취할 수 있도록 짜는 것이다. 대개 하루에 섭취하는 양은 곡류군 8, 고기나 생선 등의 저지방은 4, 생선군의 중지방 1, 일반 지방군 4, 채소 6, 우유 1, 과일 1로 계산해서 식단을 짠다.

배가 부른 상태에서 더 먹지 않는다

 이미 배가 불렀지만 더 먹고 싶을 때는 과감하게 수저를 놓는다. 정말 참을 수 없다면 이를 닦거나 헹군다. 이를 닦는 건 입맛을 떨어뜨리는 가장 좋은 방법. 또한 레몬이나 라임 같은 신 음식도 도움이 된다. 신맛은 혀의 신경 돌기에 영향을 줘서 단 음식에 관한 욕구를 억제하게 만든다. 또는 많이 씹어야 하는 질긴 야채를 입에 넣고 오물거리는 것도 효과적이다.

언제 먹을까?

다이어트를 할 때 언제 먹느냐는 얼마나 먹느냐 하는 점 못지 않게 중요하다. 같은 양의 음식을 먹더라도 폭식을 하거나, 잠들기 전에 많이 먹으면 뱃살 빼는데 큰 효과가 없다.

●●● 하루 세끼는 기본

다이어트의 기본은 밥을 주식으로 하는 것이다. 또 세끼를 꼬박 거르지 않고 끼니 때마다 챙겨 먹어야 한다. 다이어트를 한다고 밥을 남기거나 식사를 거르는 것은 아주 어리석은 행동이다.

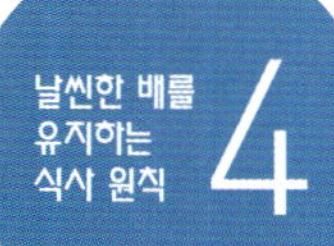

이렇게 밥을 강조하는 것은 우리 신체의 메커니즘 때문이다. 우리가 먹은 영양소 중 75%는 뇌와 자율 신경의 스테미너를 높이는 에너지원이 된다. 또 체온을 유지하는 데도 쓰이고 우리 몸을 구성하고 조직을 만드는 데도 쓰인다.

우리가 계속 다이어트를 할 수 있는지 없는지는 '뇌'에서 지배하게 되어 있는데 뇌를 움직이는 데는 위에서 언급한 것처럼 당질이 필수다. 따라서 매 끼니마다 당질을 섭취해야 한다.

한번 식사를 할 때 주먹 만큼의 밥이나 빵 한 조각은 꼭 먹어두자. 근육을 많이 움직이지 않는 사람이라면 롤빵 한 개나 주먹밥 한 개 정도가 적당하다.

아침에는 우유 한 잔이라도 마신다

다이어트에 있어서 아침 식사를 하는 것은 기본. 아침을 거르게 되면 점심을 폭식하게 되고, 살이 쉽게 찌는 체질로 변하기가 쉽다. 또한 아침 식사는 두뇌의 회전을 빠르게 해주고, 노화를 막아주므로 건강적인 측면에서도 아주 중요하다.

만약 아침을 먹는 것이 습관화되어 있지 않다면 간단하게 우유 한 잔이나 과일 등을 먹자. 아침이 든든해야 점심 폭식도 막을 수 있고 뱃살이 점점 불어 나는 것도 막을 수 있다.

저녁은 한 시간 전에 먹는다

다이어트를 성공시키기 위해서는 저녁 식사 타이밍이 가장 중요하다. 예를 들면 저녁 식사 후 2시간 안에 잠들던 습관을 3시간 정도 여유를 가진 뒤 자기만 해도 체중 컨트롤에 성공할 수 있는 것이다. 저녁 식사를 끝낸 후 바로 자지 않고 뭔가 좋아하는 일을 하면서 몸을 조금씩 움직여 주도록 하자.

6시 이후에는 금식한다

야식을 좋아하는 사람은 칼로리를 줄여 먹더라도 절대 살이 빠지지 않는다. 우리 몸은 저녁에 지방을 만드는 작용이 활발해진다. 그래서 다이어트를 하는 사람들에게 저녁 6시반 이후에 먹지 말라는 말이 생긴 것이다.

일이 너무 바빠서, 혹은 일찍 귀가하지 못할 때처럼 어쩔 수 없는 경우를 빼고는 저녁은 오히려 일찍 먹는 버릇을 기르자. 만약 늦게 먹을 수 밖에 없는 상황이라면 평소보다 식사량을 줄이거나 식이 음료를 마시도록 한다.

폭식은 일주일에 두 번 까지만 허용한다

얼떨결에 하고 후회하게 되는 폭식과 과식. 하지만 빈도만 조절할 수 있다면 너무 걱정할 필요는 없다. 우리 몸은 원래 필요 이상으로 많이 먹으면 열로 방출하는 분량을 그만큼 늘리도록 만들어져 있다.

이런 식으로 자동 조절기능이 작동되므로 과식을 한다고 바로 살찌는 것은 아니다. 그러므로 가끔 마음껏 먹는 행복은 즐겁게 누려도 괜찮다. 단, 연속되는 과식은 절대 금물이다.

낮잠이라도 자기 3~5시간 전에는 먹지 않는다

저녁 식사 후 바로 잠들면 쉽게 살찐다는 말은 점심 식사에도 통용된다. 밥이나 빵, 파스타 등의 탄수화물을 먹은 경우 혈중 인슐린의 수치는 식후 3시간까지 높아져 지방이 쉽게 축적되게 된다. 또 볶은 음식이나 튀김 등을 먹은 경우에는 식후 3~5시간 정도까지 카이로미크론이라고 불리는 혈중 지방의 농도가 가장 높아진다.

결론적으로 식후 3~5시간까지는 체지방이 가장 쉽게 축적되므로 이 시간대에는 잠을 자지 않도록 주의한다. 또 간식을 먹은 후 바로 자는 것도 좋지 않다.

혈액형으로 알아보는 내 몸에 맞는 식생활

A형

A형인 사람은 좋지 않은 식품만 억제해도 상당한 양의 체지방을 감소할 수 있다. A형에게 육류는 쉽게 지방으로 축적되어버린다. 그러므로 식물성 음식인 두부 등을 통해 단백질을 섭취해주고 야채나 쌀 등의 곡물을 균형적으로 섭취하도록 하자. 또한 유제품도 대사 효율을 나빠지게 하므로 피하는 것이 좋다.

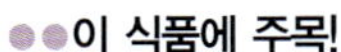

●●이 식품에 주목!

식물성 기름 _ 소화를 도와주며 부종을 없앤다.
콩 제품 _ 소화를 도와주며 대사도 빠르다.
야채 _ 대사를 높여 장의 기능을 활발하게 한다.
파인애플 _ 지방 연소를 촉진한다.

●●이 식품은 주의!

육류 _ 쉽게 소화되지 않아 지방으로 축적된다.
유제품 _ 영양소의 대사를 방해한다.
밀 _ 많이 먹으면 근육 조직을 산성으로 만들어 칼로리의 연소가 늦어진다.

O형

O형인 사람이 체중을 줄이기 위해서는 가능하면 곡류, 빵, 콩 제품은 먹지 말아야 한다. 우동이나 파스타, 라면 등은 다이어트 시기에는 피하도록 한다. 또한 O형은 위산이 많아 육류를 효율적으로 소화시킬 수 있는 능력이 탁월하지만 위산과다를 막기 위해 야채나 과일을 충분히 섭취해주는 것이 중요하다. 특히 비타민 K가 풍부한 브로콜리나 시금치를 먹으면 좋다.

●●이 식품에 주목!

쇠간 _ 비타민 B를 많이 함유하고 있으며 대사를 높여준다.
붉은 살코기 _ 효율적으로 대사한다.
어패류 _ 갑상선 호르몬의 분비를 촉진한다.

●●이 식품은 주의!

밀과 옥수수 _ 대사 효율을 저하시킨다.
양배추와 컬리플라워 _ 갑상선 호르몬의 분비를 방해한다.

B형

B형인 사람의 체중을 늘게 만드는 식품은 모두 대사를 저하시키는 것들로 이런 음식을 먹게 되면 피로와 부종을 쉽게 불러일으킨다. 하지만 B형은 거의 모든 유제품을 먹을 수 있는 유일한 혈액형이라는 점을 잘 기억하자. 유제품과 어패류 등을 통해 양질의 단백질을 보충해주고 소화흡수를 도와주는 올리브 오일도 많이 섭취하는 것이 좋다.

●●이 식품에 주목!

붉은 살코기, 쇠간, 계란, 푸른 채소

저지방 유제품 _ 대사효율을 올려준다.

●●이 식품은 주의!

닭고기, 옥수수, 땅콩

참깨 _ 대사를 저하시킨다.

메밀 _ 소화를 방해한다.

밀 _ 소화와 대사를 방해하여 연소되지 못하고 지방으로 축적된다.

AB형

AB형인 사람은 A형의 성질을 이어받았기 때문에 고기를 효율적으로 소화시킬 수 없다. 그러나 소량이라도 고기의 단백질을 섭취할 필요가 있으므로 야채나 두부, 유제품을 적절히 섞어 먹도록 하자. AB형인 경우 근육 조직이 알칼리성이 되어 있어야 칼로리를 연소시켜주므로 근육을 산성으로 만들어주는 밀은 피한다.

●●이 식품에 주목!

어패류

푸른 채소 _ 대사효율을 올려준다.

두부 _ 대사를 도와준다.

파인애플 _ 소화를 도와 장의 기능을 활발하게 한다.

●●이 식품은 주의!

메밀 _ 혈당치를 지나치게 내려준다.

밀 _ 칼로리가 효율적으로 연소되지 않는다.

붉은 살코기 _ 소화가 제대로 되지 않아 지방으로 축적된다.

복부 지방 날리는 일주일 식단표

	아침	간식	점심	간식	저녁
월	밥(2/3공기) 쑥국 계란찜(계란 2개) 김구이 김치	사과 큰 것 (1/2개)	비빔밥(밥 1공기)	크래커 (5개) 우유 (200ml)	밥(2/3공기) 미역국 닭살겨자무침(닭고기 80g) 양상추샐러드 (간장소스) 김치
화	식빵(1쪽) 계란프라이 (1개) 우유(200ml) 딸기 (10개)		김치볶음밥(2/3공기) 시금치된장국 연두부찜 (150g) 달래무침 김치	인절미 (3개) 녹차	밥(2/3공기) 된장찌개 고등어조림 작은것 (1토막) 오이나물 김치
수	밥(2/3공기) 무다시마국 쇠고기버섯볶음(쇠고기 40g) 호박나물 김치		칼국수(1인분) 김치	바나나 (1개)	밥(2/3공기) 순두부찌개 (순두부 100g) 시금치 나물 멸치볶음(멸치 15g) 김치
목	치즈샌드위치 식빵(2쪽) 슬라이스치즈(1장) 당근·오이 우유(200ml)		밥(2/3공기) 설렁탕(기름기 제거한 것) 깍두기		밥(2/3공기) 동태매운탕 (동태 2토막) 두릅나물 김치
금	밥(2/3공기) 실파장국 두부조림(두부 1/6모) 도라지생채 김치		국수장국(1인분) 토마토(큰 것 1개)		두유(200ml) 회덮밥 (2/3공기)
토	모닝빵(2개) 우유 (200ml) 양상추샐러드 키위(2개)		밥(2/3공기) 불고기(고기 40g) 물미역무침 상추쌈 김치	요구르트 (65ml)	밥(2/3공기) 느타리쇠고 기국 오징어숙회(오징어 50g) 무생채 김치
일	바케트빵(2쪽) 우유 (200ml) 오렌지(1개)		햄버거(1개) 다이어트콜라(1컵) 콘슬로우(1개)		밥(2/3공기) 곤약무국 꽃게찜(1마리) 콩나물무침 김치

생활 속 T.P.O 복근 스트레칭

특별히 시간을 내서 운동을 하는 것보다 운동하는 습관을 아예 몸에 익히는 것이
뱃살을 빼는데 더 효과적이다. 특히 T.P.O 스트레칭은 어떤 장소에 있건
응용할 수 있어 항상 날씬한 복부를 유지하는데 도움이 된다.

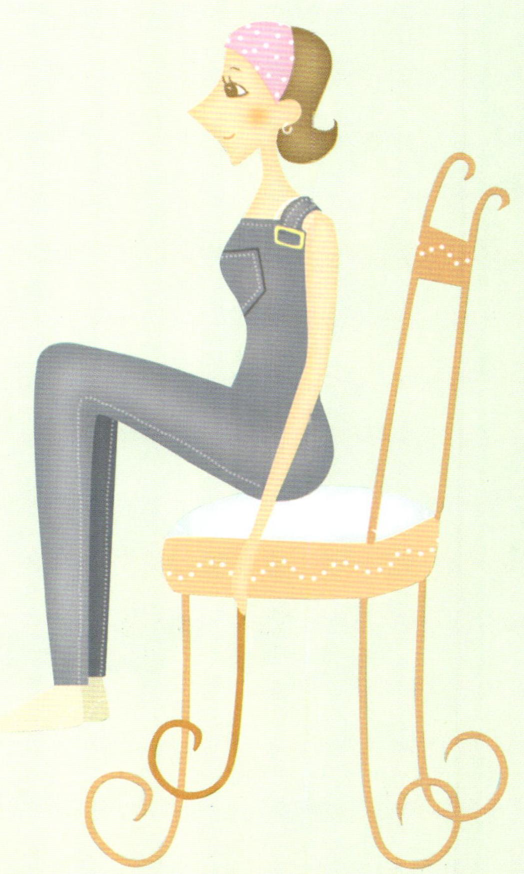

chapter 2

①
Time
아침에 일어나서

②
Time
출근하면서

③
Time
잠자기 전

④
Place
회사에서

⑤
Place
지하철에서

⑥
Place
거실에서

⑦
Occasion
목욕할 때

⑧
Occasion
TV 볼 때

Time_ 아침에 일어나서

하루를 시작하는 아침. 밤사이 쓰지 않아 뭉쳐있었던 근육들이 다시 활동하게 되는 때이므로 부드럽게 근육을 풀어주는 것이 중요하다. 시간이 없을 때는 간단하게 해도 효과적이다.

허리 펴기

아침에 잠에서 깬 후 바로 일어나지 말고 간단한 스트레칭을 해보자. 우선 천장을 보고 누운 채 무릎을 구부려 가슴 앞까지 들어올린다. 그런 다음 양손으로 무릎을 꽉 잡고 몸을 위 아래로 흔들어주자.

자는 동안 굳어졌던 허리가 금방 펴지면서 상쾌한 기분으로 잠자리에서 일어날 수 있다.

복근과 양쪽 허리를 쭉 펴주는 효과가 있다.

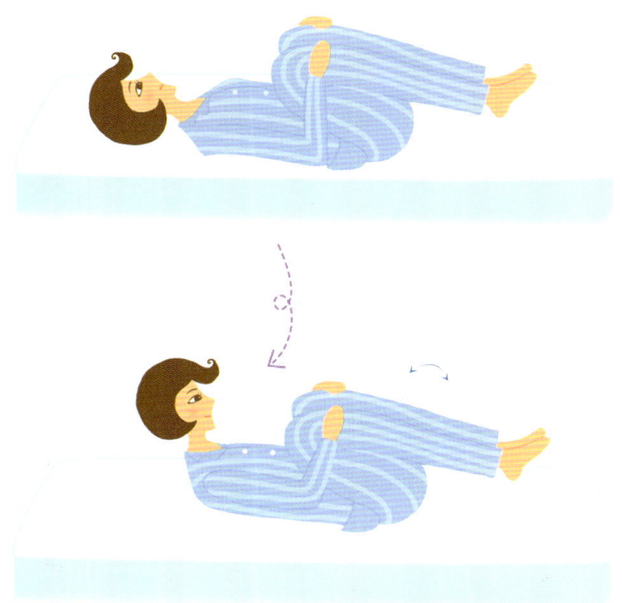

옆구리 스트레칭

허리를 펴주는 스트레칭을 한 후, 그대로 일어나지 말고 옆구리도 펴주자. 우선 무릎을 세운 채 다리를 옆으로 눕혀 허리를 쫙 펴준다. 이때 얼굴을 무릎이 향한 쪽과 반대쪽으로 향하게 하면 더욱 효과적이다. 왼쪽과 오른쪽 모두 기분 좋은 정도로만 실시한다.

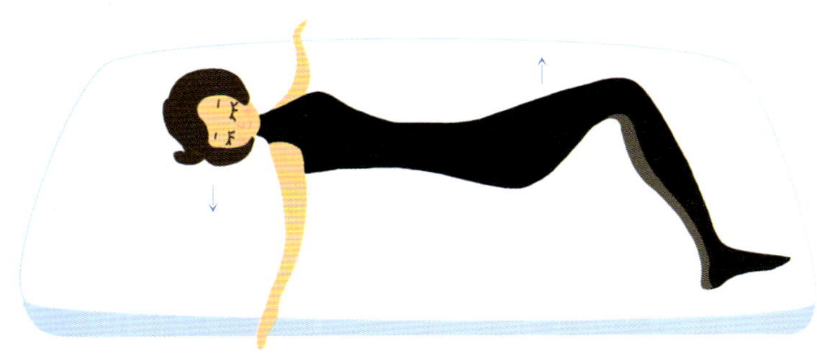

허리 비틀기

이를 닦는 틈을 이용해 허리를 비틀어보자. 거울에 등을 향하게 하고 칫솔을 든 오른손의 팔꿈치를 높이 들어 올리는 것이 기본 자세. 좌우 번갈아 비틀기를 반복하고 비튼 쪽의 옆구리 살을 힘껏 잡고 몇 초 동안 유지한다.

좌우로 비틀어 1회, 배를 들어가게 해서 심호흡 3~5회 실시.

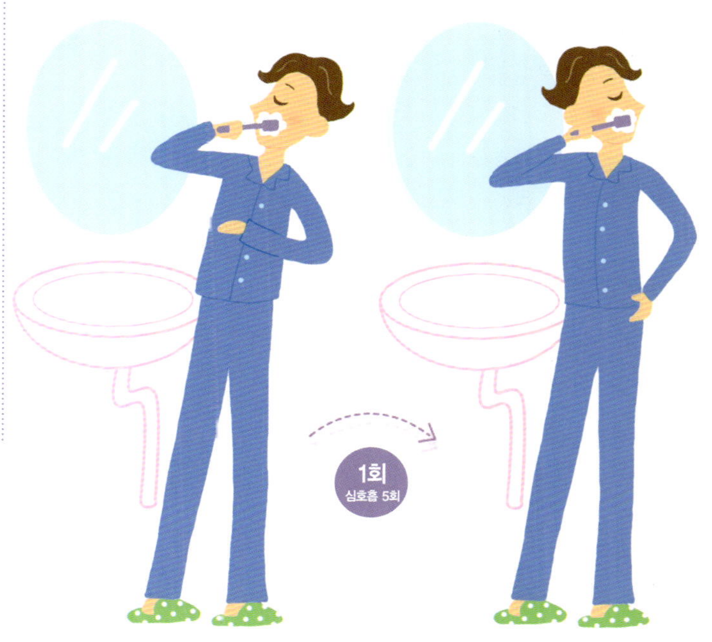

기지개로
옆구리 펴기

세수를 한 후 타월을 이용해 스트레칭을 한다. 우선 다리를 가볍게 벌리고 서서 타월을 들고 양팔을 위로 올린다. 그리고 가슴 가득히 공기를 집어넣는 호흡법을 하면서 배를 집어넣는다.

그대로 골반을 옆으로 빼고 상체를 최대한 옆으로 기울여서 이 자세로 심호흡을 3번 한다.

반대쪽도 같이 해서 좌우 각 1회씩 하면 효과적이다.

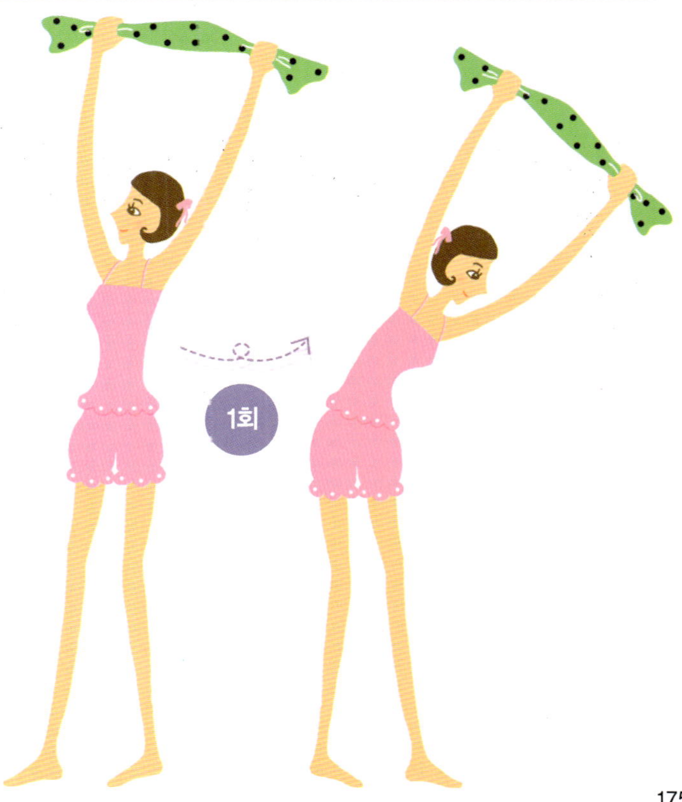

Time_출·퇴근하면서

매일 출·퇴근하는 시간만 잘 이용해도 충분히 운동을 할 수 있다. 지하철이나 버스를 이용한다면 걷는 시간을 활용할 수 있고, 자가용으로 출근을 한다면 주차장까지 걸으면서 운동을 할 수 있다.

▼ 활동적으로 걷기

출·퇴근하면서 걸을 때는 좀 더 활동적으로 움직여 보자. 우선 한쪽 다리를 높게 올린 후 올린 무릎에 반대쪽 팔꿈치를 댄다. 여섯 걸음 정도 걸은 후에는 반대쪽 다리를 올려 교대로 실시한다. 5세트 정도 실시한 후 그냥 걷다가 다시 여섯 걸음 후에 한 번씩 해 주면 허리 운동에 효과가 좋다.

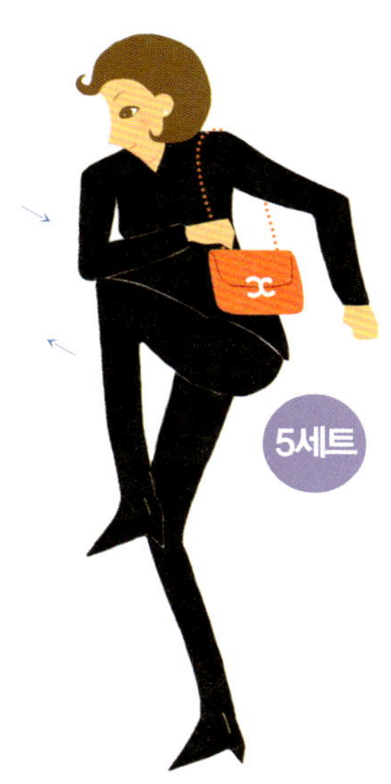

▼ 허벅지 들어 주기

뱃살을 빼기 위해서는 항상 가볍게 걸으면서 지방을 분해시켜야 하는데, 걷는 자세만 잘 잡으면 걷는 것만으로도 훌륭한 복근 운동이 될 수 있다.

걸을 때는 허벅지를 들어올리면서 걸어보자. 복부 근육을 쫙 편 상태에서 허벅지를 들어올릴 수 있는 높이가 좋으며, 익숙해지면 올린 무릎을 손으로 가볍게 치면서 걷는 것도 좋다. 그런 후 다시 자연스럽게 걷는다. 최소한 30초에 1세트 정도 실시한다.

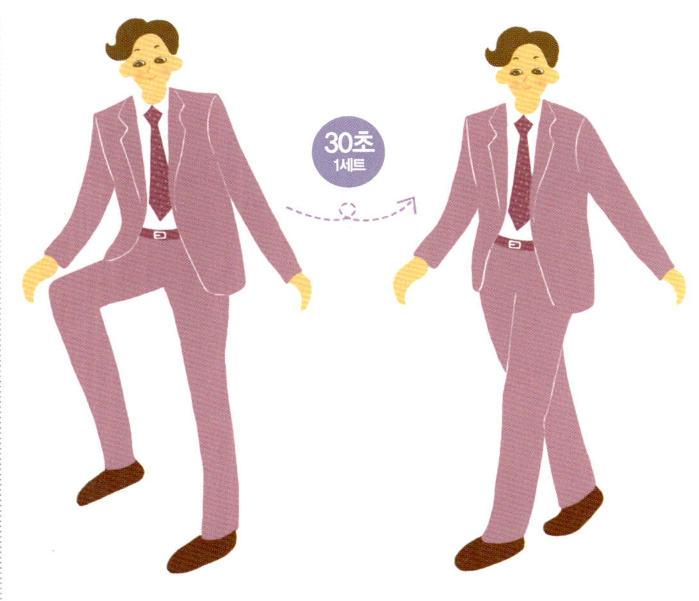

발차기로
근육 펴주기

퇴근길 집 앞에 거의 도착할 무렵
하면 좋다. 우선 몸을 앞으로 구
부린 후 뒤쪽 허벅지와 엉덩이를
스트레칭 한 후 천천히 올린다.
그런 다음 무릎을 가슴 쪽으로 들
어올려 앞으로 발차기를 한 후 대
각선 앞쪽으로 발을 찬다. 이 동
작은 복근을 강화해 줄 뿐 아니라
전신 운동으로도 매우 효과적이
다. 단, 허리가 좋지 않거나 요통
이 있는 경우는 주의하도록.

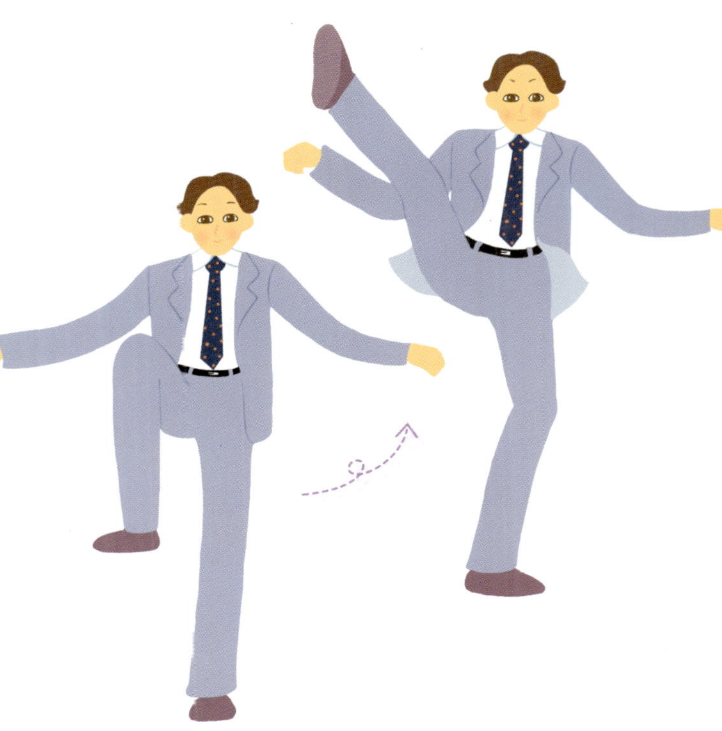

배에 힘주고
빠르게 걷기

걸을 때는 빠른 걸음으로 걷는 것
이 복근 단련에 효과적이다. 이때
는 자신이 공중에 매달려 있다고
생각하며 가벼운 발걸음으로 등
을 쭉 펴고 걷는다. 그리고 배를
힘껏 집어넣고 살짝 비스듬하게
앞을 향해 걸어가면 훨씬 경쾌하
게 걸을 수 있을 뿐 아니라 걸음
속도도 빨라진다.

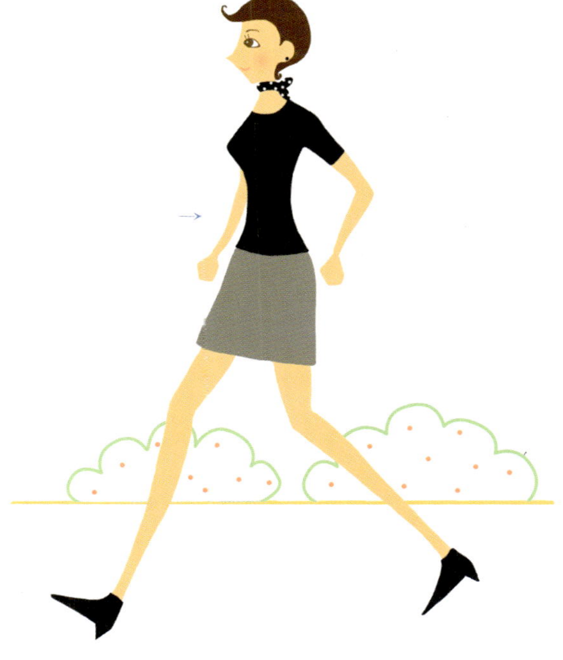

Time_ 잠자기 전

하루 일과를 모두 마치고 편안하게 휴식을 취하는 시간. 하루 종일 움츠리고 있었던 몸을 가볍게 풀어주고 잠자리에 들자. 피로도 말끔하게 풀릴 뿐 아니라 잠도 훨씬 잘 온다.

허리 피로 풀기

잠이 들기 전 양팔을 넓게 벌리고 침대에 누워 한쪽 다리는 쭉 펴고 다른 한쪽은 무릎을 세워 준다. 그리고 세운 무릎을 잡고 뻗은 다리 쪽으로 천천히 눕혀준다. 이때 너무 아프거나 근육이 심하게 당기면 무리하지 말고 시원한 기분이 들 정도로만 눕히는 것이 좋다. 옆구리에서 등까지 시원해지는 느낌이 오면 반대쪽도 같은 방법으로 실시한다.

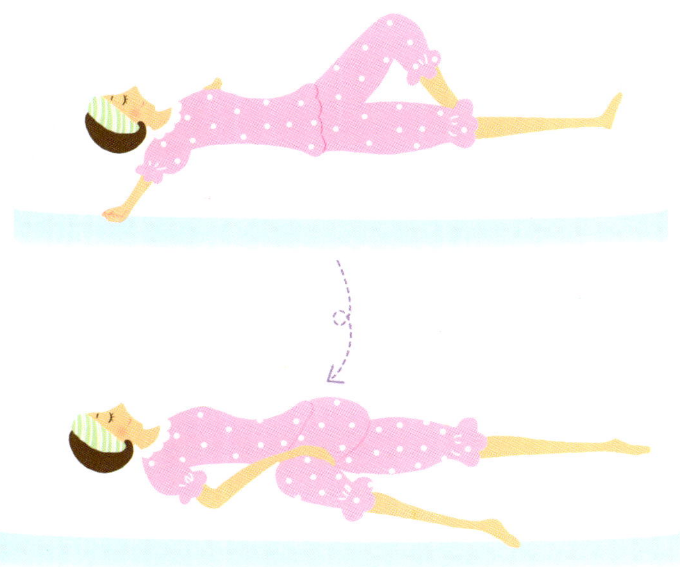

기본 허리 단련

한쪽 무릎을 세우고 허리를 쭉 편 상태로 침대에 앉는다. 그 상태에서 상체를 틀어 오른쪽 손바닥으로 왼쪽 발목 바깥쪽을 잡고 팔꿈치를 편 후 스트레칭 한다.

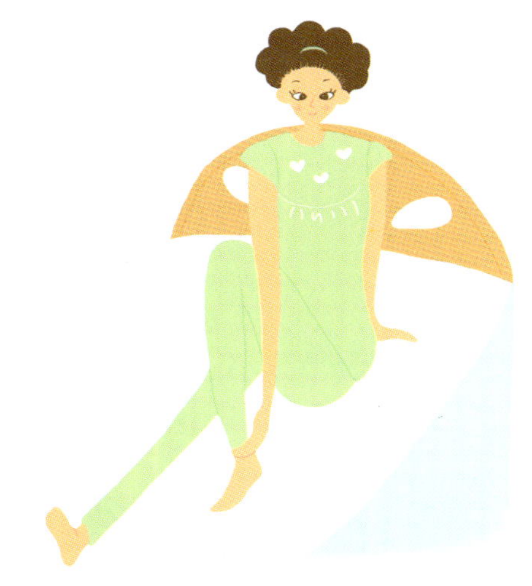

팔과 다리 동시에 들기

침대에 누워 팔을 머리 위로 올려 펴고 다리는 대(大)자로 벌린다. 그 상태에서 다리와 팔을 동시에 올려 만세 자세를 취한다. 팔을 올릴 때는 어깨까지 같이 올리는 것이 포인트. 배에 힘을 주고 팔과 다리를 힘주어 올린 후 8초 정도 그 상태를 유지한다. 2세트 실시.

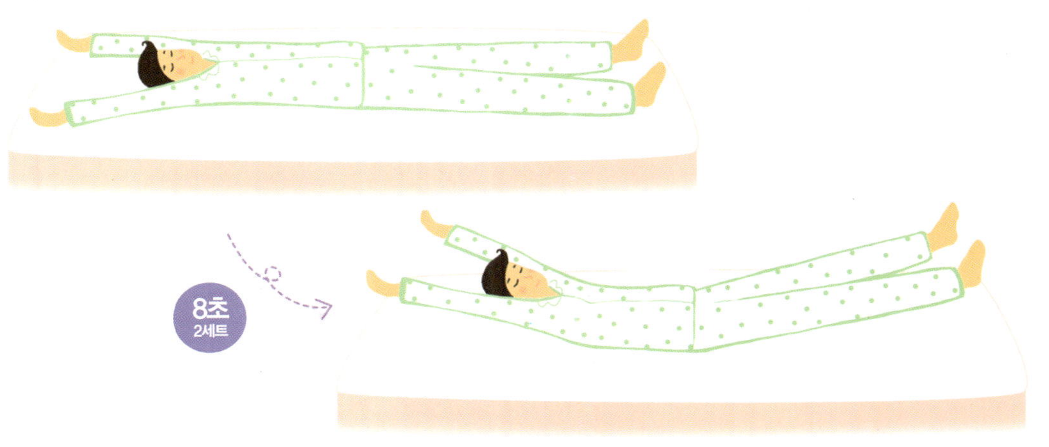

복근과 등 단련

침대에 엎드리고 누워 팔은 머리 위로, 다리를 아래로 쭉 뻗는다. 그런 다음 전체적으로 'X' 자 모양이 되게 왼쪽 팔과 오른쪽 다리를 들어 올린다. 이때 무릎은 곧게 뻗고 손과 발이 같은 높이가 되도록 올린다. 반대쪽도 같은 방법으로 8번씩 2세트 실시한다.

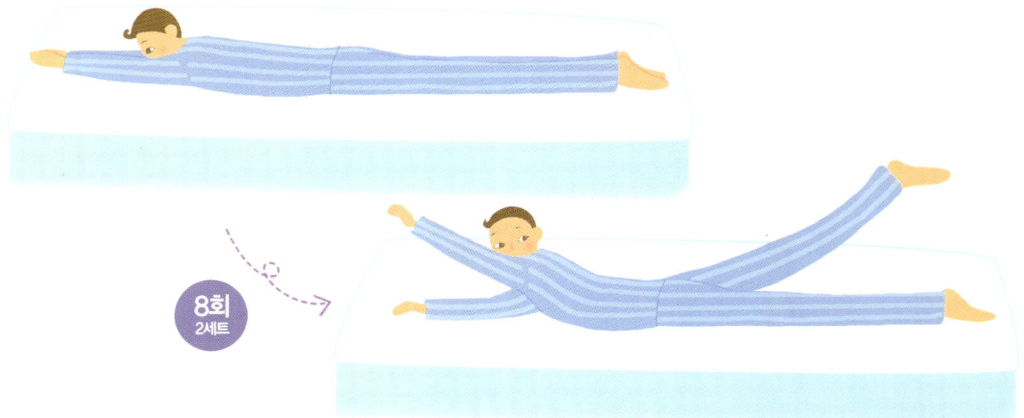

Place_ 회사에서

하루의 대부분을 보내게 되는 회사. 특히 책상에만 계속 앉아 있는 직업인 경우에는 뱃살이 쉽게 찔 수 있다. 1시간에 한 번씩 일어나서 기지개를 펴주거나 바른 자세를 유지해 탄력있는 복부를 만들어보자.

허리를 세워 의자에 앉기

의자에 앉아 일을 할 때 앉아 있는 자세만 잘 잡아도 날씬한 복근을 만들 수 있다. 우선 엉덩이를 의자에 깊숙이 넣고 앉아 허리를 편다. 이때 배에 힘이 들어가게 되는데 이 상태에서 일을 하면 척추도 올바르게 되고 복근도 단련할 수 있다.

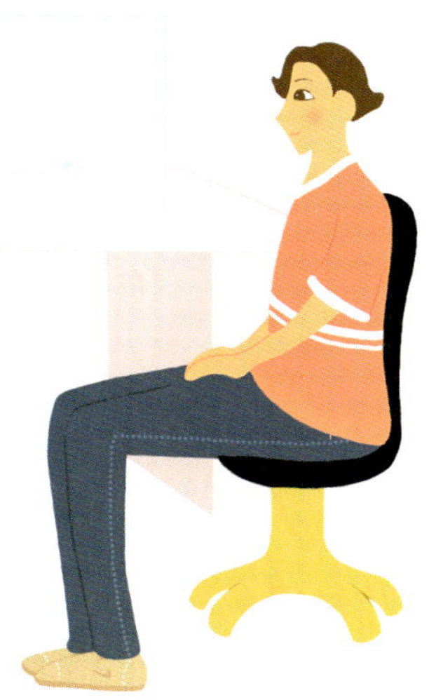

어깨 뒤로 젖히기

의자에 앉을 때 의자 등받이에 기대지 말고 허리를 펴고 앉는다. 그 상태에서 양팔을 뒤로 돌려서 견갑골을 붙이는 느낌으로 뒤로 젖혀 준다.

배 집어넣고 좌우로 비틀기

복사를 할 때는 자세를 바르게 하고 배를 집어넣으면서 좌우로 비틀어 준다. 간단한 동작이지만 복부 근육을 단련시키는 데 좋다.

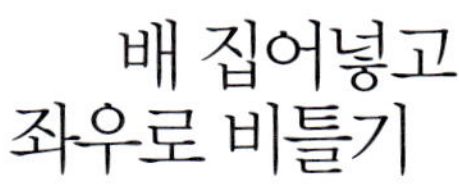
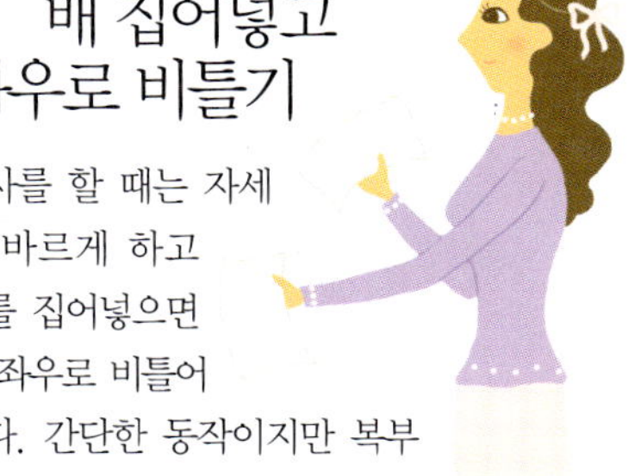

의자를 이용한 트위스트

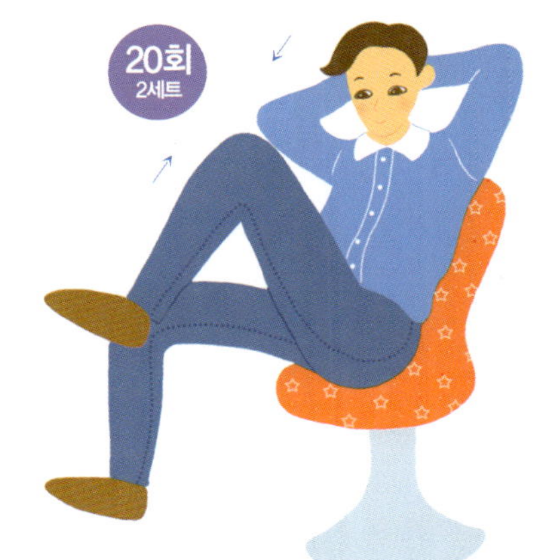

의자에 엉덩이를 살짝 걸치고 앉아 팔을 머리 뒤쪽으로 넘겨 깍지를 낀다. 왼쪽 무릎을 상체 높이로 올린 후 깍지 낀 오른쪽 팔꿈치와 맞닿게 한다. 천천히 리듬감있게 들어 올리면서 크게 심호흡한다.
반대쪽 다리로 교대로 20번씩 2세트 실시. 점차 익숙해지면 양쪽 다리를 모두 올리면서 해도 좋다.

의자잡고 다리 들어올리기

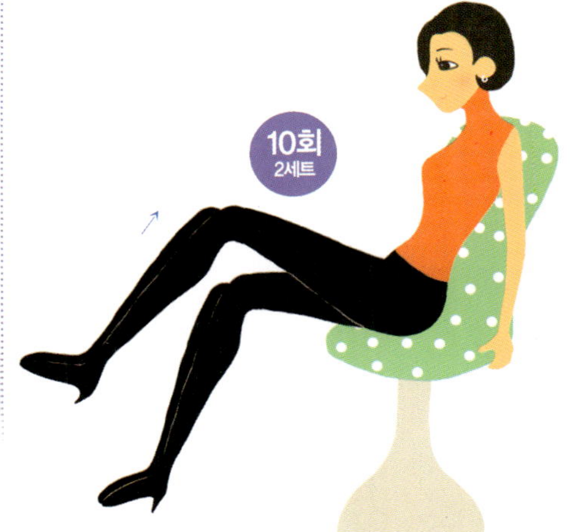

일을 하다 잠시 휴식을 취할 때 하면 좋은 동작. 의자에 깊숙이 앉지 말고 엉덩이를 살짝 걸치고 앉아 양손으로 의자 가장자리를 잡고 몸을 지탱한다. 그런 다음 양쪽 다리를 들어 올려 무릎을 굽혀 가슴 쪽으로 당겨준다.
높게 들어올릴 필요는 없으며 배에 힘이 들어갈 정도면 된다. 가슴으로 당겼다가 천천히 밑으로 내려준다. 너무 힘들면 한쪽 다리씩 번갈아 가면서 10번씩 2세트 실시한다.

책상을 이용한 스트레칭

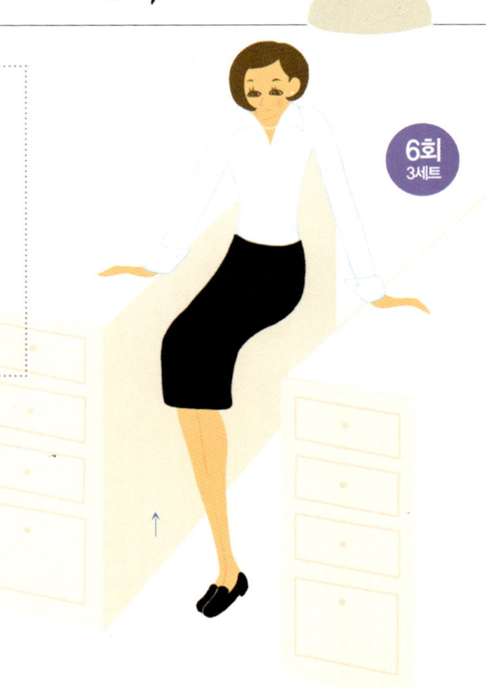

책상 2개만 있으면 가능한 복근 트레이닝. 책상과 책상 사이에 서서 양쪽 책상을 짚고 팔에 힘을 준 후 천천히 다리를 들어올린다. 이때 무릎을 약간 굽혀 가슴 쪽으로 들어올리는데, 몸을 동그랗게 한다는 느낌으로 천천히 숨을 내쉬면서 들어 올리면 한결 쉽다. 6번씩 3세트 반복한다.

Place_ 지하철에서

지하철은 의외로 운동하기 좋은 장소이다. 에스컬레이터 대신 층계를 이용하거나, 의자에 앉지 말고 바른 자세로 서 있는 등 마음만 먹으면 얼마든지 운동을 할 수 있다.

지하철을 기다리면서

승강장에서 지하철을 기다리면서도 뱃살을 뺄 수 있다. 우선 서 있을 때 중심을 양쪽 발에 똑같이 주고 서서 가슴을 활짝 펴고 한 손을 배에 갖다 댄다. 그런 다음 발끝에 힘을 주면 배에 힘이 들어가게 되는데, 한 번 힘을 주고 난 후 풀어준다. 지하철이 올 때까지 반복한다.

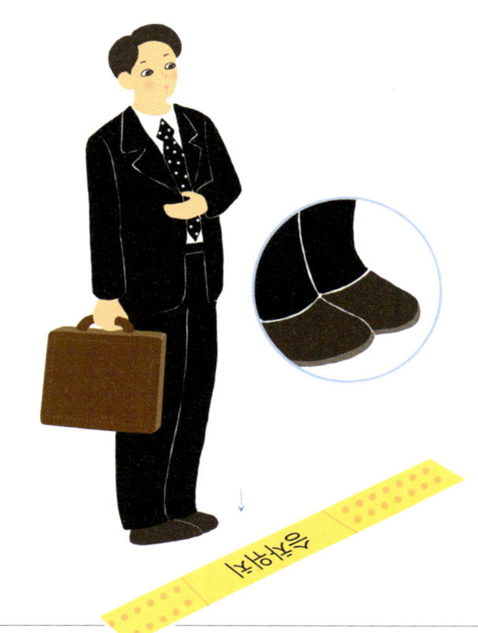

지하철 의자에 앉아서

의자에 앉아 있을 때도 조금씩 복근 트레이닝을 해보자. 허리와 가슴을 쭉 펴고 의자에 깊숙이 앉아 발을 바닥에서 3cm 정도 올린 상태를 유지한다. 이때 배에 힘을 주고 잠깐 호흡을 멈추는 것이 더 효과적이다. 너무 힘이 들면 한쪽 발씩 번갈아 가면서 하는 것도 괜찮다.

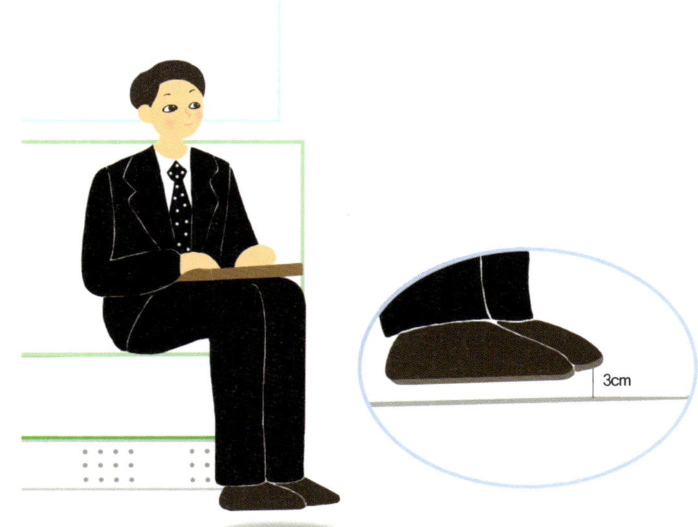

배에 힘주고 서기

지하철에 서 있을 때도 항상 배를 집어넣는 호흡법을 하는 것이 좋다. 이 호흡법이 몸에 익숙해지면 뱃살 제거와 힙 업에도 아주 효과적이다. 또한 언제 어디서라도 생각날 때마다 할 수 있으므로 편하다.

계단을 오르내릴 때

엘리베이터를 타지 않고 계단을 이용하면 다리와 허리를 단련할 수 있는데, 조금만 신경을 쓰면 복근도 단련할 수 있다. 우선 계단에 발을 올릴 때마다 무릎을 충분히 올린 후 내리고, 계단 하나하나 조심스럽게 오른다. 이때 허리를 펴고 배에 힘을 주면 효과가 더 커진다.

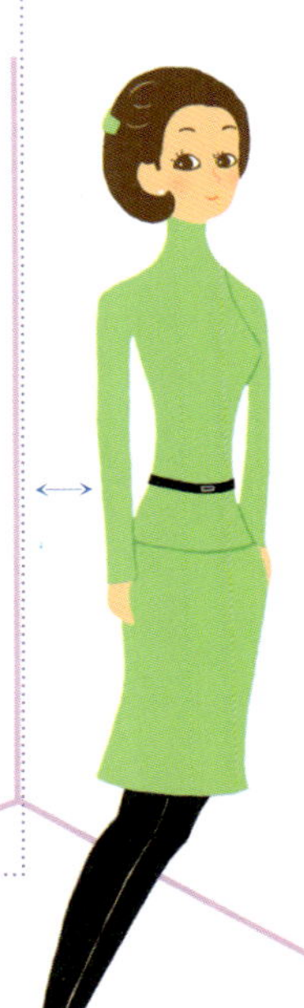

지하철 계단 오르기

바쁜 출근길에는 생각처럼 복근을 신경써서 계단을 오르내리기가 힘들다. 이럴 때는 빠르게 계단을 오르내리는 방법으로 복근을 단련하자. 계단을 밟아 올라갈 때마다 다리보다도 가슴을 먼저 앞으로 내미는 기분으로 끌어올리듯이 올라간다.

지하철 문을 이용한 스트레칭

지하철 문이나 벽에 기대어 하는 스트레칭으로 벽에서 한 발자국 정도 떨어져 벽에 기댄다. 벽에 기댈 때 처음에는 한쪽 어깨에서 허리까지만 벽에 기대었다가 허리만 바깥쪽으로 쭉 뺀다. 그런 다음 다시 처음으로 돌아가 동작을 반복한다. 허리를 트레이닝 하는 운동으로 옆구리를 조여주는 효과가 있다. 한쪽이 끝나면 반대편도 같은 방법으로 실시.

Place_ 거실에서

저녁을 먹은 후 거실에서 간단하게 하기 좋은 스트레칭. 저녁 식사 후 자리에 바로 눕지 말고 가족들과 이야기를 나누면서 실시해보자. 소화도 잘 되며 복부에 살이 찌는 것을 막아준다.

누웠다 일어나기

거실에 누워서 하는 가벼운 복근 운동. 우선 만세 자세로 누운 후 손바닥이 하늘을 향하게 하고 무릎을 살짝 세워준다. 그런 다음 손에 반동을 주면서 일어난다. 이때 천천히 일어나면 힘은 들지만 효과는 좋다.

다시 누울 때는 허리에서 목까지 등뼈를 하나하나 바닥에 댄다는 생각으로 처음으로 돌아온다. 복근이 약한 사람에게 효과적인 운동으로 8번씩 3세트 실시한다.

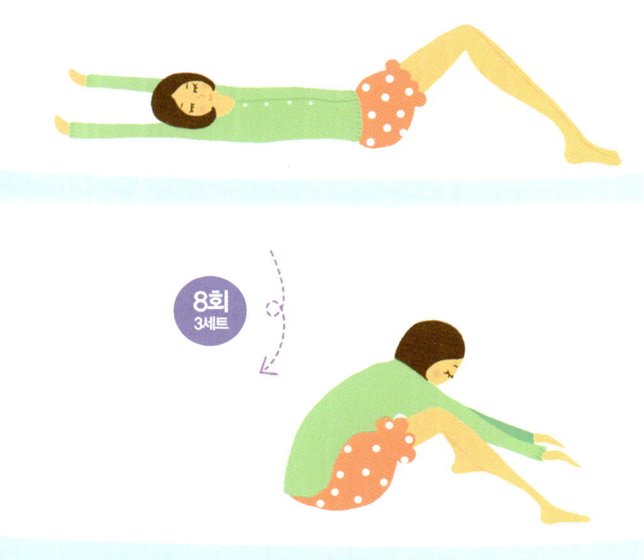

하복부를 날씬하게

거실에 대(大)자로 누운 후 다리만 천장으로 쭉 뻗는다. 그 상태에서 무릎이 굽혀지거나 다리가 휘어지지 않게 천천히 다리를 벌린다. 이때 양쪽으로 벌린 손으로 균형을 잡고 하복부에 힘을 주어 무너지지 않게 한다. 하복부는 물론, 허벅지까지 날씬하게 하는 효과가 있다. 10번씩 2세트 반복한다.

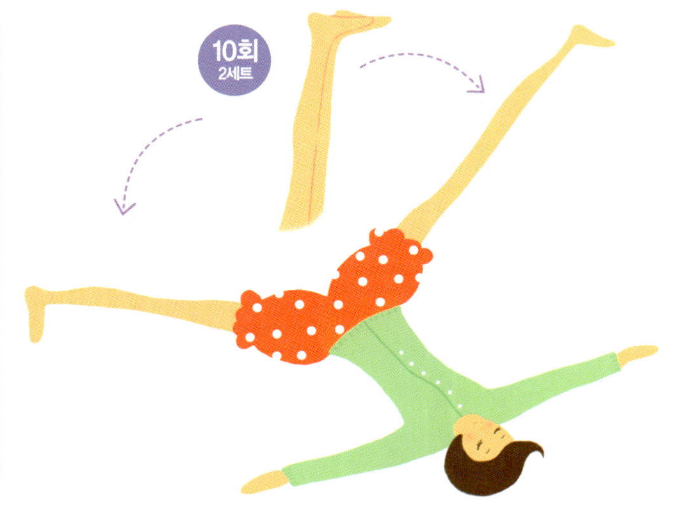

소파에서 하는 복근 스트레칭

손을 머리 뒤로 넘겨 깍지를 끼고 무릎을 세워 눕는다. 그 상태에서 상체를 살짝 들어올린 후 자전거 페달을 밟듯이 발을 돌린다. 이때 들어올린 무릎과 반대쪽 팔꿈치가 같도록 상체를 틀면서 실시하면 옆구리도 날씬해지는 효과가 있다.

거실 바닥이 딱딱해 너무 아프면 카펫이나 소파에서 하는 것도 좋다. 12번씩 3세트 실시.

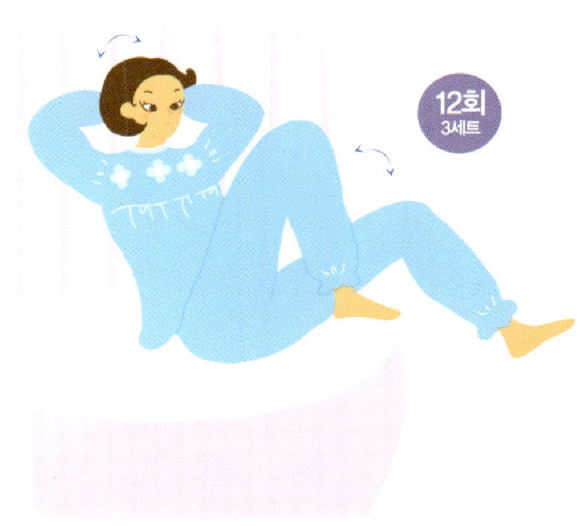

누워서 무릎 껴안기

바닥에 편안하게 누운 상태에서 무릎을 굽혀 양쪽 팔로 무릎을 껴안는다. 상체를 일으키면서 무릎을 세게 껴안고 상체를 일으킨 상태에서 조금 멈춘다. 그리고 천천히 다시 상체를 눕히기를 반복, 좌우 모두 6번씩 2세트 실시한다.

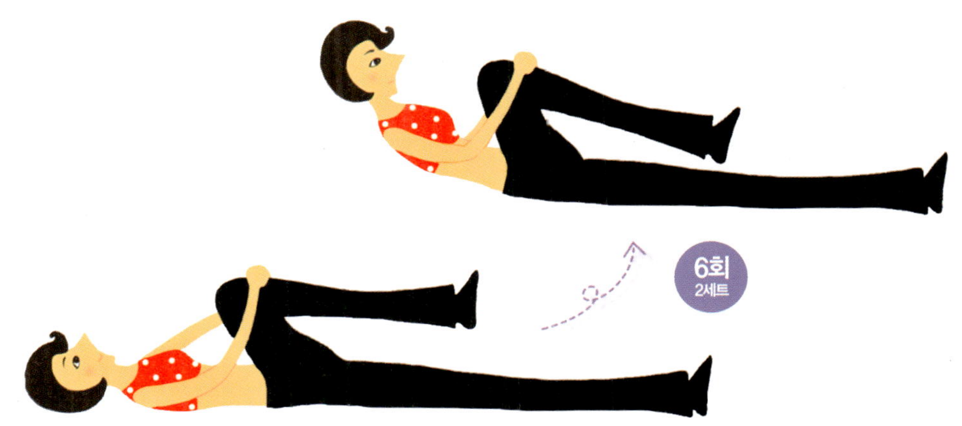

Occasion_ 목욕할 때

욕조 안에서는 부력으로 인해 몸을 쉽게 움직일 수 있고, 근육도 부드러워져 운동 효과가 높아진다. 또한 피로회복에도 효과적인데, 대중 목욕탕보다는 집 욕조를 이용하는 것이 더 좋다.

편안하게 근육 풀기

욕조에 몸을 담근 후 기분 좋게 복근을 스트레칭 한다. 우선 욕조에 몸을 담그고 견갑골 아랫부분을 욕조 가장자리에 대고 세게 누르면서 가슴과 배를 앞으로 내민다. 팔꿈치는 욕조에 걸쳐 몸을 지탱해주고 머리를 뒤로 젖혀 등도 부드럽게 스트레칭 한다.

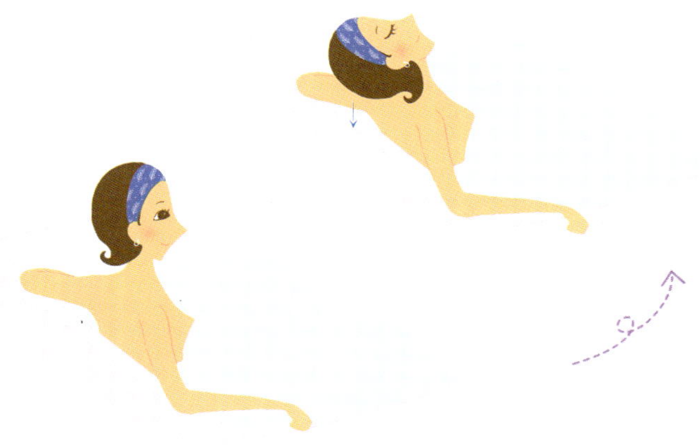

욕조 안에서 다리 올리기

욕조에 앉아서 하는 스트레칭. 욕조에 무릎을 세우고 앉아서 등을 욕조 한쪽 면에 붙이고, 욕조 가장자리를 잡거나 양손을 바닥에 댄다. 이 상태에서 무릎을 가슴 가까이에 댄 후 무릎을 펴는데, 다리가 물 밖으로 나오면 다리가 무거워진다.
다리가 무거워도 가능하면 무릎을 굽히지 말고 그대로 편 상태로 처음으로 되돌아온다.

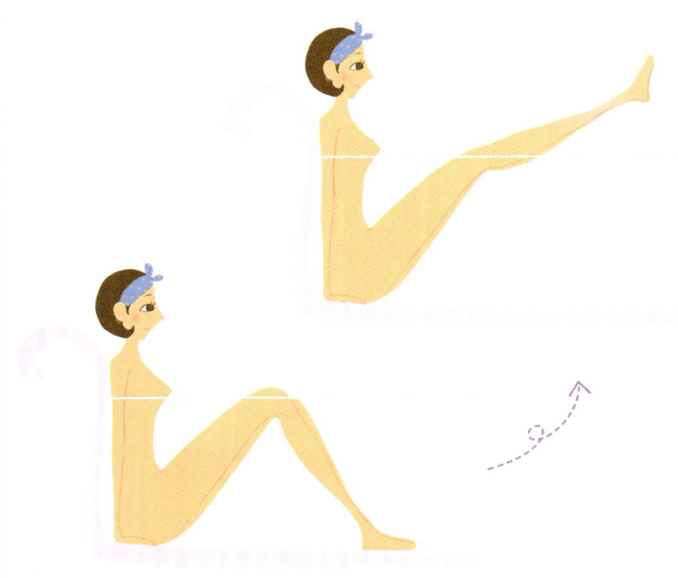

허리를 유연하게

욕조 안에 한쪽 무릎을 세우고 앉은 후 세운 무릎 쪽
으로 상체를 비틀어보자. 욕조가 넓다면 가장 자리에 손을
받치고 스트레칭을 하거나 반대쪽 팔꿈치로 무릎을 눌러
준다. 부력이 있으므로 평소보다 몸을 더 활짝 펴준다.

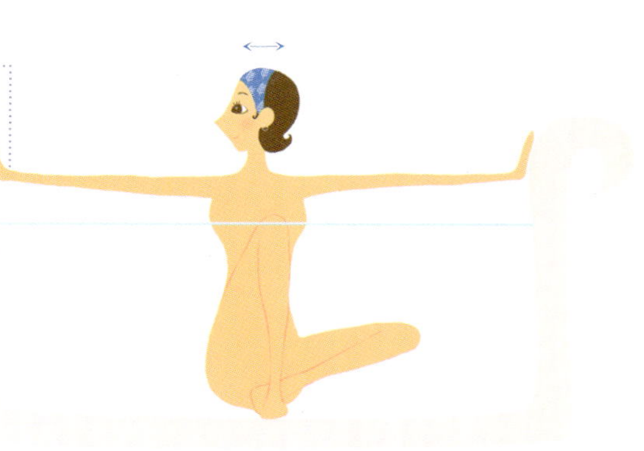

부력을 이용한 스트레칭

평소에 복근을 운동을 잘 하지 못한 사람이나 복근이 약한
사람은 부력을 이용해 복근 운동을 해보자.
우선 욕조 안에서 무릎을 꿇고 앉은 후 양쪽 팔을 욕
조에 걸쳐 몸을 지탱한다. 시선은 배꼽을 보듯 머리를
숙이고 배를 둥글게 말면서 천천히 다리를 바닥에서
띄워본다. 많이 올리지는 않아도 되지만 배에 힘이 들
어간 것을 느껴보자. 다리를 띄운 채 잠깐 숨을 멈추
었다가 다시 바닥으로 내려온다.

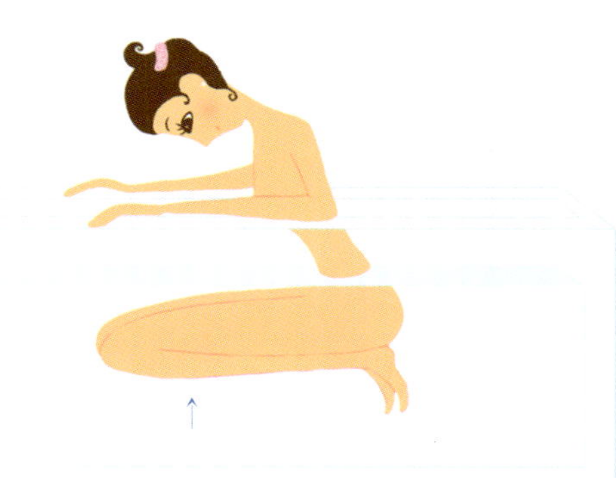

물 속에서 허리 비틀기

욕조에 몸을 담그고 욕조 가장자리를 손으로 잡아 몸을 지탱
한다. 그 상태에서 물이 허리 아래까지 잠기게 한 후 좌우로
허리를 비트는데 복근에 힘이 들어가도록 허벅지를 끌어당
겨서 실시한다. 좌우로 흔드는 것이 익숙해지면 앞뒤로도 흔
들어 본다.

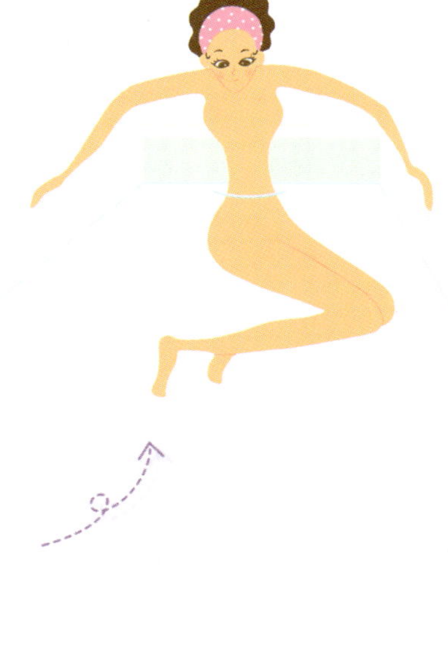

Occasion_TV 볼 때

방이나 거실에서 TV를 볼 때 멍하니 보지말고 운동을 하면서 뱃살을 날려보자. 복근 운동이 익숙하지 않으면 처음에는 힘들 수도 있지만 몸에 익숙해지면 한 프로그램이 끝날 때까지 계속 할 수 있다는 장점이 있다.

무릎 세우고 윗몸 일으키기

한 프로그램이 끝나면 광고하는 시간을 이용해보자. 무릎을 세우고 바닥에 앉아 천천히 상체를 뒤로 젖혀 바닥에 눕는다. 처음에는 배가 부들부들 떨리고 힘이 들 것이다. 너무 힘이 들면 상체를 조금만 일으키고 점차 익숙해지면 상체가 사선으로 될 상태를 잠시 유지해 본다.

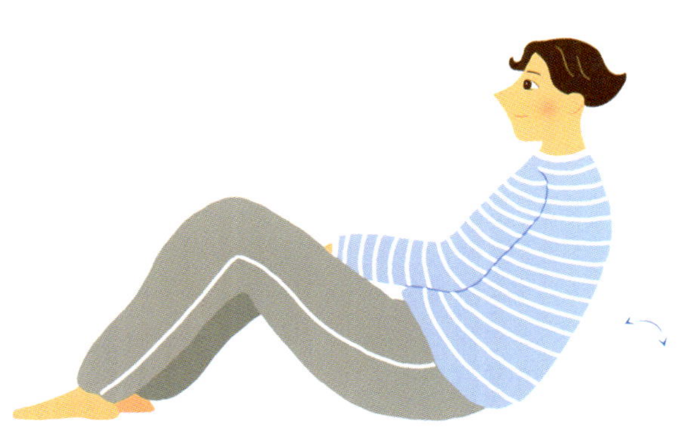

등받이 의자를 이용한 허리 단련

등받이가 있는 의자에 앉아 상체를 틀어 양손으로 등받이를 잡는다. 등받이를 잡은 손에 힘을 주고 상체를 비튼 쪽과 반대쪽 허벅지를 들어 올린다. 가능하면 두 발을 모두 올리는 것이 좋으며 다리를 올린 상태를 잠깐동안 유지하도록 한다.

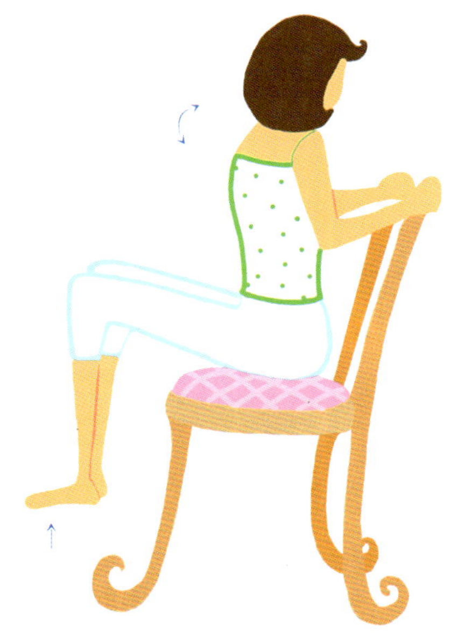

몸 굴려서
지방 없애기 I

바닥에 누워 양팔을 좌우로 쫙 펴서 몸을 지탱한다. 그런 다음 허리와 무릎을 직각으로 구부린 후 복근을 이용해 좌우로 다리를 움직인다. 배에 힘이 들어가는 것을 느끼면서 천천히 동작을 하면 훨씬 더 효과적이다. 8번씩 3세트 실시하며, 마지막에는 전신을 풀어준다.

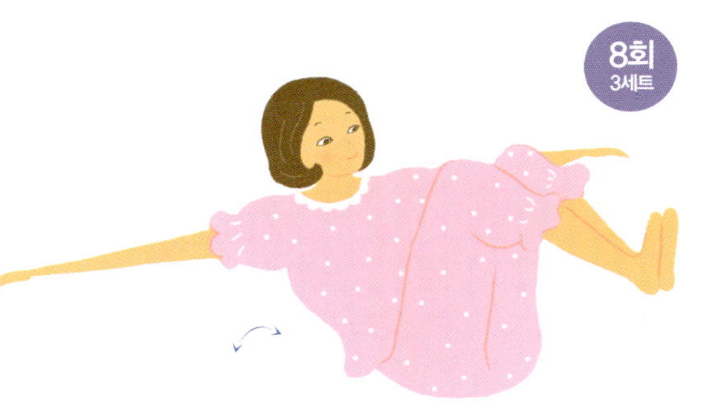

몸 굴려서
지방 없애기 II

TV를 보면서 할 수 있는 간단한 동작. 누워서 다리를 높게 들어올려 뒤로 구른 다음 허리로 지탱해 무릎을 감싸안고 몸을 일으킨다. 이 동작은 복부 전체를 조여주고 척추가 굽은 것을 개선해 주는 효과가 있다.

이때 발이 바닥에 닿지 않도록 주의하는데, 발이 바닥에서 살짝 떨어진 정도에서 멈춘다.

또한 몸을 일으킬 때도 상체를 움직여서 일어나는 것이 아니라 복근을 사용하여 일어나야 한다. 반드시 복근을 사용하여 처음에는 한 번만 한다. 익숙해지면 3~5회를 목표로 한다.

다리를 뒤로 젖힐 때 호흡법으로 배를 들어가게 하면 좋은데, 불가능한 사람은 엉덩이 밑에 쿠션을 깔아도 된다.

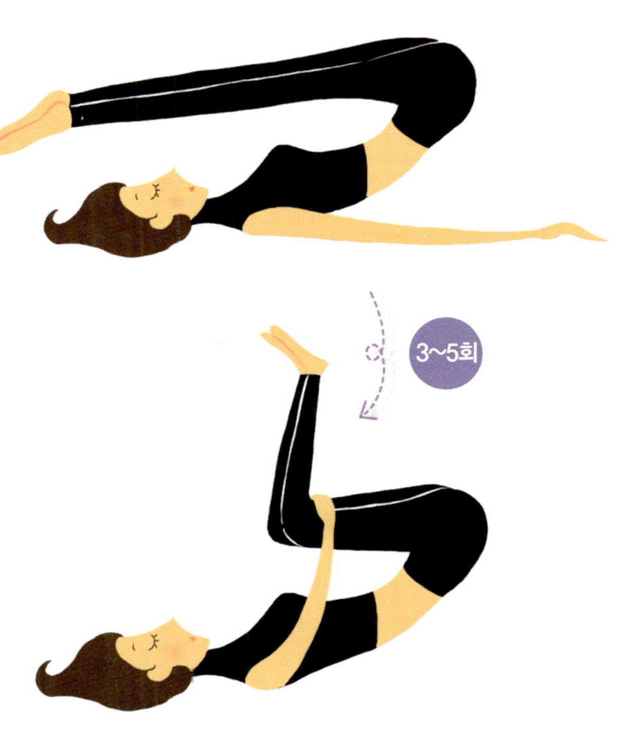

등받이 의자를
이용한 하복부 긴장

의자에 앉아 의자 앞쪽의 가장자리를 잡고 상체를 살짝 앞으로 기울인다. 그 상태에서 허벅지를 5cm 들어올린다. 허벅지를 들어올릴 때 배에 힘을 주고, 팔과 어깨근육까지 이용해 5초간 그 상태를 유지한다. 10초 쉰 후에 다시 동작을 반복한다.

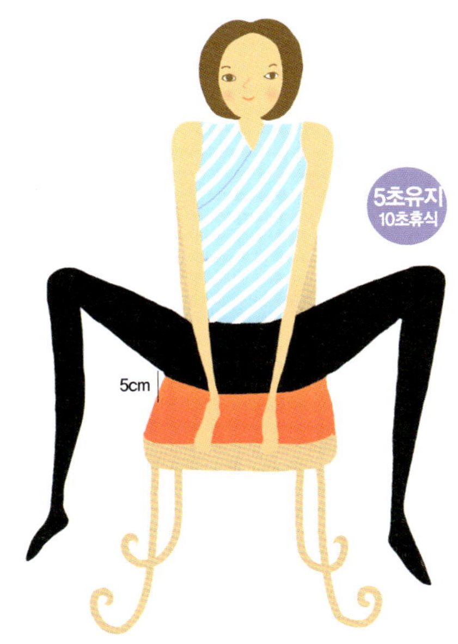

몸 뒤로 젖히기

TV 앞에 양반다리를 하고 앉아 뒤로 그대로 눕는다. 손은 가슴 앞쪽으로 모은 후 복부에 힘을 주고 어깨를 들어올린다. 광고 한 편이 끝날 때까지 자세를 유지하도록 한다. 이때 목에 너무 힘을 많이 주면 목을 다칠 수 있으므로 무리하지 않는다.

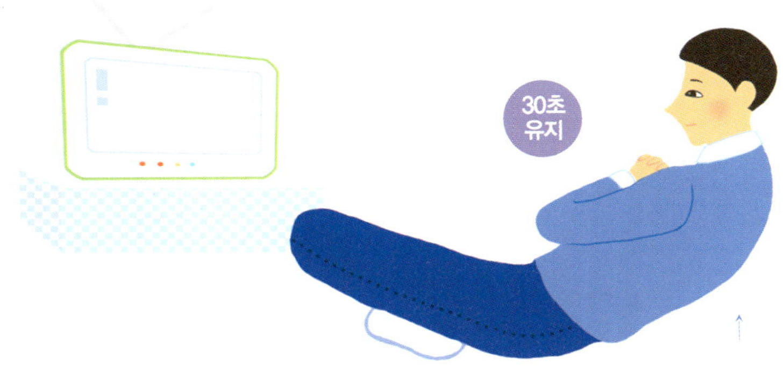

옆구리 단련하기

손은 머리 뒤로 넘겨 깍지를 끼고
다리는 양반다리를 하고 TV 앞에
앉는다. 허리를 쭉 편 상태에서
상체를 옆으로 조금씩 구부린다.
옆구리가 당겨지는 기분으로 해
야 효과가 있다. 좌우 10번씩 2세
트 반복한다.

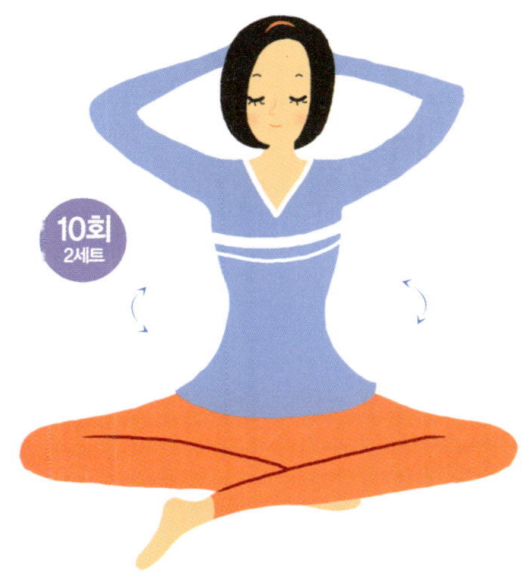

허리 똑바로 펴주기

TV를 보면서 몸을 움직이기 힘들다면 앉는 자세만이라도 똑
바로 유지하자. 소파에 등을 기대고 앉지 말고 바닥에 앉아
등을 펴고 배를 집어넣는다. 처음에는 양반다리를 하거나 편
한 다리를 하고 앉는다. 그러다가 몸이 더 유연해지거나 익
숙해지면 다리를 앞으로 쭉 펴고 앉는다. 조금 힘이 들어도
운동 효과는 뛰어나다.

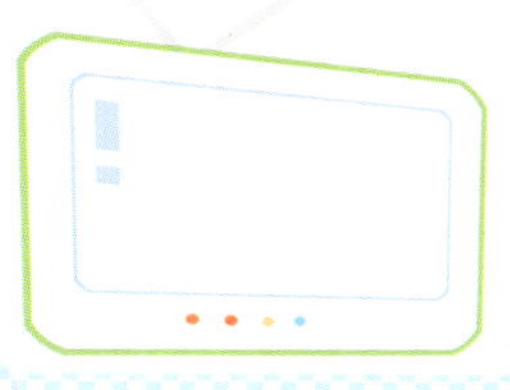

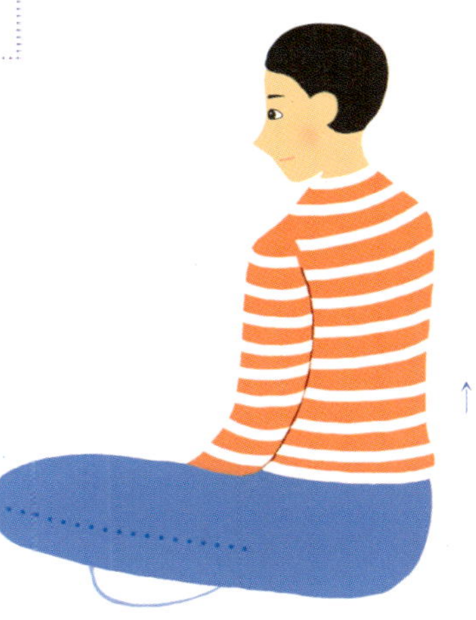

똑똑한 장보기 &
살 안 찌는 요리 방법

뱃살 빼는 장보기 방법

●●장을 볼 때는 목록을 작성해서 허기지지 않을 때 본다

배가 고플 때 시장에 가면 아무래도 이것저것 사게 되고 심지어 그 자리에서 사먹기까지 한다. 결국 쓸데없는 음식들을 충동적으로 구매하다보면 폭식으로 이어지기 쉽다.

●●섬유질이 풍부한 식품을 고른다

섬유질이 많은 음식일수록 다이어트에 좋다는 것은 누구나 아는 사실. 특히 빵이나 시리얼 등 탄수화물 식품을 고를 때는 식품성분을 꼼꼼히 살피는 것이 좋다. 한끼 당 섬유질의 분량이 최소한 4g정도라도 들어간 것을 선택하도록 한다.

●●라벨을 살피는 버릇을 들인다

지방 함량이 적고 섬유질 함량이 많은 음식이 무엇인지 알아보기 위해서라도 라벨을 살펴보는 건 기본이다. 만약 모르는 성분이 너무 많이 적혀 있다면 일단 고르지 않는 것이 좋다.

●●신선한 제철 음식을 고른다

오래 보관할 수 있는 식품에는 방부제나 화학물질 등이 많이 포함되어 있다. 특히 냉동식품이나 패스트푸드 등은 뱃살을 빼는 데도 해로우며 건강에도 좋지 않다는 것을 명심하자. 가능하면 신선한 제철 식품을 우선으로 장을 보도록 한다.

뱃살 빼는 요리 방법

●●석쇠를 이용해 구이를 한다

기름을 두른 프라이팬 대신 석쇠를 이용해 구이를 해보자. 재료 자체의 기름기도 석쇠 밑으로 쫙 빠져 담백해진다. 음식이 석쇠에 달라붙는다면 식초를 살짝 바르거나 석쇠를 충분히 달군 후 사용하면 덜 달라붙는다.

●●튀김옷은 얇게 입혀 튀긴다

튀김옷이 두꺼워지면 표면적이 늘어나기 때문에 기름의 흡수량이 많아진다. 가능하면 아무것도 묻히지 않고 튀기는 것이 좋으며 튀긴 후에는 키친타월을 이용해 기름기를 빼준다.

●●기름 대신 물로 볶는다

일반적으로 볶음 요리에 기름을 쓰는데 기름 대신 물로 볶아보자. 프라이팬을 달군 후 기름을 넣듯이 물을 2큰술 정도 넣고 센 불에서 볶으면 훨씬 담백한 맛을 즐길 수 있다.

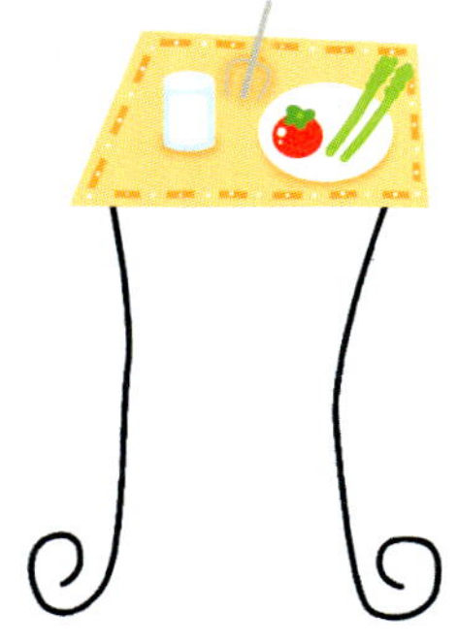

독소를 제거하는 해독 생활법

해독 요법이란 인체의 정상적인 활동을 방해하는 물질, 즉 독소를 제거해 줌으로써 인체의 생리 활동을 최고의 상태로 만들어 주는 것이다. 특히 복부에 쌓인 독소를 제거하면 뱃살은 물론 변비까지 사라진다.

① 명상요법

② 식이요법

③ 해독 경락운동

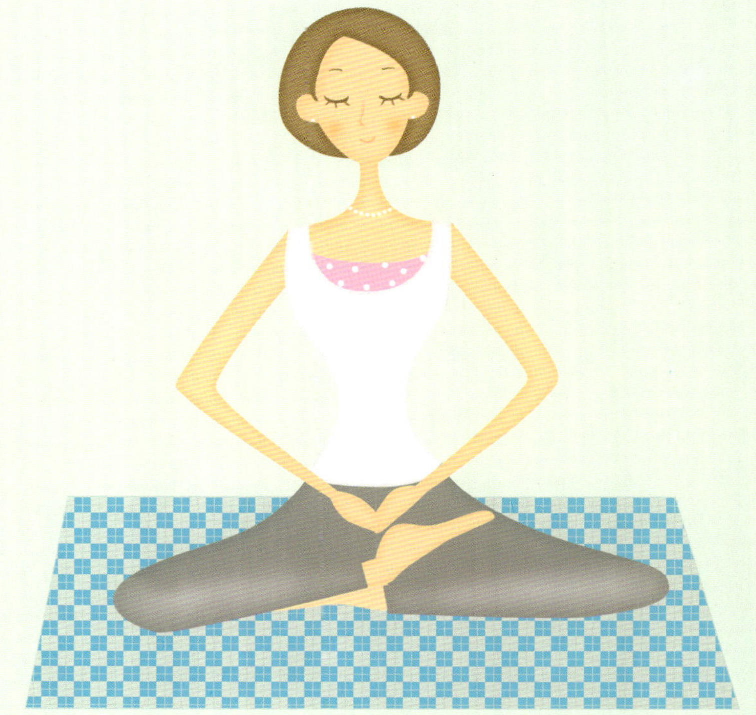

명상요법

해독 생활법은 해독 요법을 생활에 반영시켜 몸에 쌓여 있는 독소를 제거하는 것이다. 그 중 명상요법은 조용히 앉아서 느리고 의식적인 복식호흡을 통해 몸과 마음을 편안하게 가라앉히는 것이다.

●●● 복부 해독의 효과

복부는 어떤 융기나 부종이 없이 적당히 좋은 긴장도를 가지고 있어야 한다. 그런데 만성 복부 팽만은 복부의 긴장도를 변화시킨다. 그러면 장의 건강이 깨지면서 소화 기관들이 늘어지게 되고 이로 인해 소화 기관의 기능이 저하되게 된다. 또한 장의 독소는 등과 골반 근육에 염증을 일으키고 약하게 만들어 올바르지 못한 자세를 가지게 한다.

장을 해독하면 장의 운동력이 좋아지고 탄력이 생기며, 자연히 복부는 긴장도를 유지하면서 바른 자세를 가질 수 있게 된다.

해독 요법의 3단계

해독 요법은 세 가지 단계로 구성되어 있다. 첫째는 식이요법에 초점을 둔 해독 다이어트, 둘째는 균형잡힌 영양 섭취를 위한 영양 보충, 셋째는 운동을 통해 피부를 단련시키고 혈액순환을 촉진하는 몸의 기혈순환에 촛점이 맞추어져 있다.

이 세 단계 모두 성실히 수행하는 것이 좋다. 그러나 상황이 어렵다거나 시간을 내기가 쉽지 않다면 세 단계 중 자신에게 가장 잘 맞는 단계 하나만을 선택해서 실행해도 된다. 다만 식이요법은 꼼꼼히 따라야 한다. 몸 전체의 건강은 식이요법에서 결정되기 때문이다.

몸의 균형이 깨지면 이상 식욕이 생기기도 한다

비만 치료 시 명상요법이 중요한 것은 비만의 원인 중 하나인 스트레스형 비만이 급속도로 늘고 있기 때문이다.

스트레스가 많다는 것은 이미 몸의 균형이 깨졌다는 뜻이다. 열등감, 소외

감, 무기력감 등 만성적인 스트레스를 받을 경우 식욕이 증가한다. 이 때의 식욕은 생리적인 정상 식욕이 아니라 욕구 충족이 되지 않아 생기는 비정상적인 식욕이라 볼 수 있다.

우리 몸은 스트레스를 받으면 초콜릿 같은 당분을 요구한다. 따라서 유난히 단 것이 생각날 때는 자신이 지금 스트레스 과잉 상태에 있는지 자가 진단을 해보아야 한다.

명상은 스트레스성 비만에도 탁월한 효과가 있다

스트레스가 느껴진다면 차분히 앉아서 명상에 잠겨보는 것도 스트레스를 줄이는 효과적인 방법이다. 걱정하거나 놀라거나 근심이 많고 당황했을 때 호흡은 얕아지면서 빨라지고 고르지 못하게 된다.

반면에 마음이 고요하고 집중되고 모아졌을 때는 호흡이 느려지면서 깊고 규칙적이 된다.

계속적으로 숨을 들이쉬고 내쉬는 데에 정신을 집중하는 것이 자연스러운 명상이다. 또한 명상은 의학적으로 혈압, 맥박, 혈중 스트레스 호르몬, 혈중 콜레스테롤을 안정시켜 만성 통증을 완화시켜 주며, 몸의 면역력을 향상시킨다.

집에서 하는 간단한 명상요법

①방해받지 않는 고요한 곳에서 매일 몇 분 동안씩 지속적으로 실시한다.

②눕거나 앉아서 편안한 자세를 취한다. 만약 앉아 있다면 척추를 곧게 펴고 손바닥을 위로 향하게 하여 손을 무릎에 얹어놓고 어깨의 긴장을 푼다.

③눈을 감고 마음을 편안하게 가진다.

④복부를 주시하면서 숨을 들이쉴 때 복부가 서서히 풍선처럼 팽만되고 숨을 내쉴 때 복부가 서서히 줄어들어 등 쪽으로 붙는 느낌으로 호흡한다.

⑤정신을 오로지 호흡하는데 집중한다.

⑥매일 편안한 마음으로 이 요법을 15일 동안 진행한다.

⑦정성스러운 명상요법은 건강한 신체에 건강한 정신을 만들어 준다.

식이요법

해독 요법은 전문화된 음식 계획이자 식이요법이라 할 수 있다. 해독 요법을 실천할 때 전문화된 음식 계획에 따라 식이요법을 하면 해독 다이어트 효과를 볼 수 있다.

유기농 야채, 육류, 낙농 식품을 먹는다

유기농 야채는 장 근육에 탄력을 주고 유해한 박테리아를 제거하여 장내의 독성을 제거하고 가스나 부패를 막아준다. 또한 탄수화물 섭취 시 포도당의 혈중 농도를 현저히 낮추어 당이 지방으로 전환되어 과잉 축적되는 것을 방지한다.

육류는 다이어트 중에 부족하기 쉬운 단백질을 보충할 수 있고, 장 속에 오래 머물러 공복감을 없애준다. 소량의 육류 섭취는 포도당과 달리 느린 속도로 흡수되어 에너지원으로 쓰인다. 즉 쉽게 지방으로 축적되지 않기 때문에 저칼로리 식이요법에 이용된다.

하루 한 끼 이상은 생식을 한다

우리가 먹고 있는 화식은 조리 과정에서 각종 비타민, 미네랄, 효소, 엽록소 등이 파괴되고 단백질, 지방 등이 변형된다. 따라서 생식을 통해 신선한 상태 그대로 섭취함으로써 식품이 가진 순수 자연의 기운을 흡수할 수 있게 한다. 그럼으로써 몸이 맑아지고 화식에 비해 포도당의 흡수 속도가 느려져 지방으로 축적되는 비율이 낮아진다.

한 끼 식단에서도 비율을 정한다

해독 생활법 식단에서는 음식물의 비율을 정하고 먹는 것이 효과적이다. 야채, 해조류 3 : 곡물 2 : 생선 육류 2 : 과일, 씨 1 : 콩류, 낙농 제품 1의 비율이 좋다. 이런 비율로 식사를 함으로써 칼로리 제한을 유도할 수 있고 잘못된 식습관으로 야기될 수 있는 신체 구성 성분의 파괴를 막는다.

곡물은 가능한 한 가공이 덜 된 상태로 섭취하는 것이 좋으며, 잡곡 형식으

로 먹는 것이 좋다. 과일은 과당이 많이 함유된 오렌지, 파인애플, 수박, 참
외 등은 피하고 식사 30분 전에 조금씩 먹는 것이 과식을 방지할 수 있다.

매일 두 스푼씩 불포화 지방을 섭취한다

홍화유, 올리브유, 아마유 등을 꾸준히 섭취한다. 이런 오일들은 불포화 지
방산으로 포화 지방산이 많은 혈관벽의 콜레스테롤을 제거하는 역할을 한
다. 특히 야채에 오일 소스로 이용하면 효과적이다.

식이요법, 꼭 지켜야 할 4가지

• 피할 수 있는 한 독성을 멀리한다

독성 치료를 위해서는 에너지 과잉이 되지 않도록 소식을 하고 유기음식을
먹어야 하며, 신선한 야채, 제철에 난 과일, 현미와 같은 가공이 덜 된 곡물
등 비독성 식이요법을 해야 한다.

• 독성을 씻어내는 야채를 먹어라

독성을 제거하는 음식인 과일과 야채만으로 구성된 식품은 체내 정화를 위
해 매우 중요하다. 푸른색 야채, 엽록소와 높은 영양분을 가진 잎이 넓은 야
채들이 독성 제거 음식에 속한다.

• 식이섬유 섭취를 늘려라

신선한 채소와 과일, 버섯, 해조류 등 섬유소가 많은 식품은 열량이 적고
부피가 크므로 포만감을 가질 수 있고 여러 종류의 무기질과 비타민
을 공급 받을 수 있다. 또 혈당을 조절하며 변비를 예방하고
장내에서 영양소 흡수를 조절해 비만을 예방해준다.

• 물을 많이 마셔라

음식의 간을 싱겁게 해서 과식을 유발하
지 않게 하고, 수분은 다른 합병증이 없
는한 제한할 필요는 없다. 오히려 적정
한 수분 섭취는 포만감을 주고 정장 작
용을 한다.

해독 경락운동

해독 경락운동은 내부의 에너지 흐름을 개선시키고 기가 모이는 배꼽 아래 단전을 비롯해 신체 신경 시스템을 재충전할 수 있도록 돕는다. 결과적으로 경락운동을 하면 뱃살이 빠지면서 정신도 맑아지는 효과가 있다.

몸 속까지 맑아지는 경락운동

경락운동을 하면 우리 신체의 정신적, 육체적 레벨이 높아지게 된다. 즉 호흡량이 늘어나고 혈액 순환이 좋아져 혈액에 많은 산소가 공급된다. 또한 노폐물을 빨리 제거함으로써 혈액이 맑아지고 세포로부터 노폐물을 운반하는 림프계도 함께 깨끗해 진다. 이렇게 몸의 상태가 좋아지면 기초 대사량이 증가하게 되는데 그로 인해 신체가 칼로리를 빨리 연소시키게 된다. 즉 칼로리 소모가 많아지면서 살이 잘 빠지게 되는 것이다.

경락운동의 특징

경락운동의 가장 중요하고 특이한 점은 현대 침술 이론의 경락체계를 바탕으로 고안된 것이다. 침을 놓을 때 혈자리를 찾아 놓는 것처럼 경락운동을 할 경락의 흐름에 주목해야 한다. 즉 각각의 경락에 에너지가 막힘 없이 잘 흐르도록 동작 하나하나에 정신을 집중해야 한다. 그래야 에너지가 몸 구석구석으로 흐르면서 운동의 효과를 한층 더 증폭시키는 역할을 한다.

경락운동을 할 때 주의할 점

경락운동을 할 때 주의할 점은 몸이 최대로 신장된 상태에서 한 번의 심호흡을 하며 그 자세를 유지하는 것이다. 그런 다음 기본 자세로 되돌아와서 다음 단계로 넘어가기 전에 약 30초 정도 휴식을 취한다. 또한 모든 운동 자세에서 구부릴 때는 등보다는 허리 부분을 사용해야 한다.

운동을 다 끝마쳤을 때는 다음 운동을 다시 하기 전에 충분한 휴식을 취해야 한다. 20분 과정의 전체 운동 과정에서 실제로 운동하는 시간은 15분이고, 나머지 5분은 다음 운동을 준비하기 위한 휴식 시간으로 보면 된다.

몸통 굽히기

이 운동은 팔과 머리의 바깥쪽에 흐르고 있는 폐경과 대장경을 자극한다.

>> 1 양발을 어깨 너비만큼 벌리고 양손은 깍지를 낀 상태로 뒷짐진다.
2 천천히 상체를 앞으로 굽히면서 팔을 등뒤로 들어올린다.
3 허리를 최대한 밑으로 구부리고 팔은 최대한 들어올린다.
4 심호흡을 한 번 하고 나서 기본 자세로 천천히 되돌아온다.
5 같은 동작을 12번 반복한 후 잠시 쉬고 다음 운동 단계로 넘어간다.

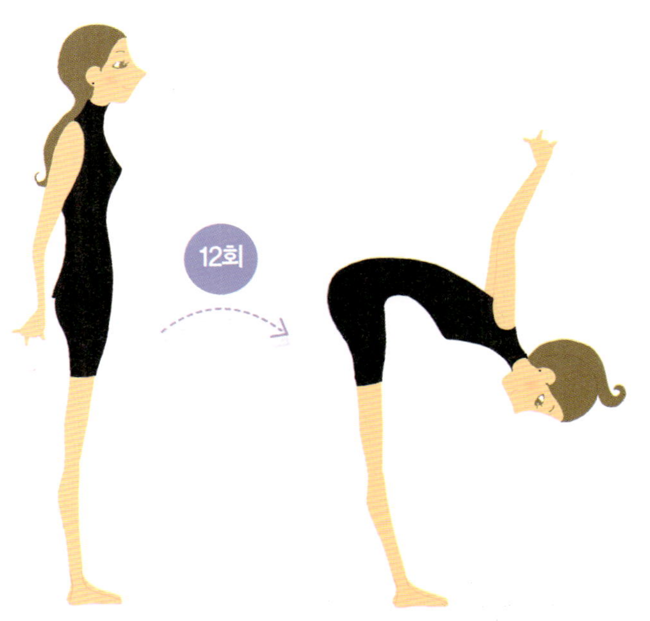

다리 교대 스트레칭

이 운동은 간경과 담경을 자극하는데 간경은 다리 안쪽을 지나 몸통으로 흐른다. 담경은 다리를 지나 몸통을 거친 후, 등보다는 앞쪽으로 팔 아래를 지나 어깨를 거쳐 관자놀이까지 흐른다.

>> 1 최대한 다리를 벌리고 앉는다.
2 무릎을 구부리지 말고 바닥에 밀착시킨 상태에서 가슴을 오른쪽 무릎에 댄다는 느낌으로 최대한 구부린다.
3 최대한 구부린 상태에서 심호흡을 하고 천천히 기본자세로 되돌아온다.
4 왼쪽도 같은 방법으로 실시한다.
5 한 번 호흡을 하고 다시 6번씩 반복한다.
6 똑바로 서서 잠시 쉬고 난 후 다음 운동 단계로 넘어간다.

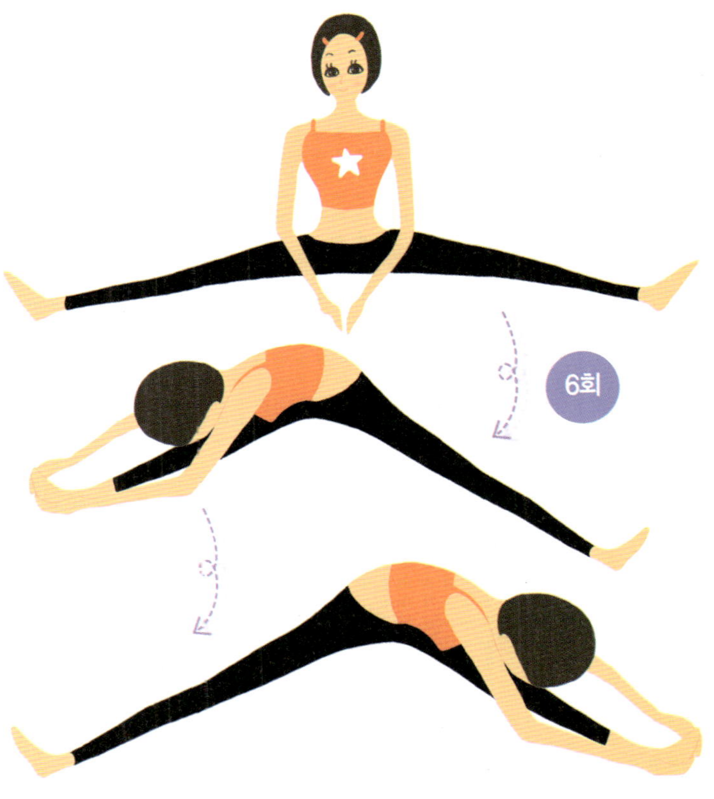

몸통 전면 스트레칭

이 운동은 위경과 비경을 자극한다. 위경은 다리 전면부로 해서 몸통을 지나 얼굴에 다다른다. 비경은 다리 안쪽을 통해 위를 거쳐 팔에 다다르게 된다.

>> **1** 다리를 양옆으로 접은 채 바닥에 앉는다.
2 엉덩이 뒤쪽으로 베개 한두 개를 놓고 천천히 조심스럽게 몸을 뒤로 젖히고 어깨와 등이 바닥에 닿도록 낮춘다. 이것이 너무 어렵다면 양팔을 등뒤로 짚듯이 도움을 받으면서 젖힌다.
3 어깨와 등을 바닥에 댄 채 양팔을 머리 위로 뻗는다.
4 최대로 뻗은 자세에서 집중하면서 7번 심호흡을 한다.
5 다시 선 자세로 되돌아왔다가 다음 연습으로 들어가기 전에 1분 가량 쉰다.
6 여러 번 연습하면 팔의 지지와 베개의 도움 없이도 스트레칭을 할 수 있게 된다.

양다리 스트레칭

이 운동은 신경과 방광경을 자극한다. 신경은 다리 뒷부분을 통해 몸통을 지나 가슴에 다다른다. 방광경은 몸통 배부와 다리 후부로 내려온다.

>> **1** 양다리 모두 앞으로 편 채로 바닥에 앉는다.
2 허리를 앞으로 구부리고 양발가락 끝에 손가락이 닿도록 한다.
3 무릎을 확실히 붙이고 종아리와 허벅지가 바닥에 닿도록 한다.
4 몸을 뻗은 상태에서 크게 심호흡을 하고 기본적인 앉은 자세로 천천히 되돌아온다.
5 잠깐 멈췄다가 스트레칭을 12번 실행한다.
6 다음 연습을 하기 전에 1분 동안 서서 쉰다.

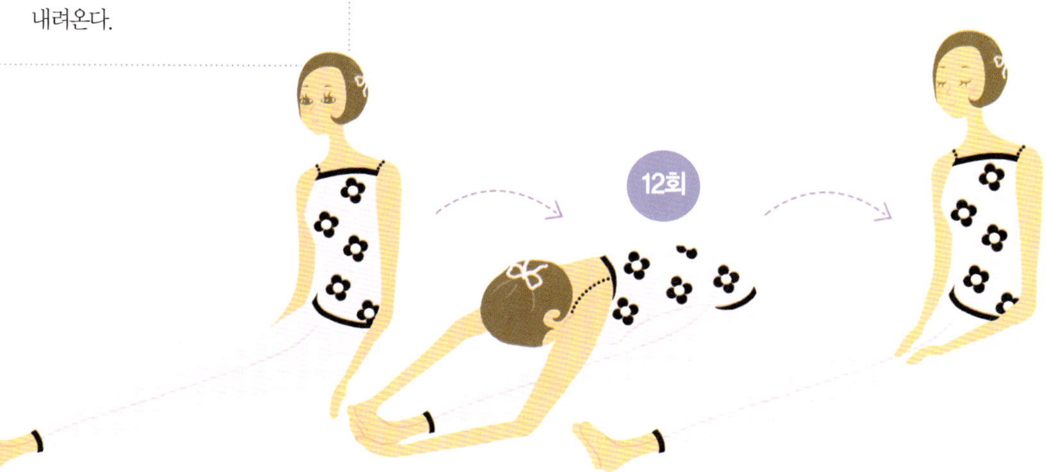

교차하여 구부리기

이 운동은 삼초경과 심포경이라고 알려진 두 개의 복잡한 순환 경락을 자극한다. 삼초경은 팔의 정중 부위를 따르며 심포경은 샅 부위로부터 둔부까지 몸통의 전후면을 따라 오르내리게 된다.

1 양반다리를 하고 바닥에 앉는다.
2 양팔을 교차해 무릎을 잡고 최대로 허리를 구부려서 바닥에 닿도록 한다.
3 이 상태에서 크게 심호흡을 하고 기본 자세로 돌아온다.
4 잠깐 멈췄다가 스트레칭을 12번 반복한다.
5 '옆으로 신장시키기' 운동으로 가기 전에 1분 동안 서서 쉰다.

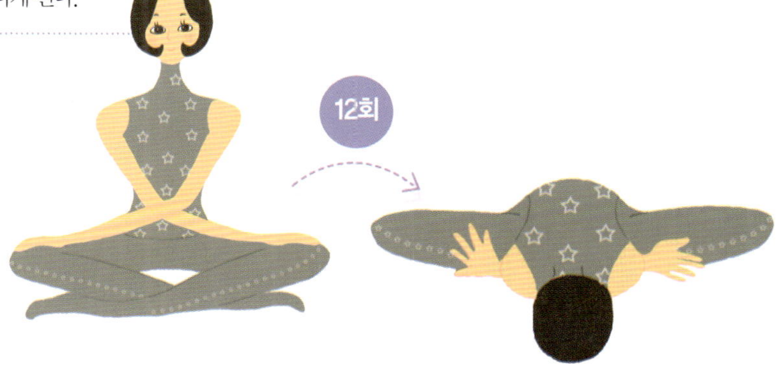

옆으로 신장시키기

이 운동은 동시에 여러 경락을 자극한다.

1 어깨 너비보다 조금 넓게 다리를 벌리고 선다.
2 엄지손가락을 서로 깍지끼고 머리 위로 손을 뻗는다.
3 몸통과 팔이 바닥으로부터 90° 가 될 때까지 오른쪽으로 최대한 허리를 굽힌다.
4 최대로 뻗은 상태에서 바닥을 볼 수 있도록 몸통을 돌린다.
5 심호흡 동안 그 자세를 유지한다.
6 몸통을 다시 돌리고 원위치로 천천히 돌린다.
7 다시 왼쪽으로 연습을 반복하고 각각 6번씩 실행할 때까지 좌우를 번갈아한다.

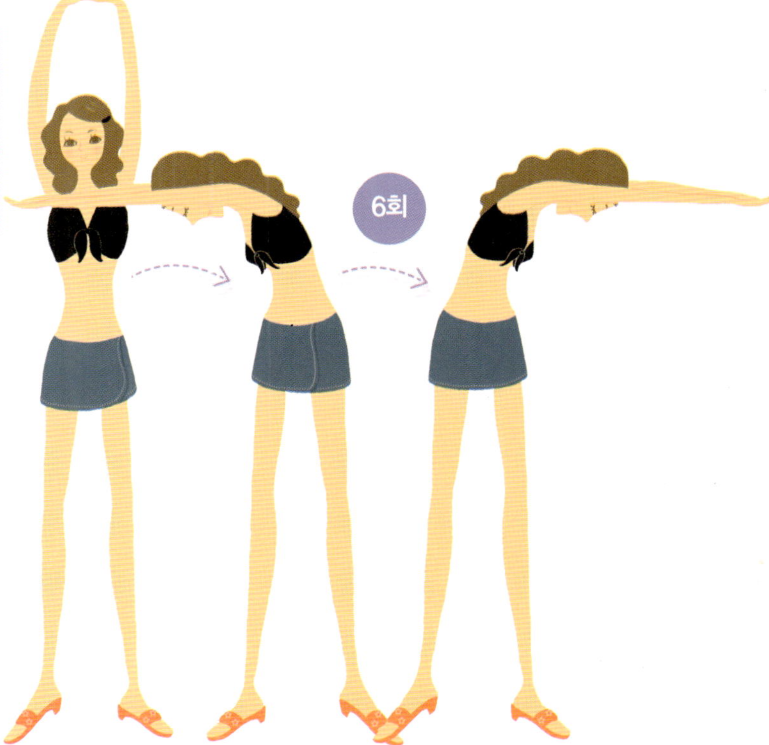

뱃살 다이어트 중 위험 신호!

자율 신경계의 문제

부기 _ 자율 신경계의 균형이 깨지면 혈액순환이 나빠진다. 노폐물을 함유한 혈액이 특히 하반신에 쌓여 부기를 일으키게 된다.

빈혈 _ 자율 신경이 잘 조절되지 않으면 뇌의 혈액 공급이 원활하지 않아 현기증이나 빈혈증세가 생긴다. 다이어트 중 아침에 일어나기 힘든 것도 바로 이 때문이다.

기타 _ 어깨 결림, 구토, 두통, 위장의 통증 등도 자율 신경계의 문제다. 균형이 깨져 몸의 긴장이 높아지기 때문에 이런 증상이 일어난다.

●● 해결법

혈액을 만들어 주는 동물성 단백질을 섭취하는 것이 중요한데, 다이어트 중이라 고기가 내키지 않을 때는 두부나 콩 제품으로 식물성 단백질을 섭취한다. 다리는 높이 올리거나 맛사지 등으로 결리는 부분을 풀어 주고, 목욕으로 혈액 순환을 원활하게 한다.

그러나 자율 신경 문제를 개선하려면 몸의 내면에서부터 변화되어야 한다. 자신의 다이어트법을 다시 한 번 검토해서 문제의 원인을 찾아내도록 하고 몸에 부담주지 않는 생활습관으로 바꿔 나가도록 한다.

변비

다이어트 중 생기는 변비는 영양 부족으로 변이 밀려나가지 못하기 때문이다. 즉, 변을 밀어주는 단백질, 지방, 탄수화물 등이 함유된 고형물을 먹지 않으면 섬유질을 섭취해도 변비가 되는 것이다. 또한 변비약에 의존하다 보면, 자기 힘으로 변을 보지 못하게 돼 변비가 더욱 심해지는 결과를 초래한다.

●● 해결법

아침 식사를 거르지 말고 변비약에 의존하지 말 것. 몸에 음식물이 들어가면 위장이 움직이기 시작해서 변의를 느끼게 된다. 아침 식사를 하면 하루를 시작하는 위장의 컨디션도 좋아진다.

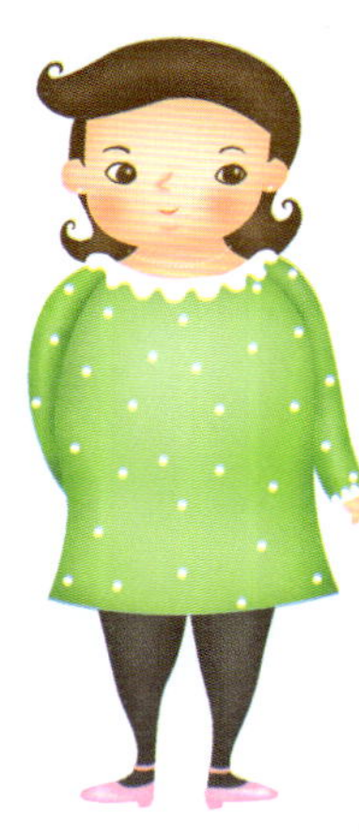

과식증과 거식증

다이어트를 해서 뱃살이 빠진 후에 다시 살이 찔지도 모른다는 사실이 공포로 다가올 수도 있다. 그래서 더욱 과격한 다이어트를 하게 되고, 결국 과도한 스트레스로 과식증이나 거식증이 올 수 있다.

●● 해결법

오로지 살 빼는 것만 생각하지 말고 먹는 것을 즐기자. '다이어트 중이니깐, ~해야 한다'는 규칙을 너무 엄격하게 정해두면 다이어트가 괴로워진다. 맛있게 먹을 수 있어야 한다는 것을 잊지 말자.

트레이너 변정민의
몸 만들기 6주 파워 트레이닝

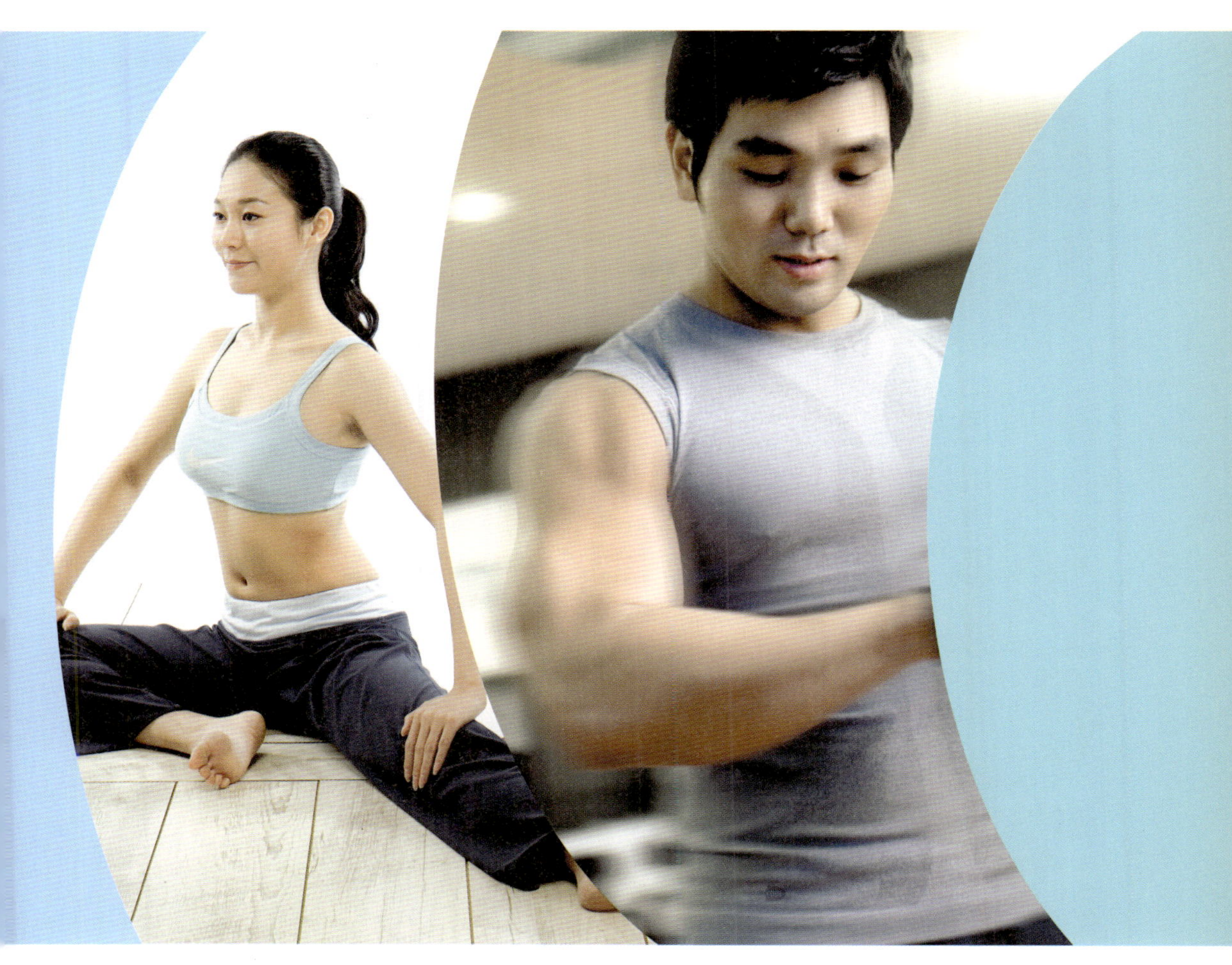

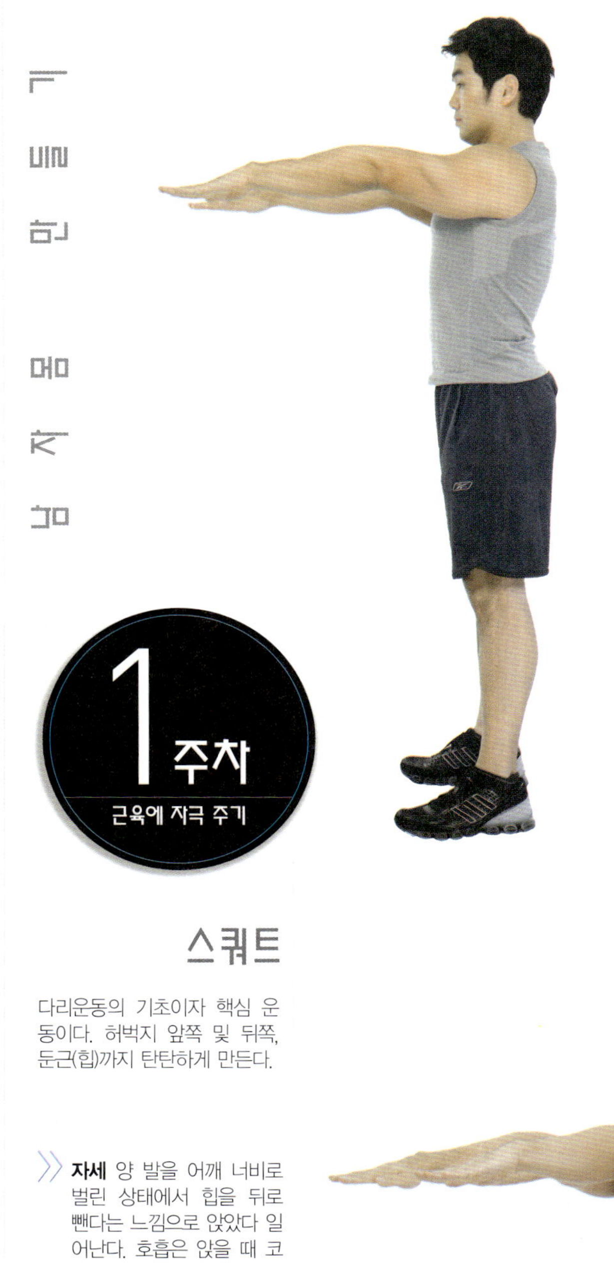

1 주차
근육에 자극 주기

스쿼트

다리운동의 기초이자 핵심 운동이다. 허벅지 앞쪽 및 뒤쪽, 둔근(힙)까지 탄탄하게 만든다.

» **자세** 양 발을 어깨 너비로 벌린 상태에서 힙을 뒤로 빼는 느낌으로 앉았다 일어난다. 호흡은 앉을 때 코로 들이마시고, 일어설 때 입으로 내뱉는다.

Zoop in 정확한 자세가 무엇보다 중요한 동작. 무릎이 발끝보다 앞으로 나올 경우, 무릎 관절에 부담을 줄 수 있으므로 주의한다. 〈10회씩 5세트〉

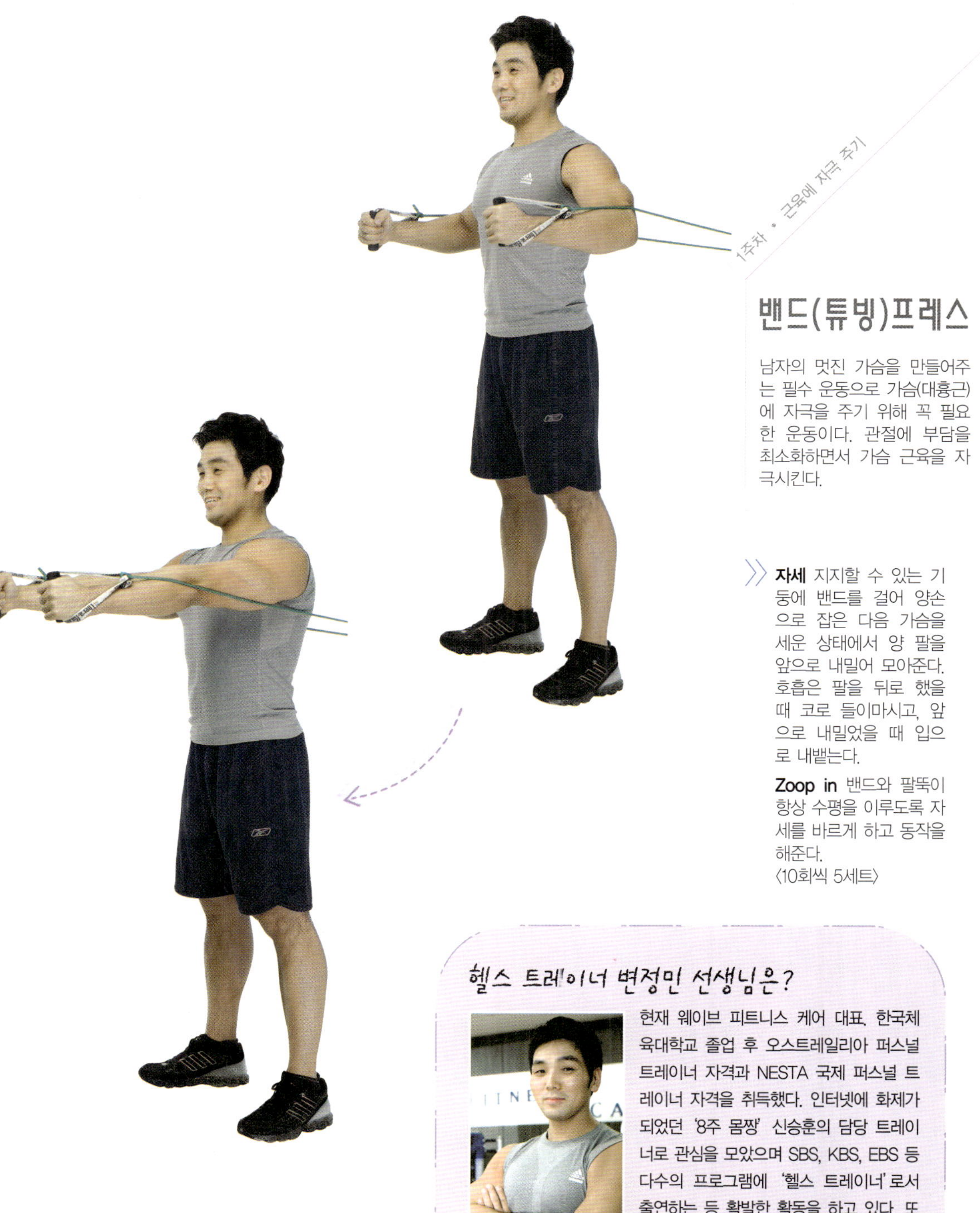

밴드(튜빙)프레스

남자의 멋진 가슴을 만들어주
는 필수 운동으로 가슴(대흉근)
에 자극을 주기 위해 꼭 필요
한 운동이다. 관절에 부담을
최소화하면서 가슴 근육을 자
극시킨다.

>> **자세** 지지할 수 있는 기
둥에 밴드를 걸어 양손
으로 잡은 다음 가슴을
세운 상태에서 양 팔을
앞으로 내밀어 모아준다.
호흡은 팔을 뒤로 했을
때 코로 들이마시고, 앞
으로 내밀었을 때 입으
로 내뱉는다.

Zoop in 밴드와 팔뚝이
항상 수평을 이루도록 자
세를 바르게 하고 동작을
해준다.
〈10회씩 5세트〉

헬스 트레이너 변정민 선생님은?

현재 웨이브 피트니스 케어 대표. 한국체
육대학교 졸업 후 오스트레일리아 퍼스널
트레이너 자격과 NESTA 국제 퍼스널 트
레이너 자격을 취득했다. 인터넷에 화제가
되었던 '8주 몸짱' 신승훈의 담당 트레이
너로 관심을 모았으며 SBS, KBS, EBS 등
다수의 프로그램에 '헬스 트레이너'로서
출연하는 등 활발한 활동을 하고 있다. 또
한 Mr 서울 헤비급 1위, Mr YMCA 전국
헤비급 1위의 경력을 갖고 있다.

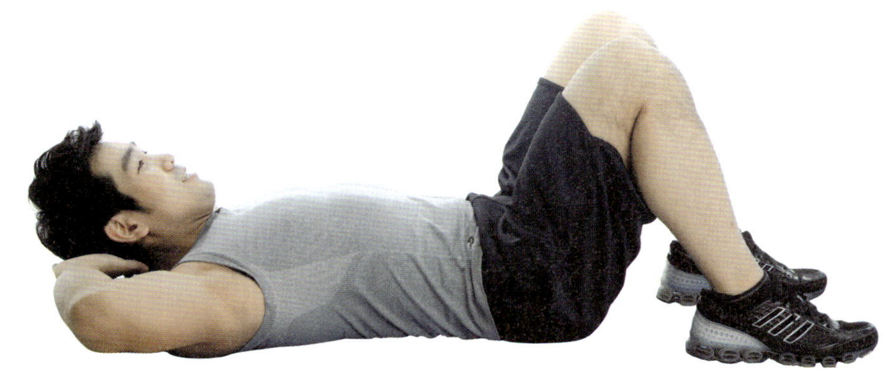

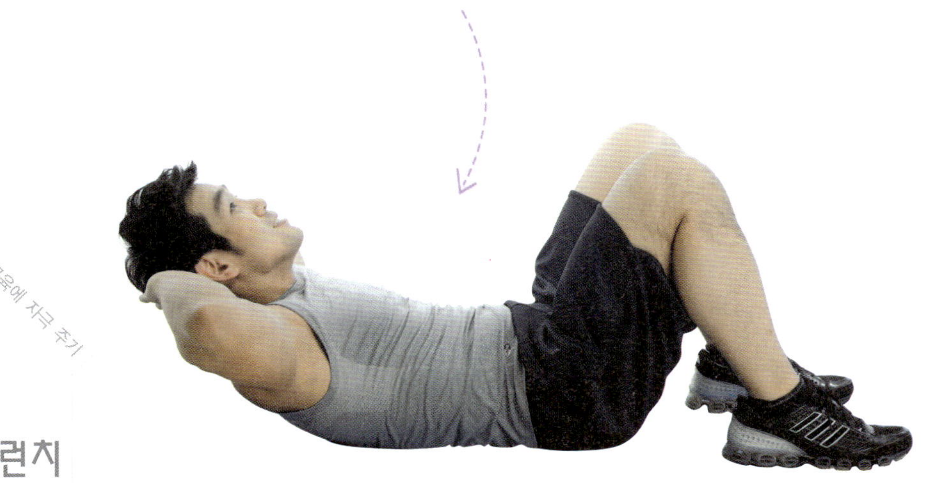

크런치

복근, 특히 상복부에 자극을 주기 위한 운동이다. 윗몸 일으키기는 허리에 많은 부담을 주지만, 크런치 동작은 복근에 계속 긴장을 주면서 허리부담을 최소화 시킬 수 있는 가장 기본적인 복근 운동이다.

>> **자세** 바닥에 등을 대고 눕고 다리는 의자 위에 올리거나 무릎을 굽혀서 발바닥을 바닥에 놓는다. 두 손은 가슴에 올리거나 머리 뒤에 댄다. 허리를 바닥에서 떼지 말고 등을 바닥에서 40° 정도만 들어올린다. 복부를 강하게 쥐어짜는 느낌으로 들어올린다.

Zoop in 손을 머리 뒤에 댄 경우, 목 디스크의 위험이 있으니 팔 힘으로 머리를 들어올리지 않도록 한다. 또한 시선은 하늘을 향한다.
〈10회씩 5세트〉

리버스 크런치

하복부에 자극을 주는 운동. 무릎을 구부려 허리부담을 최소화 시키면서할 수 있는 아랫배 운동 중 가장 효과적인 운동이다.

≫ **자세** 등을 대고 누워 손을 바닥에 댄 다음, 무릎이 직각이 되도록 다리를 들어올린다. 하복부를 사용하여 골반을 늑골쪽으로 들어올렸다가 천천히 처음 자세로 돌아온다.

Zoop in 동작을 너무 무리해서 하지 않도록 한다. 골반이 들어올려지지 않을 때는 아랫배에 힘을 주어 다리를 들어올리려는 동작만으로도 효과적이다.
〈10회씩 5세트〉

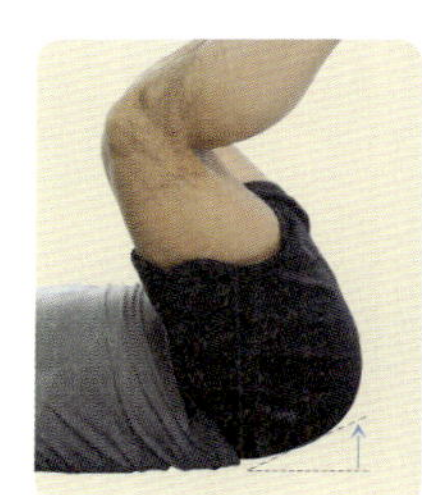

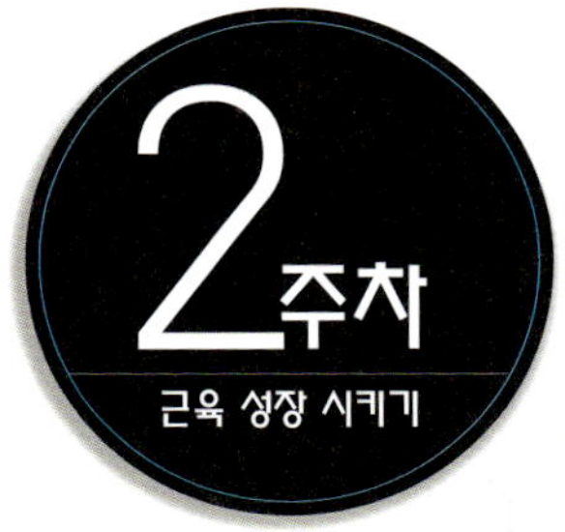

2주차
근육 성장 시키기

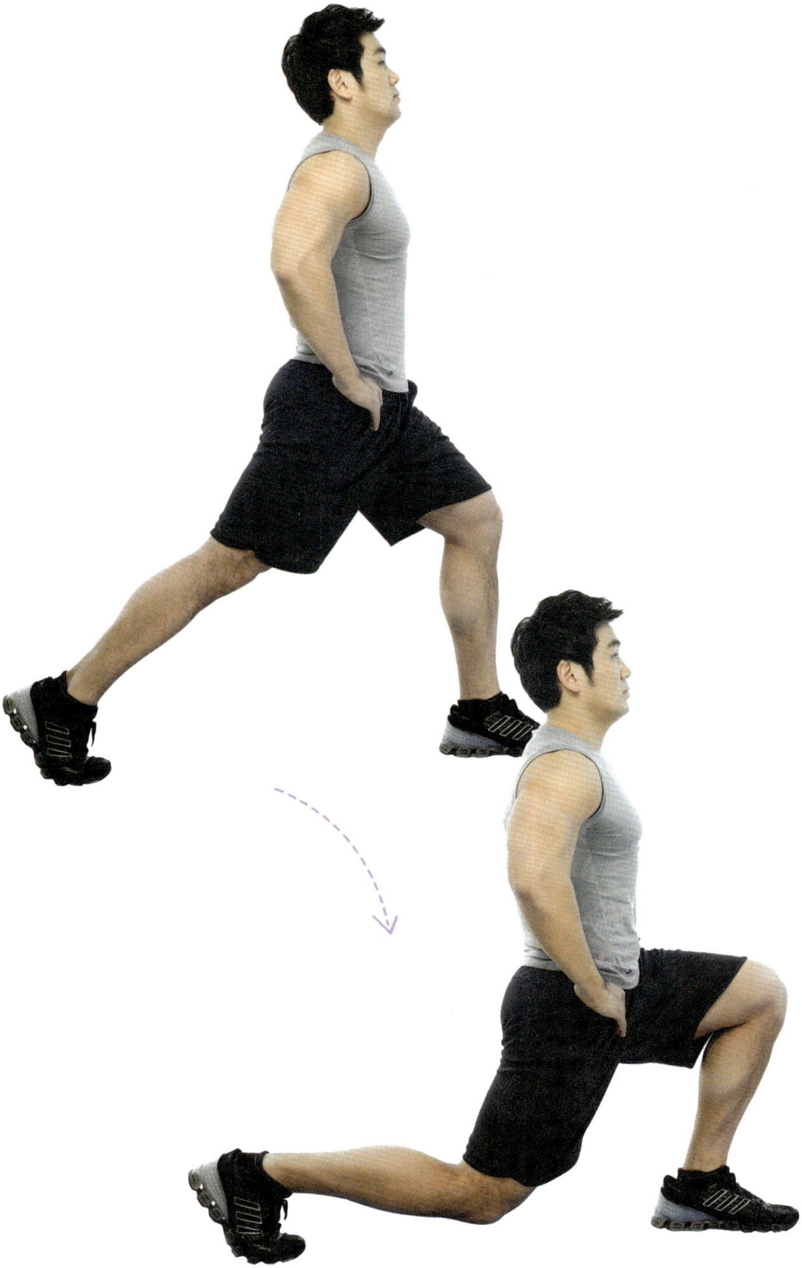

런지

다리 및 둔근을 강화 시키는 운동. 스쿼트(1주차 참고)와 마찬가지로 무릎이 발끝보다 앞으로 나오게 되면 무릎 관절에 부담이 되므로 조심해야 한다.

>> **자세** 등과 허리를 똑바로 펴고 한 발을 내밀면서 자세를 낮춘다. 하체의 힘으로 천천히 원위치로 돌아온다. 같은 동작으로 반대쪽 다리도 한다.

Zoop in 동작을 했을 때 무릎의 각도는 90°로 하고 반대편 무릎은 바닥에 닿을 정도로 굽힌다.
〈10회씩 5세트〉

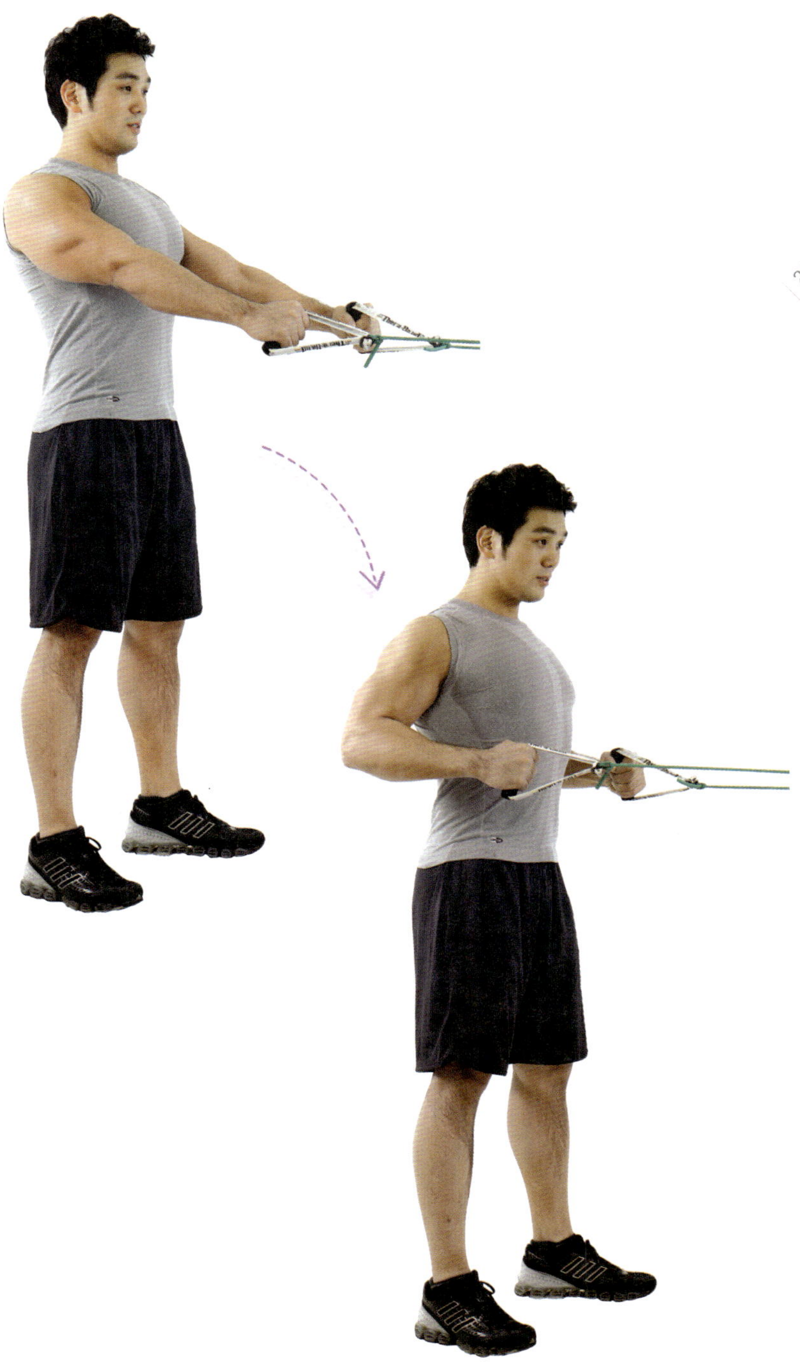

밴드로우

등은 잘 안보이기 때문에 운동에 소홀하기 쉽다. 하지만 몸의 라인을 만들기 위해서는 복근만큼 중요한 과정이다. 밴드로우는 등 근육의 굴곡 및 뒷라인을 다듬는 운동이다.

》 **자세** 지탱할 수 있는 기둥에 밴드를 감아 건 다음 양 손으로 밴드의 양 끝을 잡는다. 어깨 너비 정도 다리를 벌리고 밴드를 가슴 앞으로 당겼다 놓았다 한다. 호흡은 밴드를 당길 때 내쉬고, 놓을 때 들이마신다.

Zoop in 팔 힘이 아닌 등의 힘으로 밴드를 당기는 것이 중요하다.
〈10회씩 5세트〉

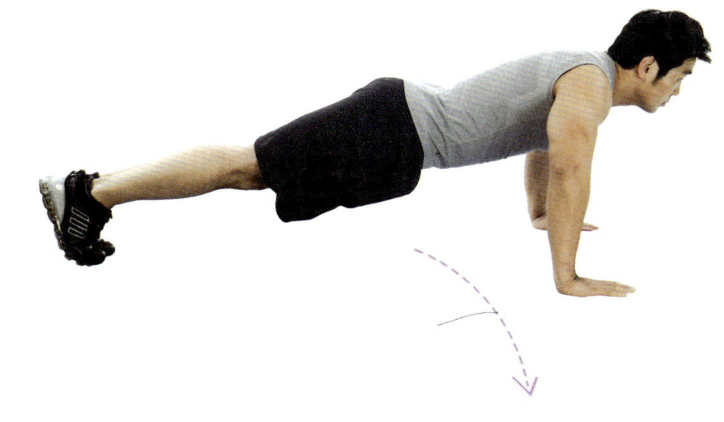

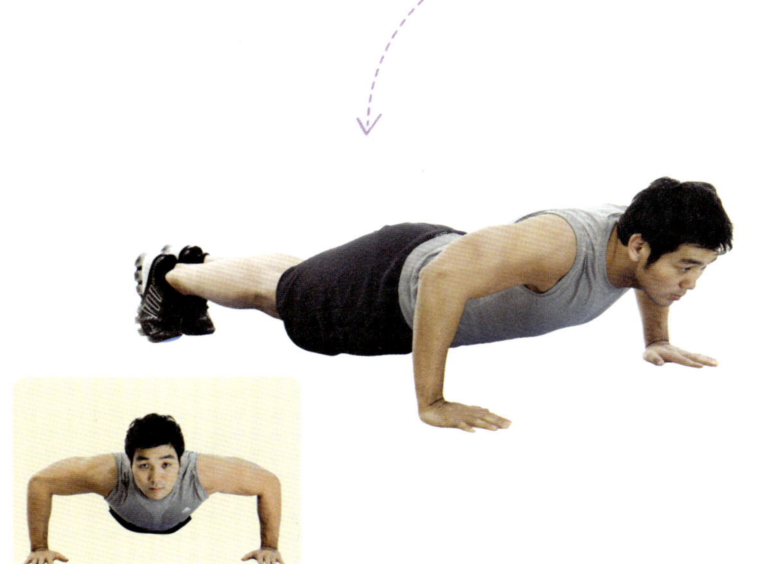

팔굽혀펴기

가슴 운동의 대표적인 운동으로 각도에 따라 운동되는 부위가 달라질 수 있기 때문에 자세에 신경을 써 주어야 한다. 맨손으로 할 수 있는 가슴 운동 중 가장 효과적인 동작이다.

>> **자세** 몸이 직선이 되도록 자세를 잡은 다음, 양손을 어깨 너비 보다 약간 넓게 벌린 후 상체를 엎드린다. 호흡은 엎드릴 때 들이마시고 들어올릴 때 내 뱉는다.

Zoop in 몸이 구부러지거나 젖혀지지 않게 하고, 상체와 엉덩이, 다리는 일직선이 되어야 한다.
〈10회씩 5세트〉

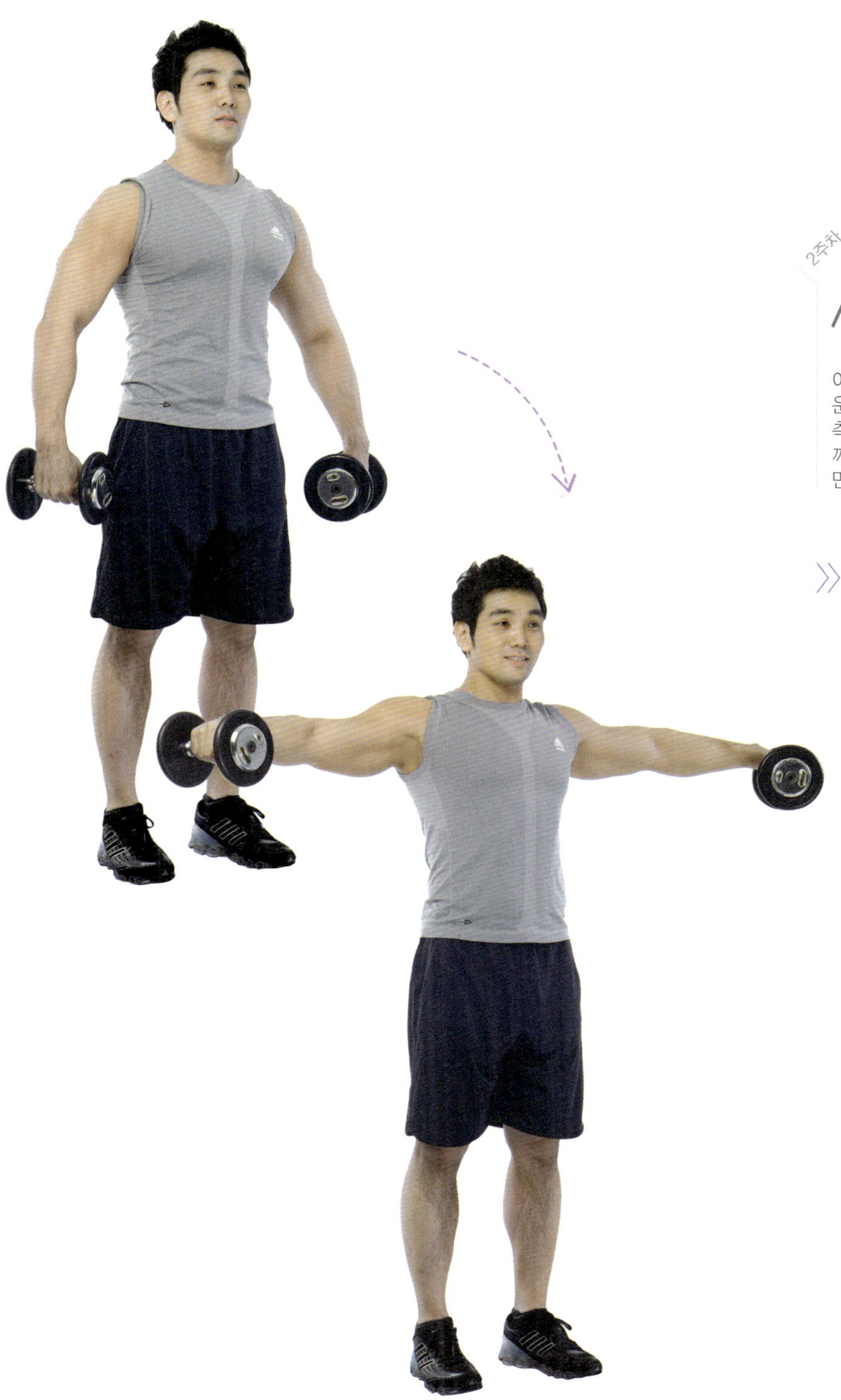

사이드 레터럴

어깨의 볼륨을 키울 수 있는 운동이다. 어깨의 중간(삼각근), 측면을 키워서 시각적으로 어깨를 넓어 보이게 하는 근육을 만들어준다.

자세 양손에 덤벨을 잡고 발은 어깨 너비로 적당히 벌리고 선다. 팔꿈치를 약간 굽힌 상태에서 덤벨을 들어올린다. 덤벨의 저항을 느끼면서 서서히 내린다. 호흡은 올리면서 내쉬고, 내리면서 들이쉰다.

Zoop in 팔꿈치를 곧게 펴면서 동작을 하게 되면 어깨보다 팔에 힘이 들어가므로 약간 구부린 상태에서 해준다.
〈12회씩 5세트〉

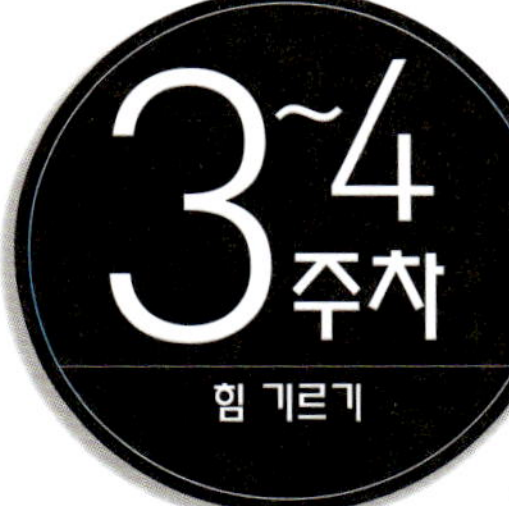

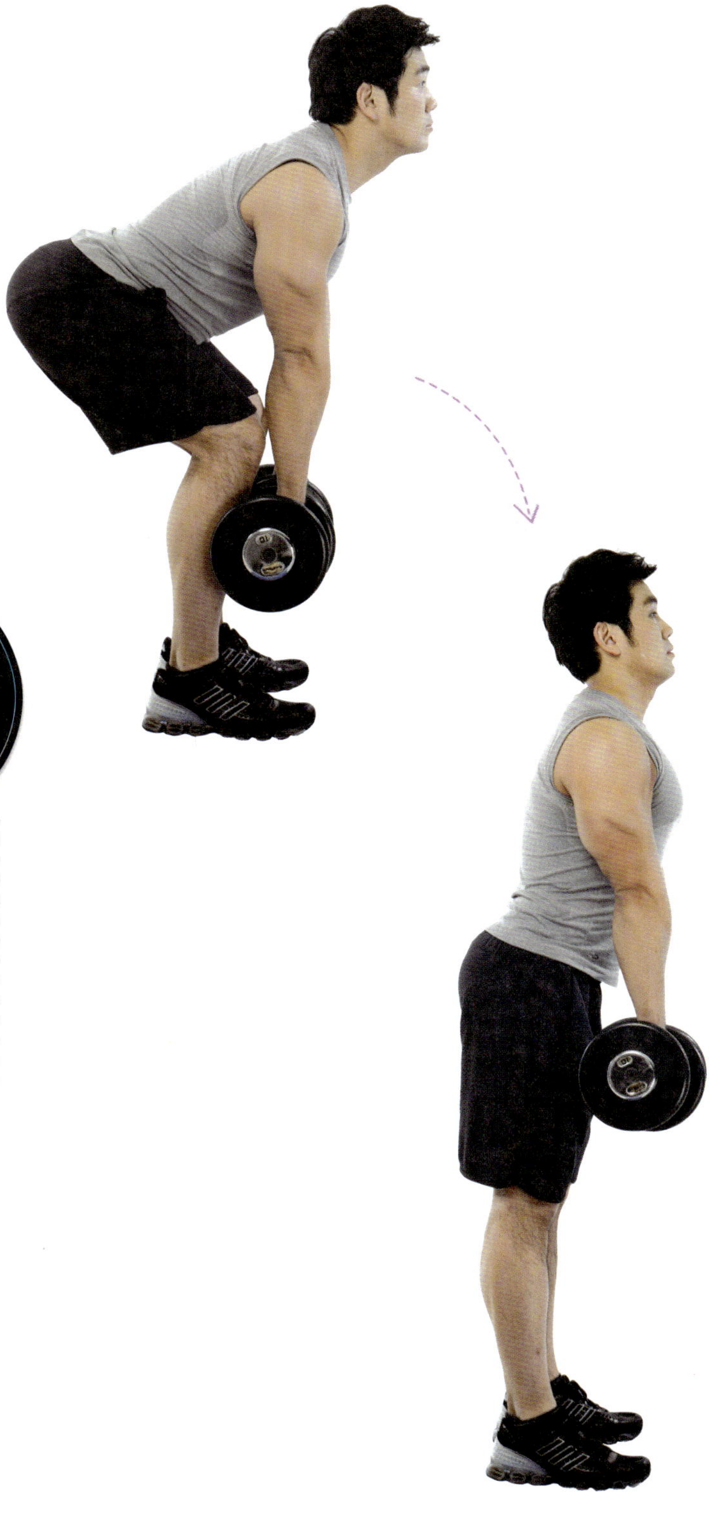

3~4주차
힘 기르기

데드리프트

등 운동의 기본적인 운동이기 때문에 정확한 자세와 기술이 필요하다. 허리 강화에 가장 좋은 동작이므로 강한 허리를 원한다면 꾸준히 해 주도록 한다. 또한 이 동작은 등의 두께를 키워준다.

>> **자세** 덤벨을 양손에 잡고 발은 어깨 너비로 벌린다. 엉덩이를 뒤로 뺀 채 무릎을 약간 구부려 상체를 구부렸다 펴는 동작을 반복한다.

Zoop in 동작을 할 때 가슴을 펴고 등과 허리를 항상 곧게 펴는 것이 중요하다. 〈10회씩 5세트〉

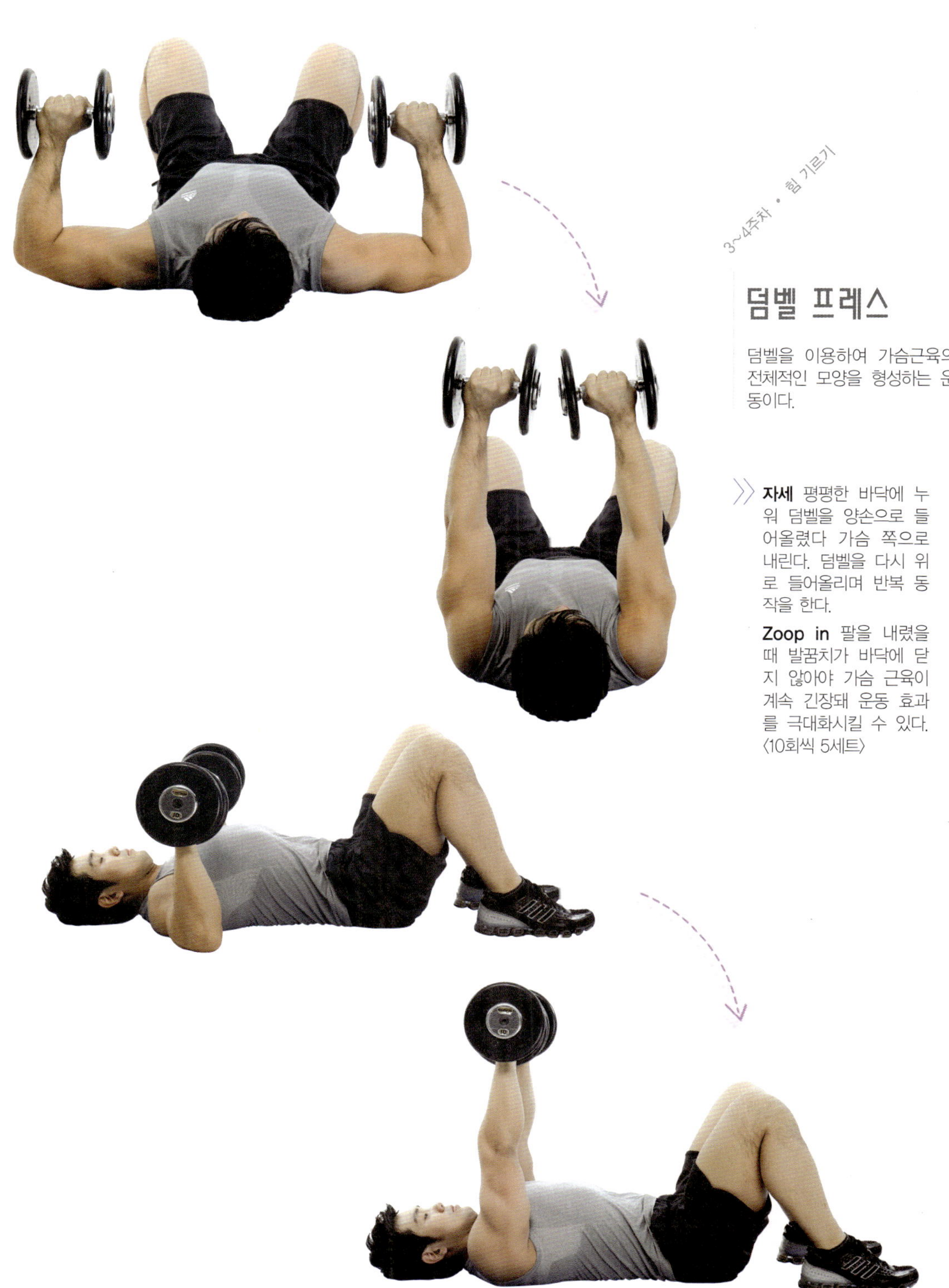

덤벨 프레스

덤벨을 이용하여 가슴근육의 전체적인 모양을 형성하는 운동이다.

>> **자세** 평평한 바닥에 누워 덤벨을 양손으로 들어올렸다 가슴 쪽으로 내린다. 덤벨을 다시 위로 들어올리며 반복 동작을 한다.

Zoop in 팔을 내렸을 때 발꿈치가 바닥에 닿지 않아야 가슴 근육이 계속 긴장돼 운동 효과를 극대화시킬 수 있다. 〈10회씩 5세트〉

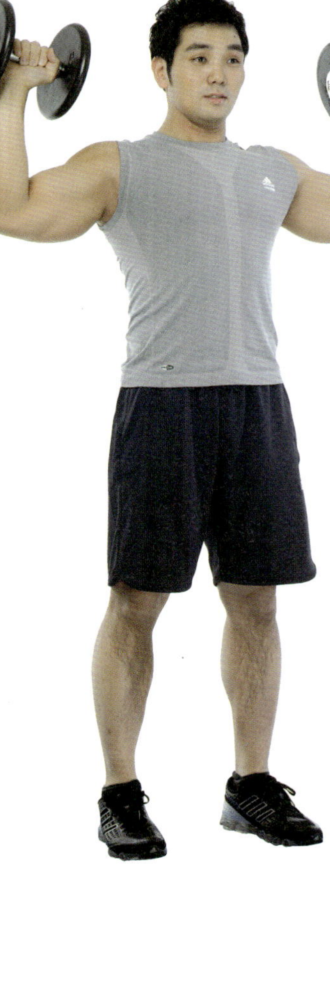

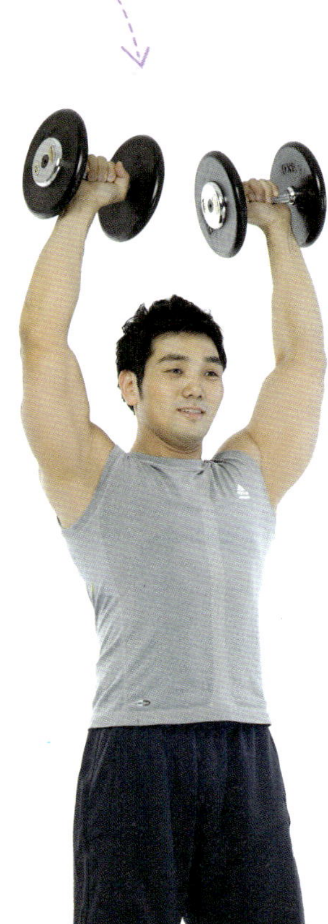

덤벨 숄더 프레스

덤벨을 이용하여 어깨 삼각근에 힘을 기르는 운동이다.

>> **자세** 양손에 덤벨을 잡고 팔꿈치를 귀 높이까지 올린다. 머리 위에서 몸과 일직선이 되도록 덤벨을 올린 다음 안쪽으로 살짝 모아주는 느낌으로 밀어준다. 어깨에 힘을 느끼면서 덤벨을 귀 높이까지 내려준다. 팔을 올릴 때 숨을 내쉬고, 내릴 때 숨을 들이마신다.

Zoop in 동작을 할 때는 항상 팔이 지면에서 수평이 되도록 자세를 유지해 주어야 한다. 〈10회씩 5세트〉

브이업

가슴의 상복부와 하복부를 한 꺼번에 자극시킬 수 있는 운동 이다.

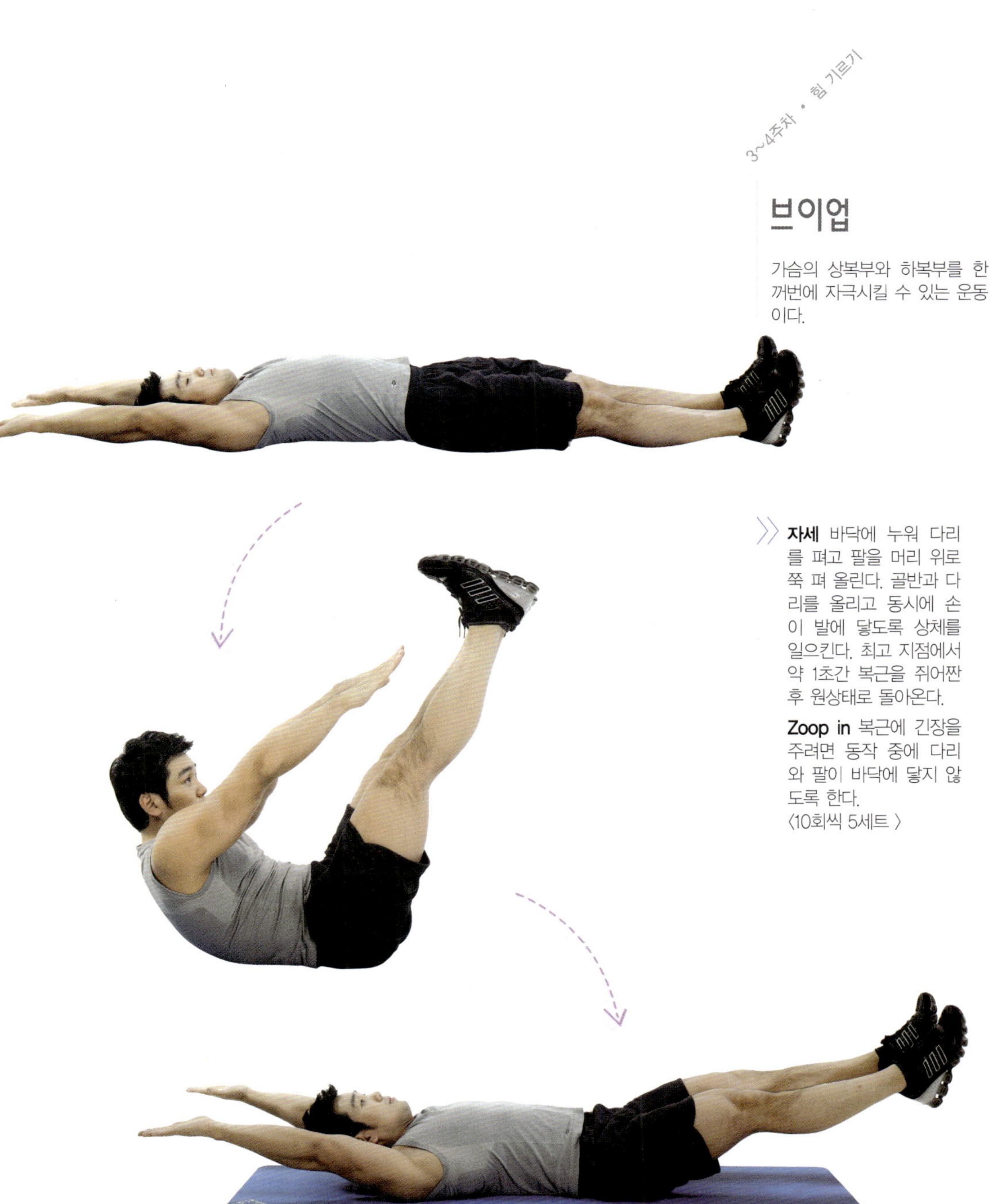

>> **자세** 바닥에 누워 다리 를 펴고 팔을 머리 위로 쭉 펴 올린다. 골반과 다 리를 올리고 동시에 손 이 발에 닿도록 상체를 일으킨다. 최고 지점에서 약 1초간 복근을 쥐어짠 후 원상태로 돌아온다.

Zoop in 복근에 긴장을 주려면 동작 중에 다리 와 팔이 바닥에 닿지 않 도록 한다.
〈10회씩 5세트 〉

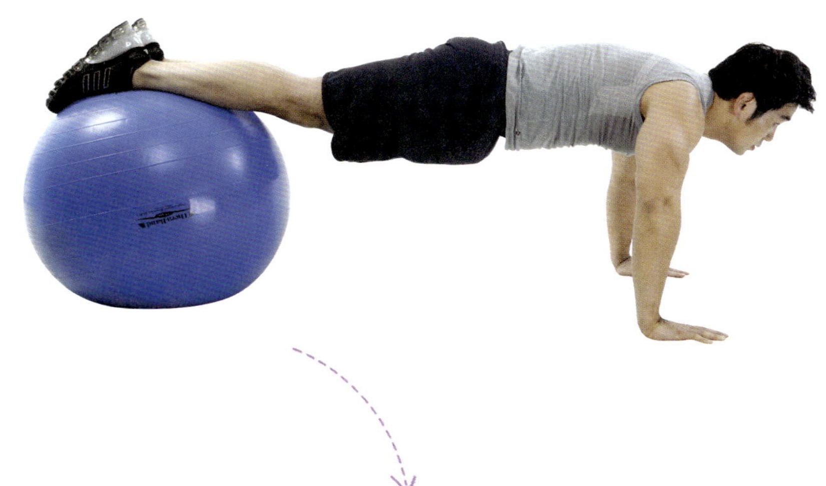

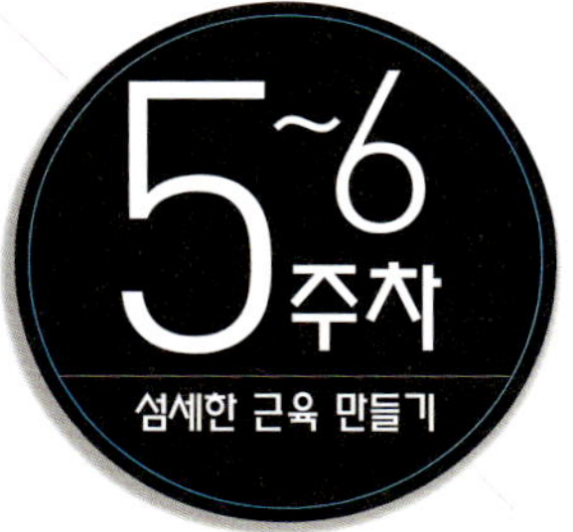

볼 푸시업

복근과 균형 감각 및 가슴을 발달시키는 운동이다.

>> **자세** 볼 위에 발을 올리고 엎드린 후 팔을 어깨 너비보다 약간 넓게 벌리고 팔꿈치는 약간 구부린 채 바닥을 짚는다. 호흡은 엎드릴 때 들이마시고 들어올릴 때 내뱉는다.

Zoop in 등은 곧게 펴고 엉덩이가 올라가지 않도록 주의하면서 몸을 일직선으로 만드는 것이 중요하다. 〈10회씩 5세트〉

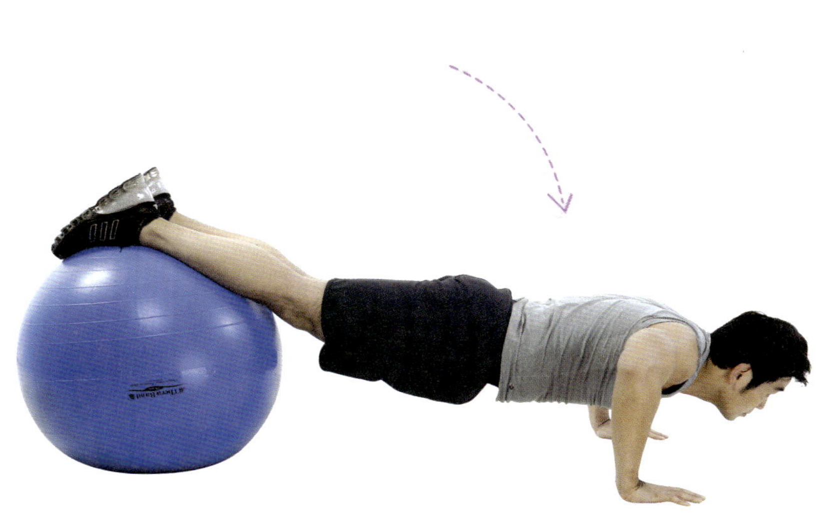

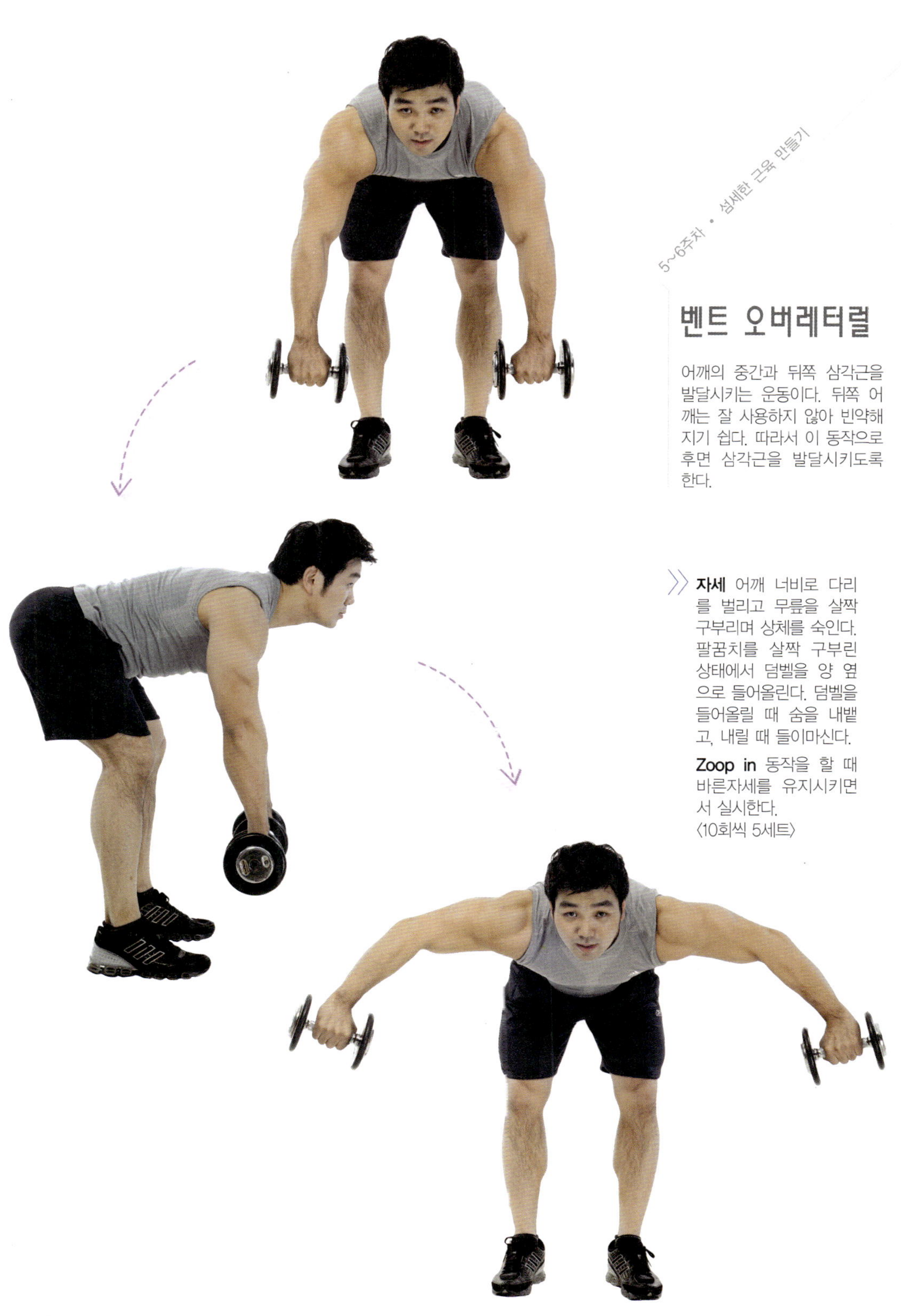

벤트 오버레터럴

어깨의 중간과 뒤쪽 삼각근을
발달시키는 운동이다. 뒤쪽 어
깨는 잘 사용하지 않아 빈약해
지기 쉽다. 따라서 이 동작으로
후면 삼각근을 발달시키도록
한다.

>> **자세** 어깨 너비로 다리
를 벌리고 무릎을 살짝
구부리며 상체를 숙인다.
팔꿈치를 살짝 구부린
상태에서 덤벨을 양 옆
으로 들어올린다. 덤벨을
들어올릴 때 숨을 내뱉
고, 내릴 때 들이마신다.

Zoop in 동작을 할 때
바른자세를 유지시키면
서 실시한다.
〈10회씩 5세트〉

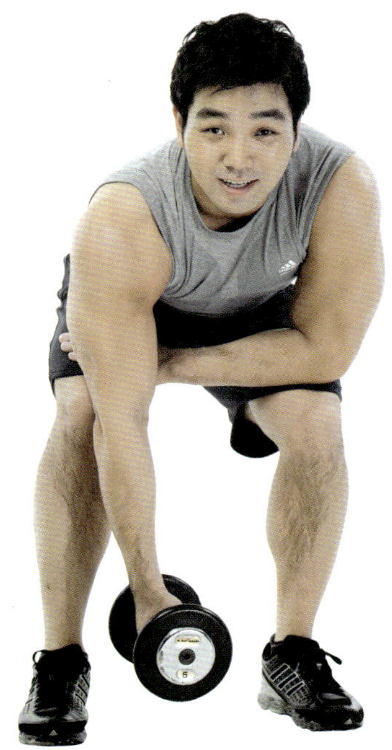

컨센트레이션 컬

이두근, 즉 알통의 봉우리를 만드는 운동이다. 뽀빠이와 같은 알통을 만들 수 있다.

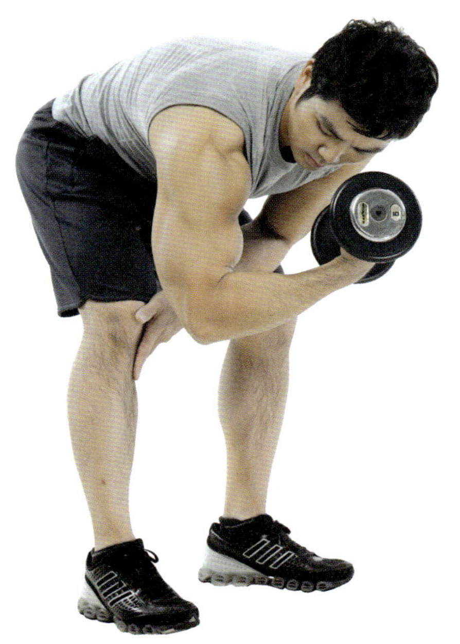

니-업

하복부 강화에 도움에 되는 복
근 운동이다. 복근 뿐 아니라
전체적으로 잘 다듬어진 허리
라인을 만드는데 효과적이다.

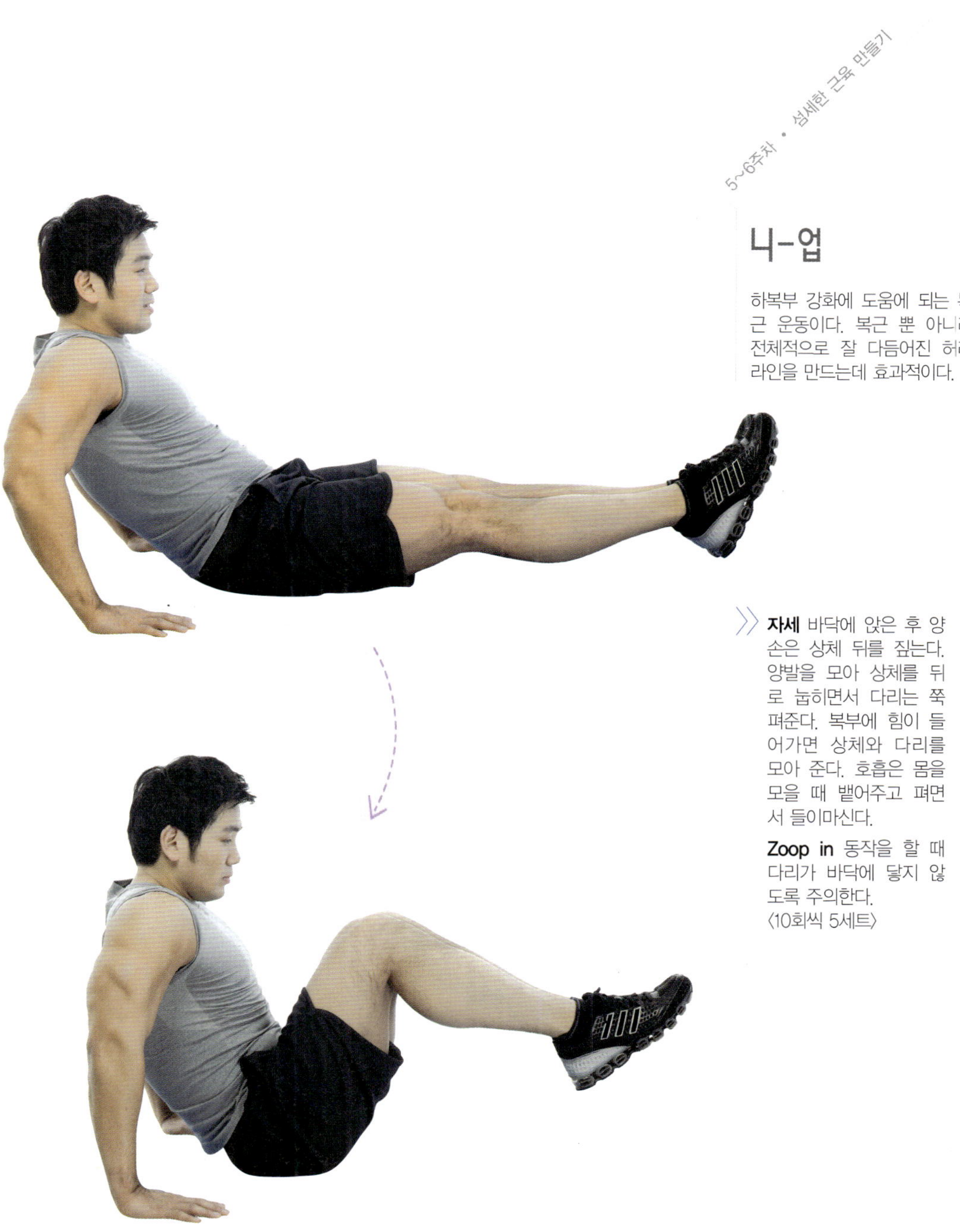

>> **자세** 바닥에 앉은 후 양
손은 상체 뒤를 짚는다.
양발을 모아 상체를 뒤
로 눕히면서 다리는 쭉
펴준다. 복부에 힘이 들
어가면 상체와 다리를
모아 준다. 호흡은 몸을
모을 때 뱉어주고 펴면
서 들이마신다.

Zoop in 동작을 할 때
다리가 바닥에 닿지 않
도록 주의한다.
〈10회씩 5세트〉

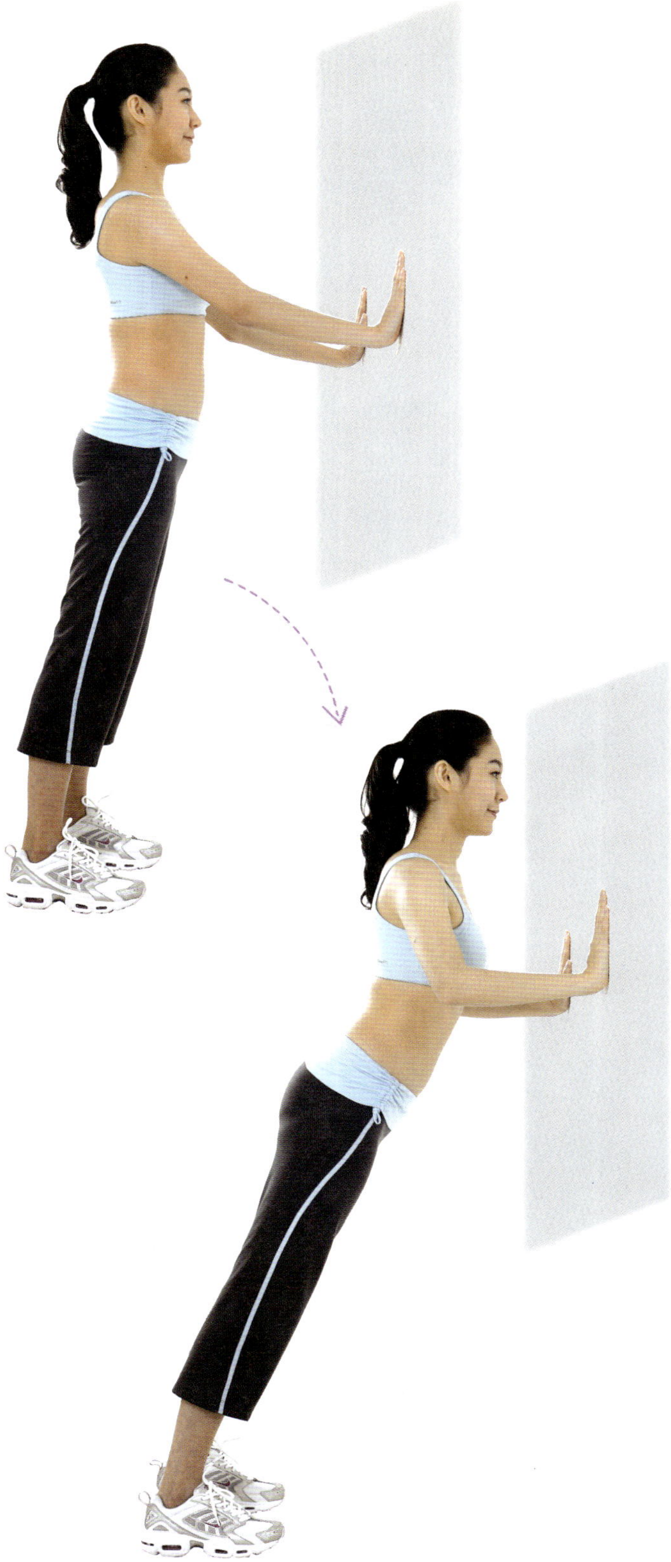

1주차

전체적인 근력 및
트레이닝 적응기간

벽에 기대어 팔굽혀펴기

극상근(어깨 뒷쪽 근육) 및 전체적인 상체 근육을 탄탄하게 만들어주는 운동이다.

>> **자세** 벽에서 조금 떨어진 위치에 서서 가슴 높이의 벽을 짚는다. 호흡을 들이마시면서 벽과 몸 사이의 간격을 반으로 줄이고, 내쉬면서 벽을 밀어 팔을 편다.

Zoop in 처음에는 무리가 가지 않도록 벽과 발의 간격을 좁혀 동작을 하다가 점점 간격을 넓혀 강도를 높여준다.
〈15회씩 4세트〉

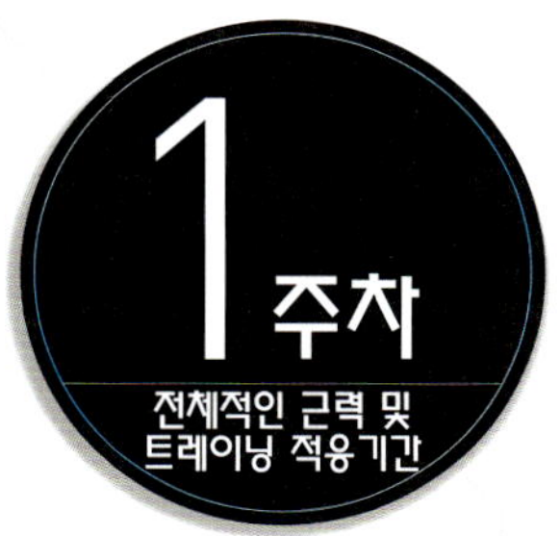

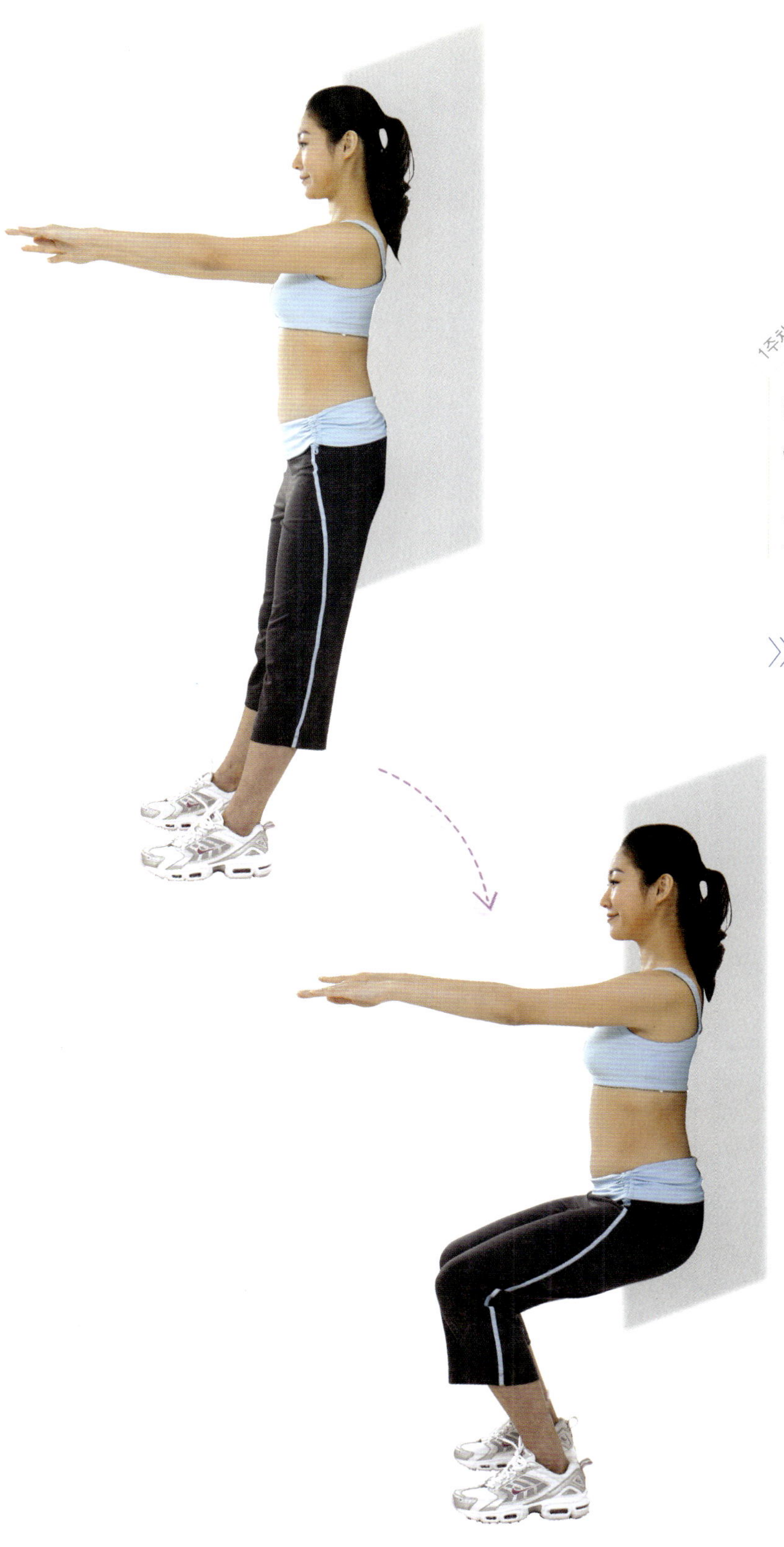

벽에 기대어
앉았다 일어서기

하체 근육을 탄력 있게 만들어
주는 가장 좋은 운동 방법이다.

>> **자세** 양 다리를 어깨 너
비로 벌린 다음 하복부
에 힘을 주고 등을 벽에
서 떨어지지 않도록 주
의하면서 앉았다 일어나
는 동작을 반복한다. 호
흡은 앉을 때 코로 들이
마시고 올라올 때 입으
로 내쉬어 준다.

Zoop in 앉았다 일어나
는 동작을 할 때 무릎이
발끝보다 더 나오지 않
도록 주의하고 의자에
앉듯 90°정도 앉았다 일
어선다.
〈15회씩 4세트〉

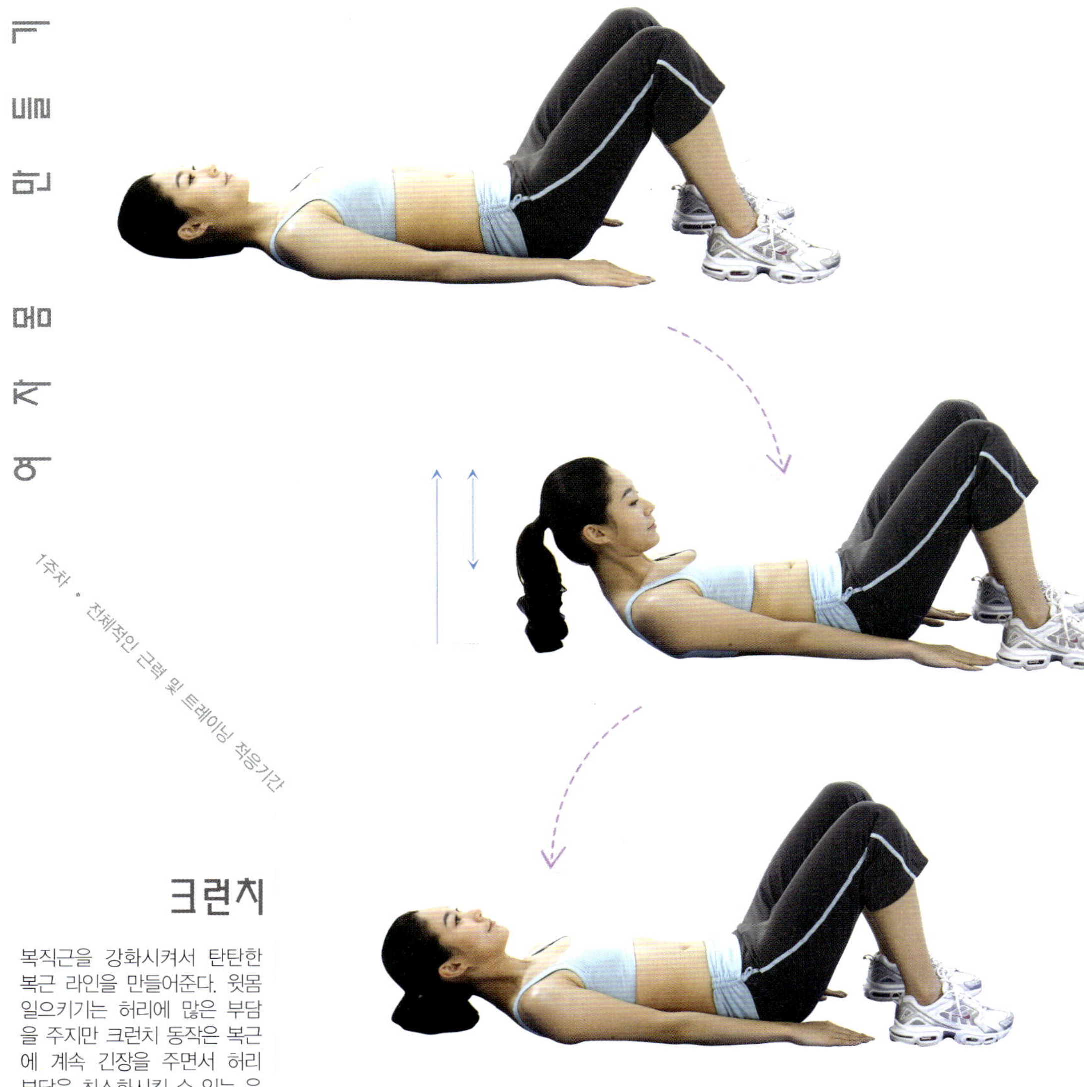

크런치

복직근을 강화시켜서 탄탄한 복근 라인을 만들어준다. 윗몸 일으키기는 허리에 많은 부담을 주지만 크런치 동작은 복근에 계속 긴장을 주면서 허리 부담을 최소화시킬 수 있는 운동이다.

>> **자세** 바닥에 등을 대고 누워 다리는 의자 위에 올리거나 무릎을 굽혀 발바닥을 바닥에 닿게 한다. 두 팔을 옆으로 두거나 머리 뒤로 잡고 바닥에서 40° 정도 올린다는 느낌으로 복부를 강하게 쥐어짜면서 상체를 들어올린다.

Zoop in 복근이 약한 경우 목에 힘이 들어가게 되므로 무리해서 힘을 주지 않도록 하고, 손을 바닥에 둔 경우 손끝을 발뒤꿈치에 닿도록 하면서 복근을 쥐어 짠다.
〈15회씩 4세트〉

>> **자세** 무릎을 세워 누운 상태에서 아랫배를 조이듯 힘을 주면서 천천히 골반을 들어올린다. 올린 상태를 3~5초 유지하는데 이 때, 골반이 틀어지지 않도록 주의한다. 호흡은 올릴 때 내쉬고 기다릴 때 들이마시며, 다시 제자리로 돌아올 때 내쉬도록 한다.

Zoop in 아랫배에 힘이 들어간 상태를 계속 유지하며, 정확한 자세로 천천히 하는 것이 더 효과적이다.
〈15회씩 4세트〉

힙 올리기

양쪽 골반의 밸런스를 잡아주고 척추기립근 및 엉덩이와 무릎 뒤쪽의 근육을 강화시켜준다.

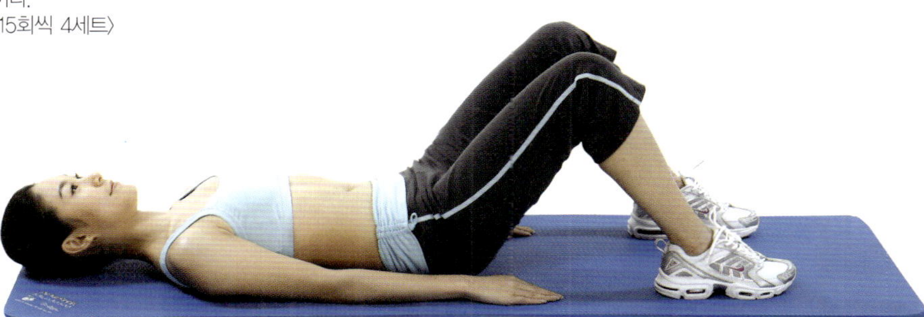

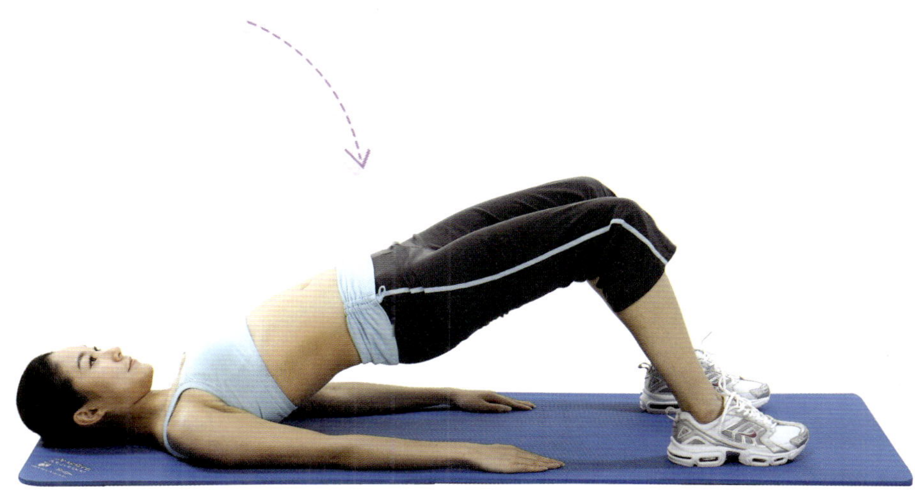

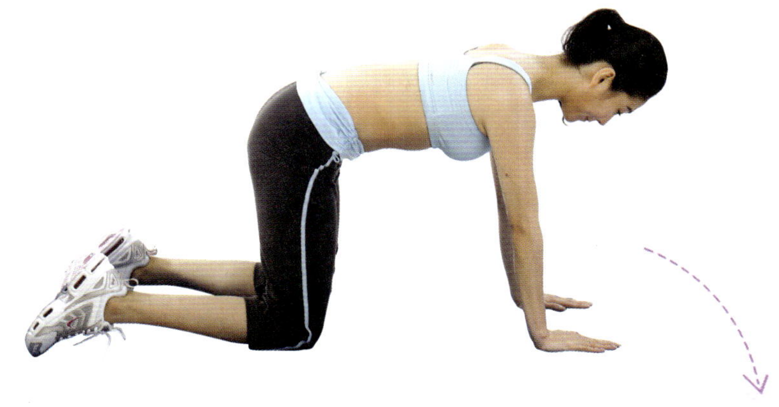

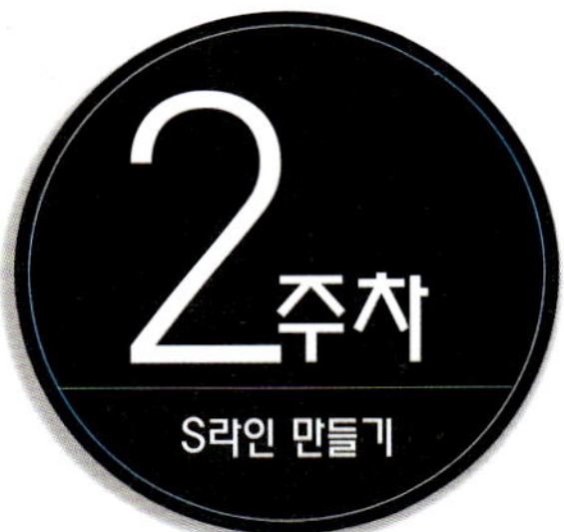

2주차

S라인 만들기

양다리 양팔 엇갈려 들기

척추 양쪽에서 힘을 받쳐주는 척추기립근의 밸런스를 잡아준다. 전체적으로 뒤쪽의 근육을 자극하기 때문에 뒷라인을 예쁘게 다듬어 주는 효과가 있다.

>> **자세** 두 손과 무릎을 땅에 댄 상태로 엎드려서 서로 반대편에 있는 팔과 다리를 뻗어 몸을 곧게 편다. 3~5초간 자세를 유지한 다음 반대쪽도 똑같이 한다.

Zoop in 몸을 편 상태에서 아랫배에 힘을 주어 허리가 아래로 휘지 않도록 몸을 곧게 유지한다.
〈15회씩 4세트〉

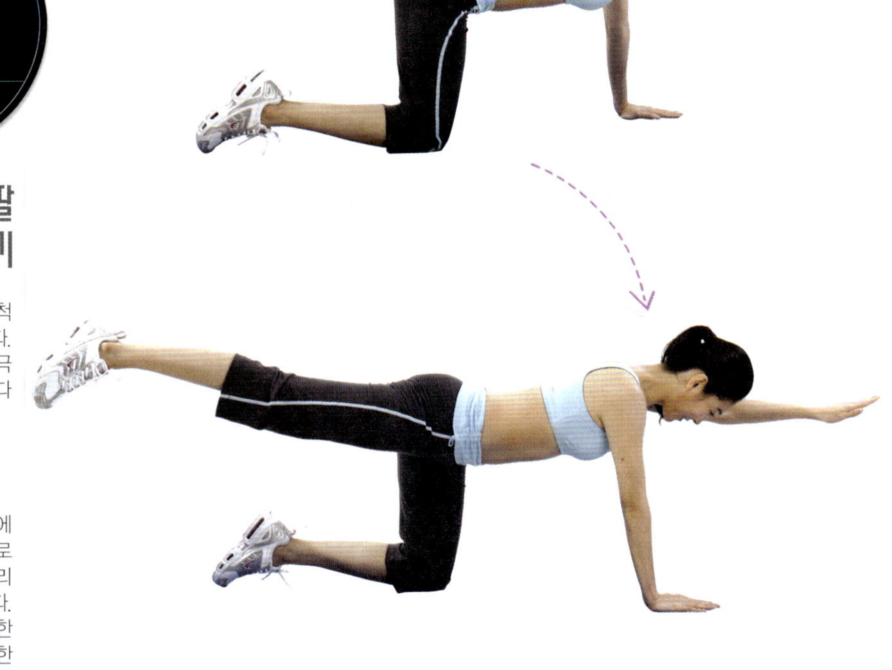

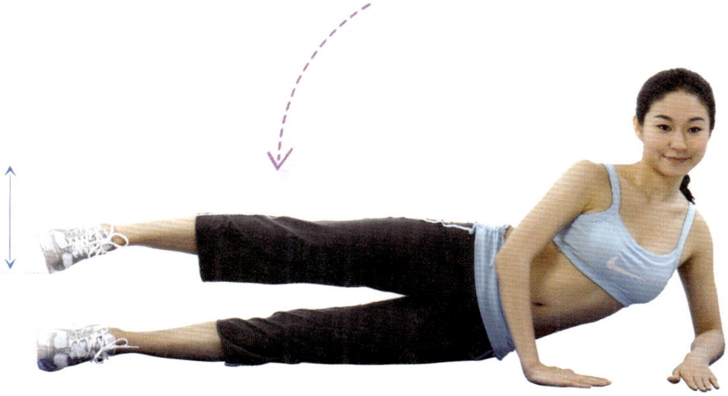

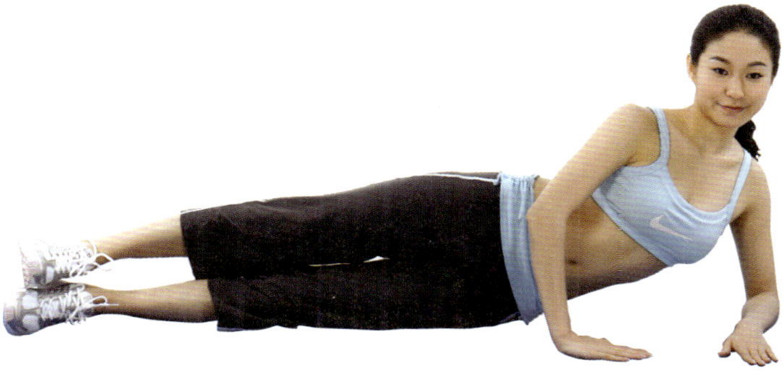

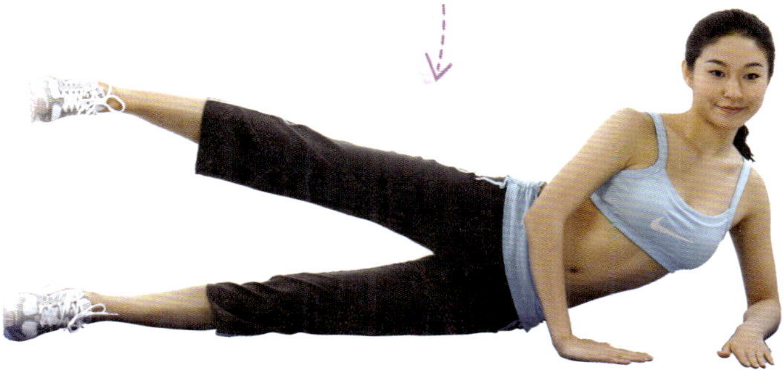

옆으로 다리 들어 올리기

엉덩이 근육에 탄력을 더해주고 체간(몸통 부분)의 옆 라인과 엉덩이 라인을 예쁘게 잡아 준다.

>> **자세** 팔을 짚어 옆으로 누운 상태에서 바닥쪽 다리는 살짝 굽혀주거나 펴준다. 위쪽 다리는 곧게 펴고, 골반이 흔들리지 않도록 아랫배에 힘을 주어 위로 들어 올렸다 내리는 동작을 반복한다.

Zoop in 발은 항상 수평을 유지하고, 동작하는 내내 지속적으로 긴장을 유지해야 효과적이다. 〈15회씩 4세트〉

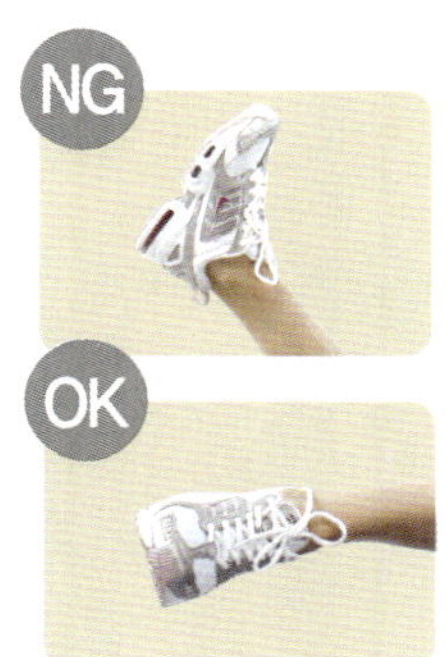

*발은 항상 수평유지!

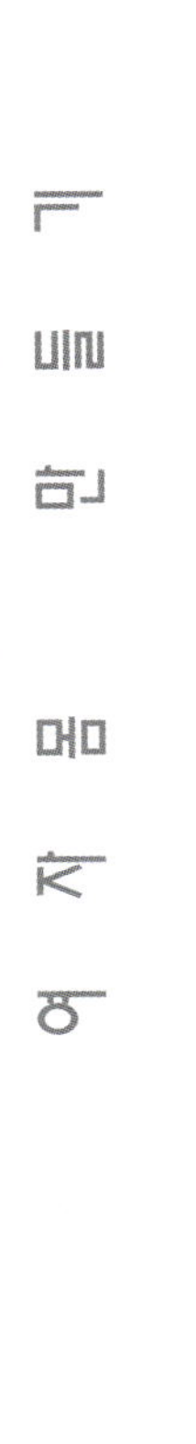

2주차 · S라인 만들기

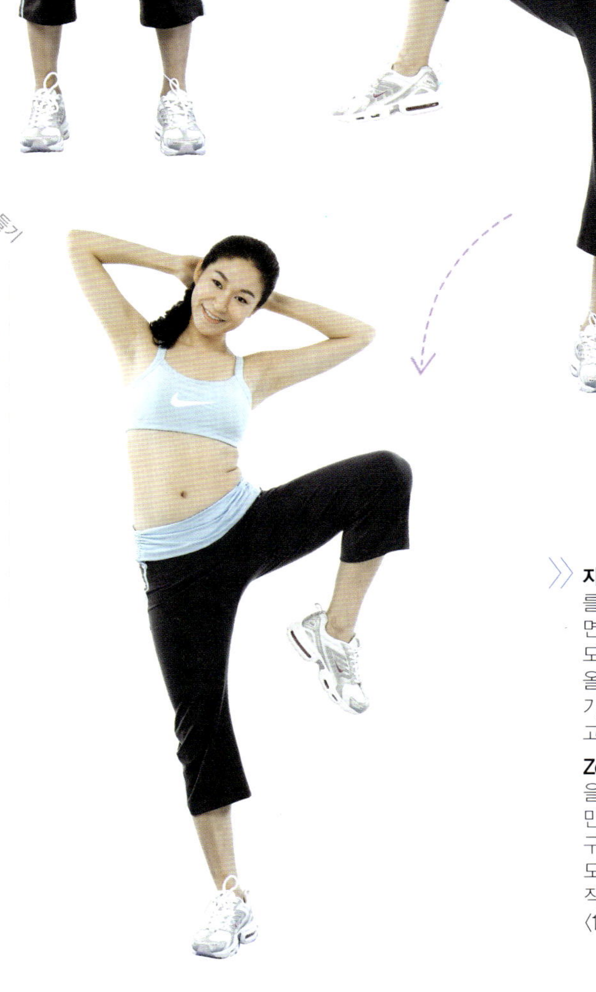

팔꿈치 무릎 닿기

하체와 상체를 함께 사용하는 운동으로 힙 업 뿐만 아니라 허리 라인을 예쁘게 잡아준다. 움직임이 커서 칼로리 소모가 많으므로 체내 지방을 태우는데 효과적이고 S라인의 중심이 되는 허리의 근육도 잡아주는 운동이다.

>> **자세** 손은 머리 뒤로 깍지를 끼고 옆으로 몸을 숙이면서, 팔꿈치에 무릎이 닿도록 다리를 옆으로 끌어 올린다. 팔꿈치가 무릎과 가까워질 때 호흡을 내뱉고, 멀어질 때 들이마신다.

Zoop in 몸은 항상 정면을 보고 할 수 있는 범위만큼 몸을 접도록 한다. 옆구리가 접히는 느낌이 들도록 긴장감을 주면서 동작을 한다.
〈15회씩 4세트〉

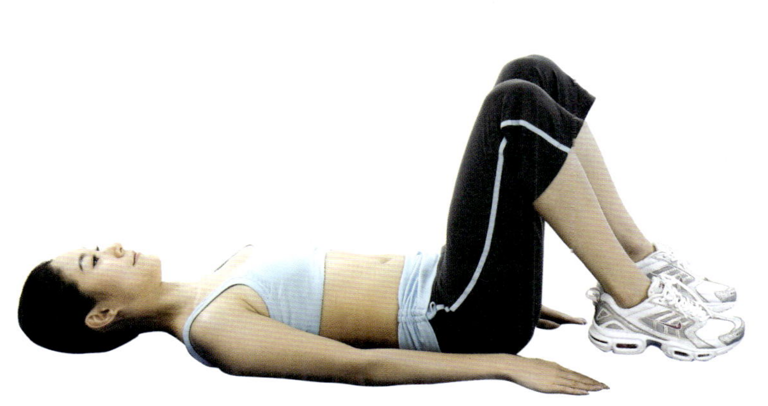

리버스 크런치

몸의 중심을 잡아주고 하복부를 자극하는 운동으로 골반이 틀어지지 않게 주의하면서 동작을 한다. 무릎을 구부려 허리부담을 최소화하면서 할 수 있는 가장 효과적인 운동이다.

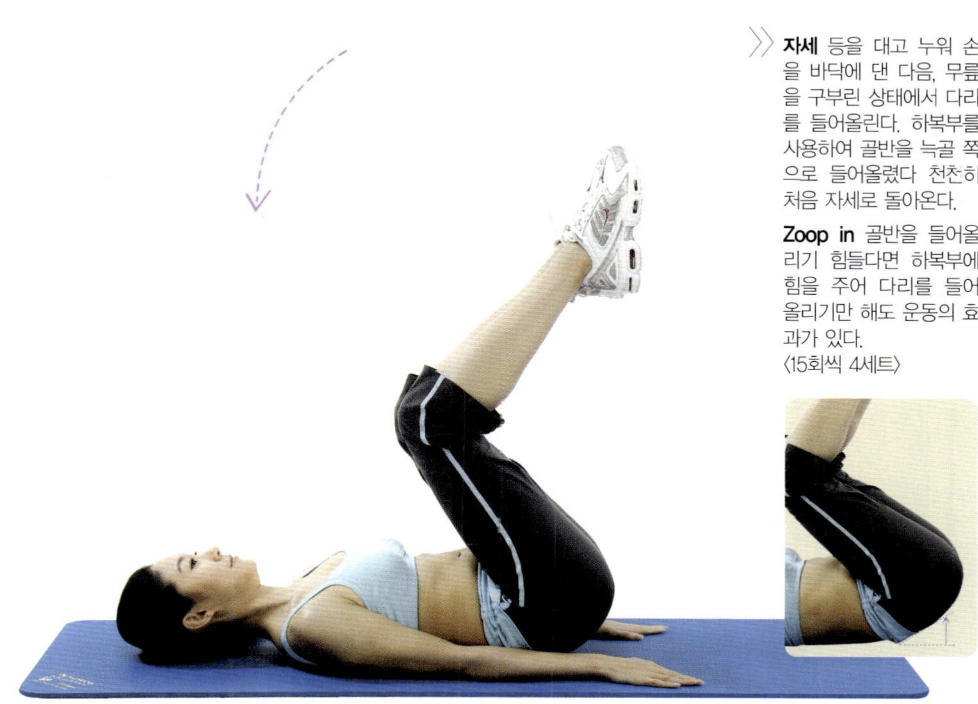

>> **자세** 등을 대고 누워 손을 바닥에 댄 다음, 무릎을 구부린 상태에서 다리를 들어올린다. 하복부를 사용하여 골반을 늑골 쪽으로 들어올렸다 천천히 처음 자세로 돌아온다.

Zoop in 골반을 들어올리기 힘들다면 하복부에 힘을 주어 다리를 들어올리기만 해도 운동의 효과가 있다.
〈15회씩 4세트〉

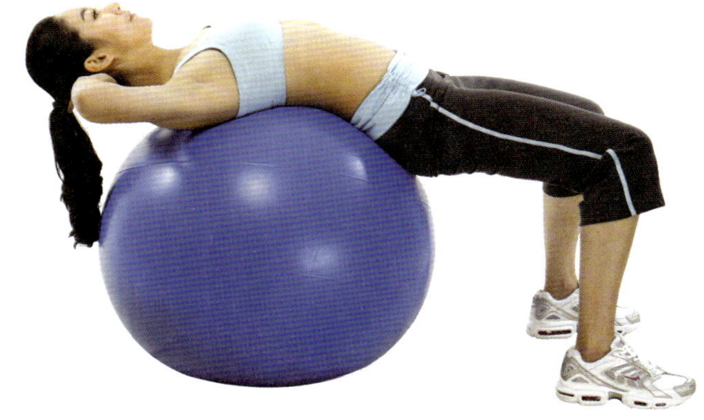

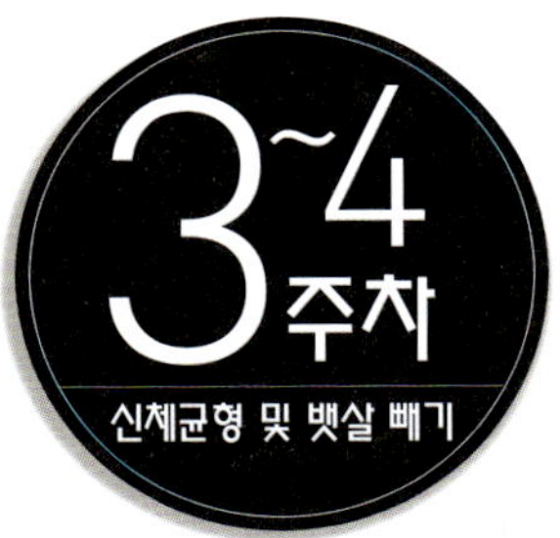

3~4 주차
신체균형 및 뱃살 빼기

볼 크런치

몸의 중심을 잡아서 척추를 바로 세우고 튼튼하게 만들어주며 척추기립근을 탄탄하게 잡아준다. 또한 상복부를 강화시켜준다.

>> **자세** 볼에 등을 대고 누운 상태에서 두 손을 가볍게 머리 뒤에 댄다. 복부 전체에 긴장을 주면서 상체를 들어올린다. 윗몸 일으키기와는 다르게 몸의 전체를 일으키지 않고 40° 정도만 들어올린다.

Zoop in 목 디스크의 위험이 있으므로 팔 힘으로 머리를 들어올리지 않도록 주의하고 동작하는 동안 배의 긴장감을 유지한다. 〈15회씩 4세트〉

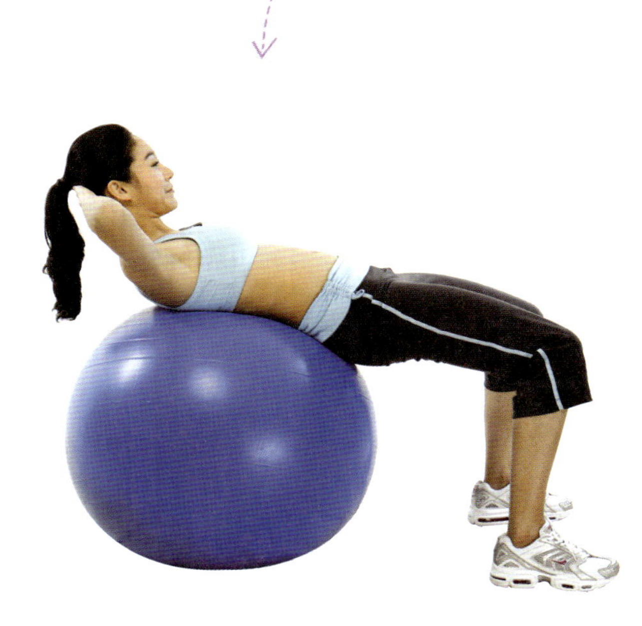

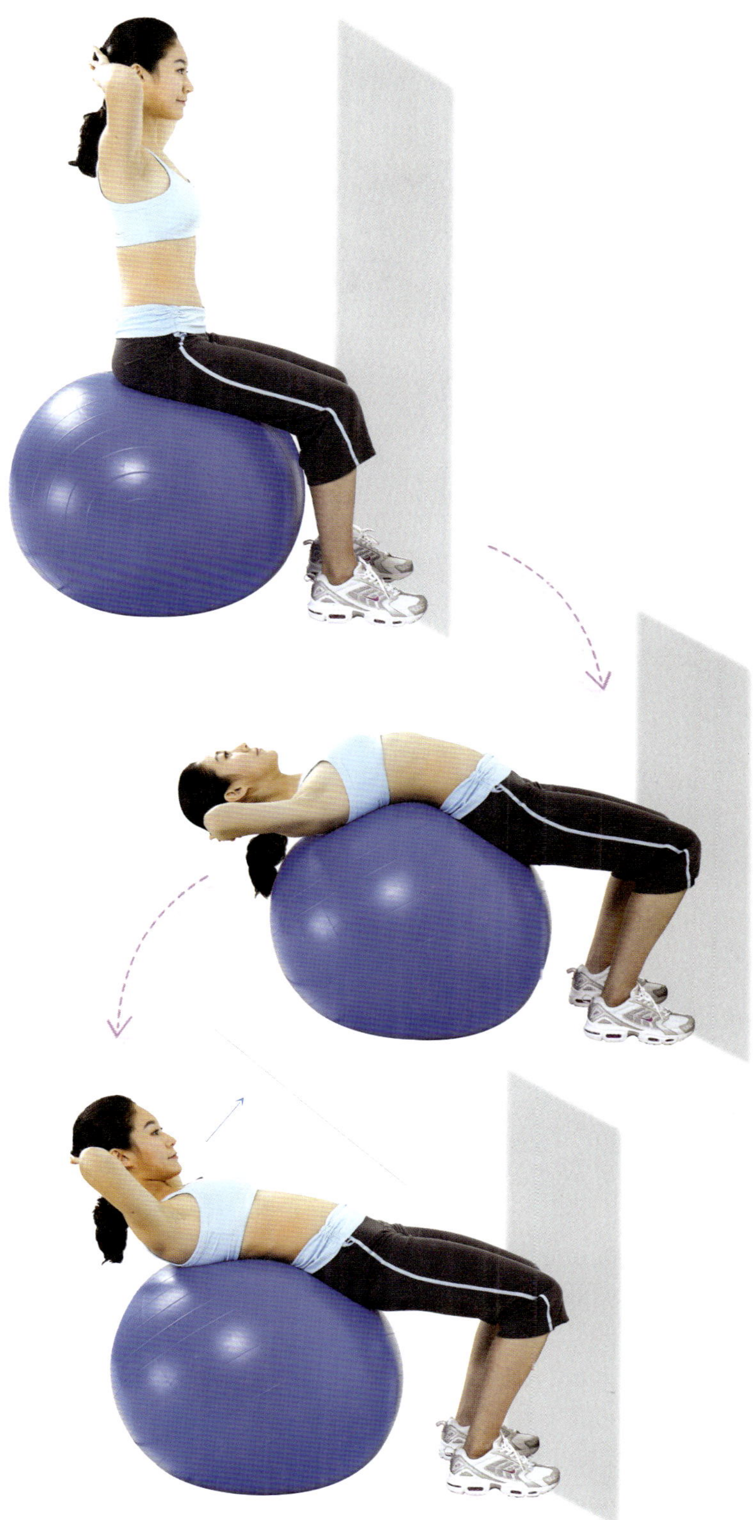

볼에 앉아
윗몸 일으키기

볼을 이용한 운동으로 몸통의 균형 감각을 키워주고 상복부를 잡아준다.

≫ **자세** 볼에 앉은 자세에서 손은 머리 뒤로 올리고 윗몸 일으키기를 한다. 양쪽 어깨를 둔부 쪽으로 말아 올리면서 복부를 강하게 수축한다. 복부가 수축될 때 호흡은 내뱉고 다시 시작자세로 돌아갈 때는 호흡을 들이마신다.

Zoop in 동작을 할 때는 시선을 대각선 위로 바라보도록 한다. 무릎이 밀리지 않도록 벽에 대고 하거나 파트너가 무릎을 잡아 지지해주는 것이 좋다.
〈15회씩 4세트〉

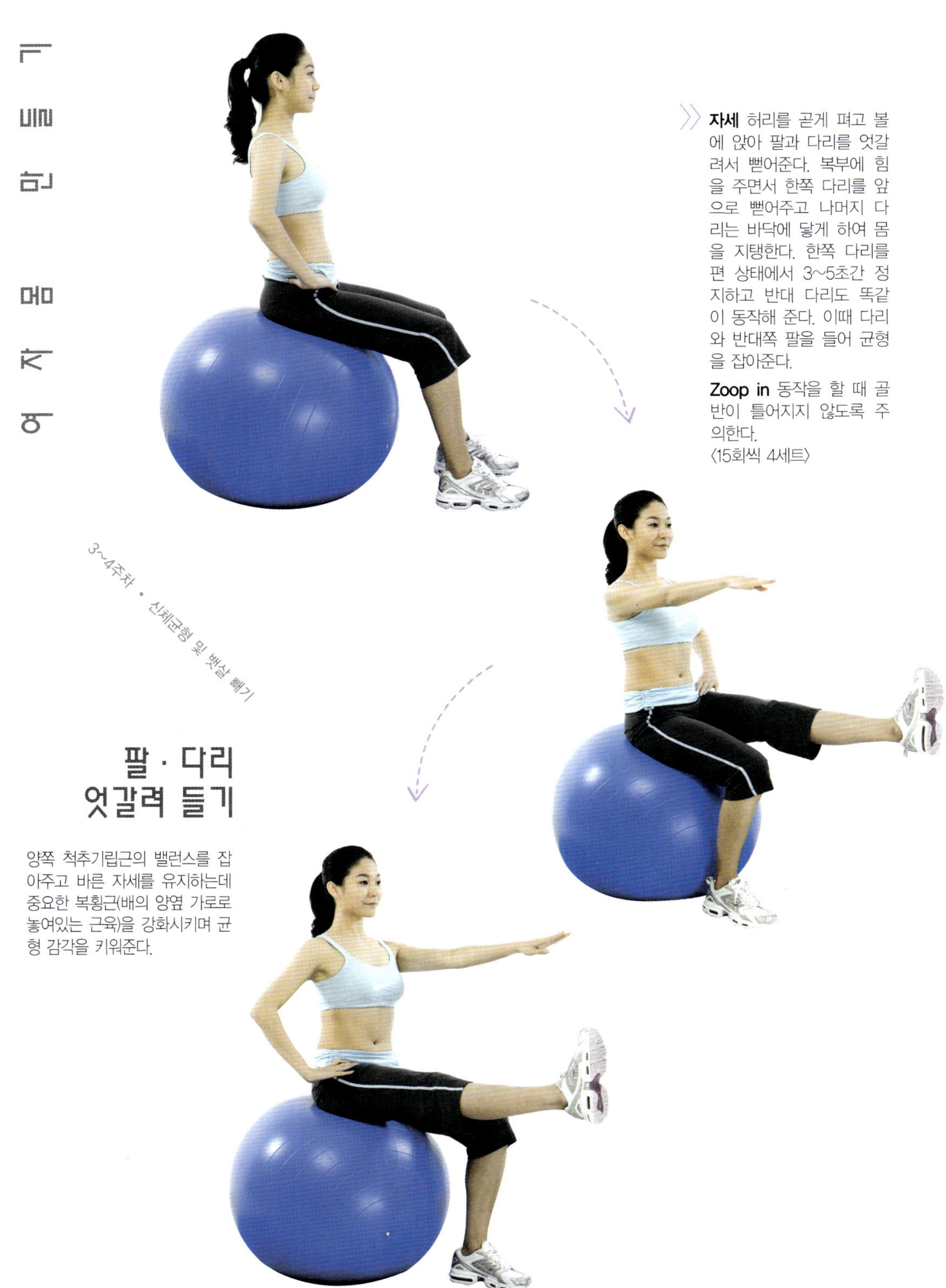

팔 · 다리
엇갈려 들기

양쪽 척추기립근의 밸런스를 잡
아주고 바른 자세를 유지하는데
중요한 복횡근(배의 양옆 가로로
놓여있는 근육)을 강화시키며 균
형 감각을 키워준다.

>> **자세** 허리를 곧게 펴고 볼
에 앉아 팔과 다리를 엇갈
려서 뻗어준다. 복부에 힘
을 주면서 한쪽 다리를 앞
으로 뻗어주고 나머지 다
리는 바닥에 닿게 하여 몸
을 지탱한다. 한쪽 다리를
편 상태에서 3~5초간 정
지하고 반대 다리도 똑같
이 동작해 준다. 이때 다리
와 반대쪽 팔을 들어 균형
을 잡아준다.

Zoop in 동작을 할 때 골
반이 틀어지지 않도록 주
의한다.
〈15회씩 4세트〉

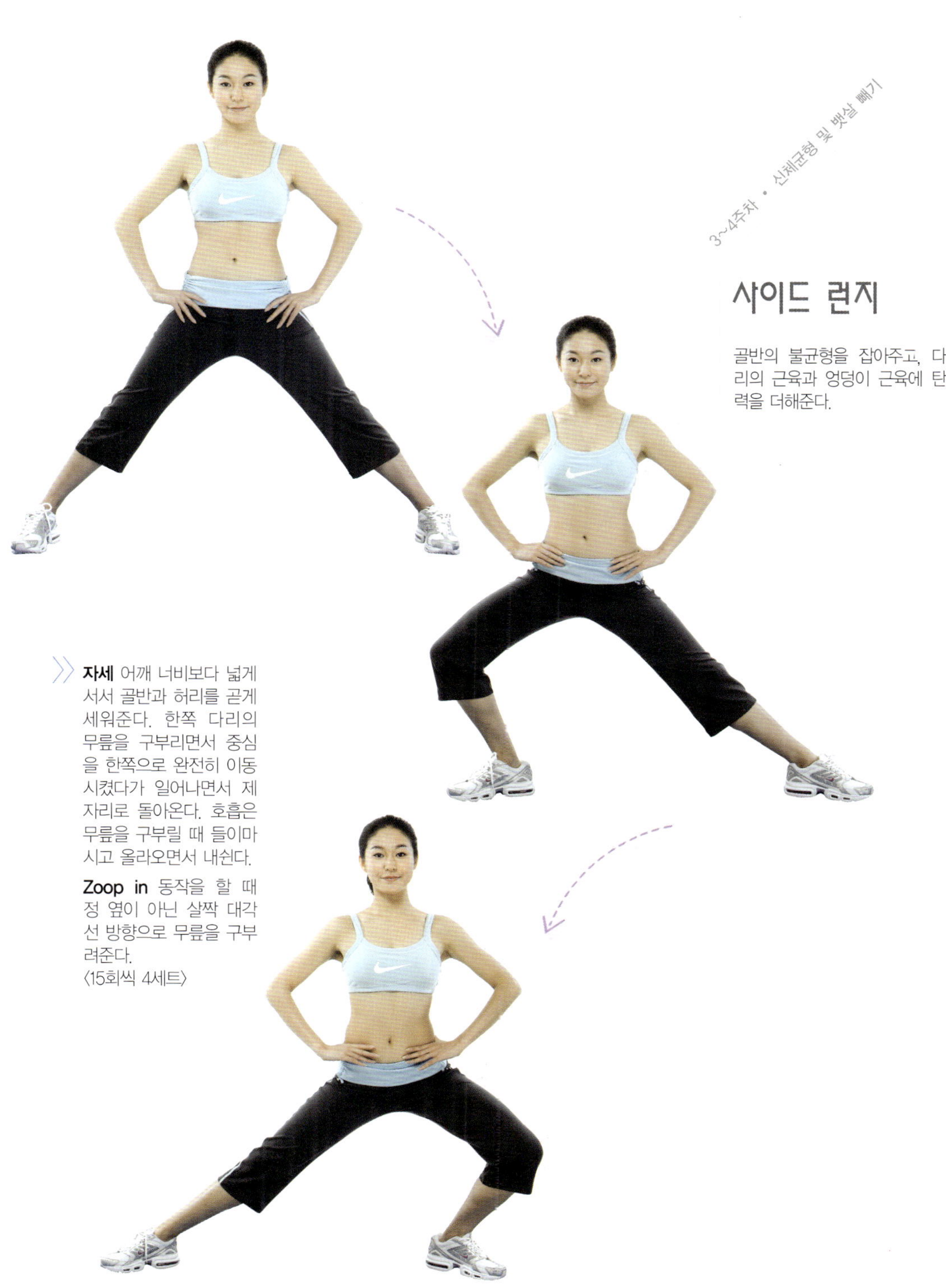

사이드 런지

골반의 불균형을 잡아주고, 다리의 근육과 엉덩이 근육에 탄력을 더해준다.

자세 어깨 너비보다 넓게 서서 골반과 허리를 곧게 세워준다. 한쪽 다리의 무릎을 구부리면서 중심을 한쪽으로 완전히 이동시켰다가 일어나면서 제자리로 돌아온다. 호흡은 무릎을 구부릴 때 들이마시고 올라오면서 내쉰다.

Zoop in 동작을 할 때 정 옆이 아닌 살짝 대각선 방향으로 무릎을 구부려준다.

〈15회씩 4세트〉

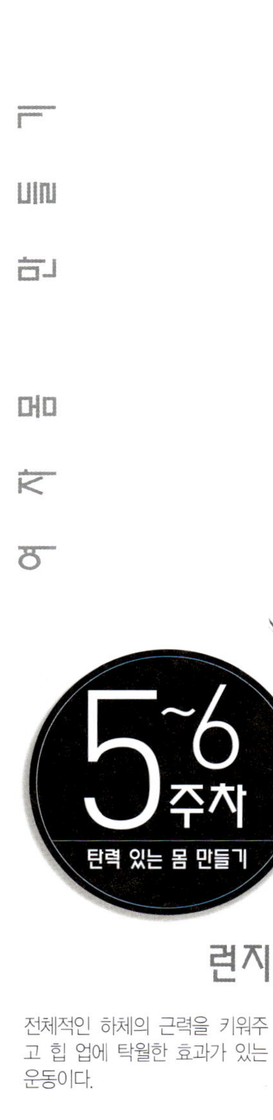

5~6주차

탄력 있는 몸 만들기

런지

전체적인 하체의 근력을 키워주고 힙 업에 탁월한 효과가 있는 운동이다.

>> **자세** '11자'로 선 상태에서 한 발만 앞으로 뺀다. 이 상태에서 허리를 곧게 펴고 복부에 힘을 주면서 무릎을 90°로 구부려 그대로 앉는다. 올라오면서 호흡을 내쉬고 앉을 때 들이마신다.

Zoop in 허리가 앞으로 기울어지지 않도록 주의한다. 또한 무릎을 굽혔을 때 발끝을 넘어가지 않도록 한다. 〈15회씩 4세트〉

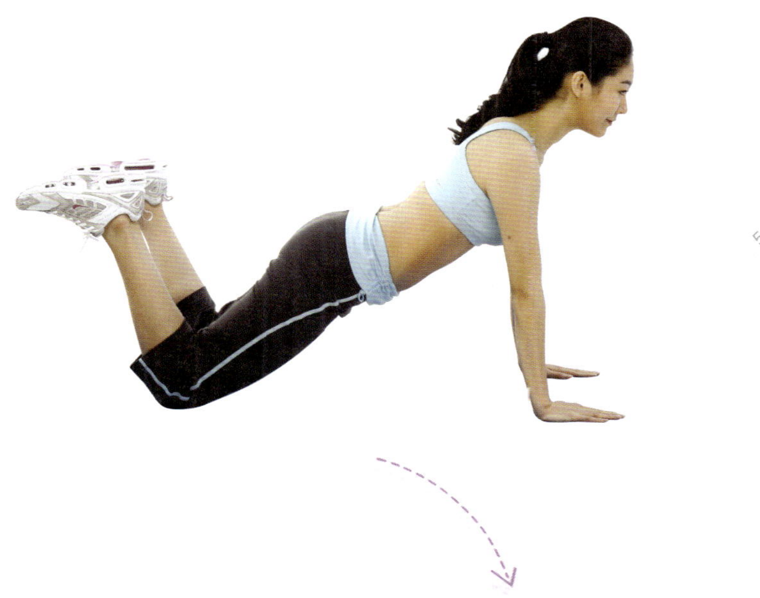

무릎 꿇고 푸시업

가슴을 업시키고 어깨와 가슴, 상복부에 전체적인 탄력을 주며, 팔의 근력을 강화시켜준다.

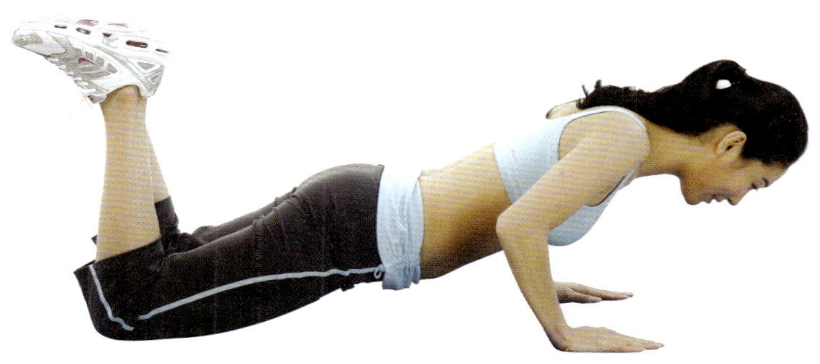

>> **자세** 무릎을 꿇고 엎드린 상태에서 가슴 앞 바닥을 짚어 푸시업 자세를 만든다.
양 손바닥이 삼각형의 양 꼭지점이고 마지막 하나의 꼭지점은 이마로 찍는다고 가정해 본다. 마지막 꼭지점을 찍으러 내려갈 때는 상체를 그대로 편 상태에서 팔꿈치가 90° 정도 구부러질 때까지 내려간다. 호흡은 내려갈 때 들이마시고 내쉬면서 올라온다.

Zoop in 팔꿈치를 구부려 내려갈 때는 팔꿈치가 너무 머리 쪽으로 올라가지 않도록 주의한다.
〈15회씩 4세트〉

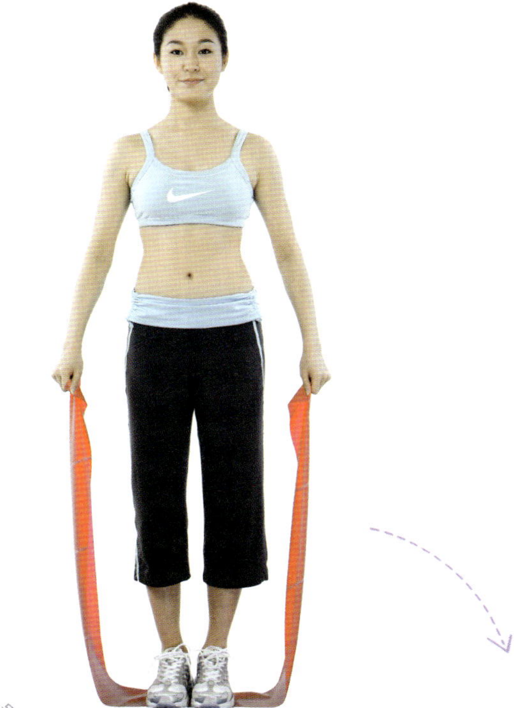

>> **자세** 가볍게 밴드를 손에 쥔 상태에서 밴드가 'V자'가 되도록 양 옆으로 올려 준다. 너무 많이 올리면 어깨 세모근 뿐만 아니라 승모근에도 자극이 가므로 너무 큰 각도로 움직이지 않도록 주의한다.

Zoop in 밴드 대신 자신에게 맞는 덤벨을 들고 동작을 해 보는 것도 좋다. 동작을 할 때는 팔꿈치를 펴지 말고 약간 구부려 팔의 힘을 줄이고 어깨에 더 많은 자극이 가게 한다. 〈15회씩 4세트〉

사이드 레터럴 레이즈

어깨 세모근(어깨 뒷쪽)의 라인을 잡아주고 근력을 더해줌으로써 탄력 있고 아름다운 어깨 라인을 만드는 운동이다.

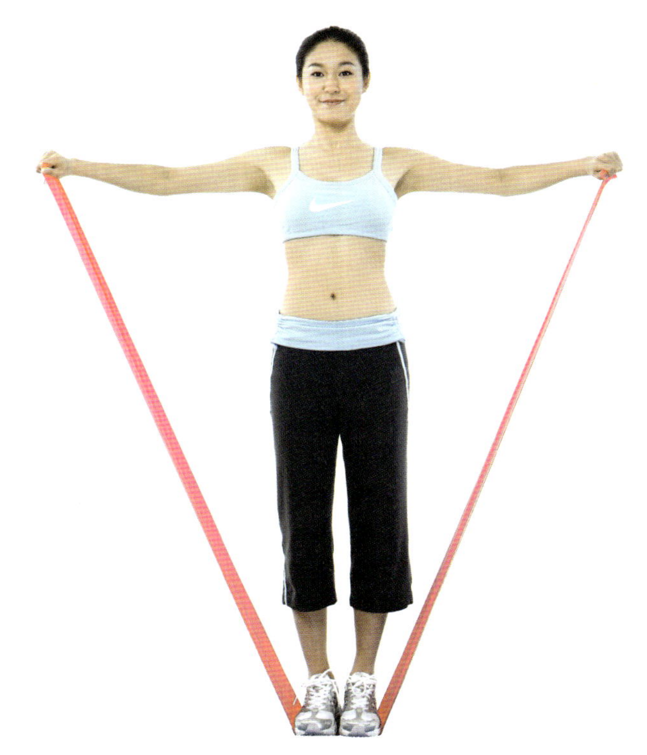

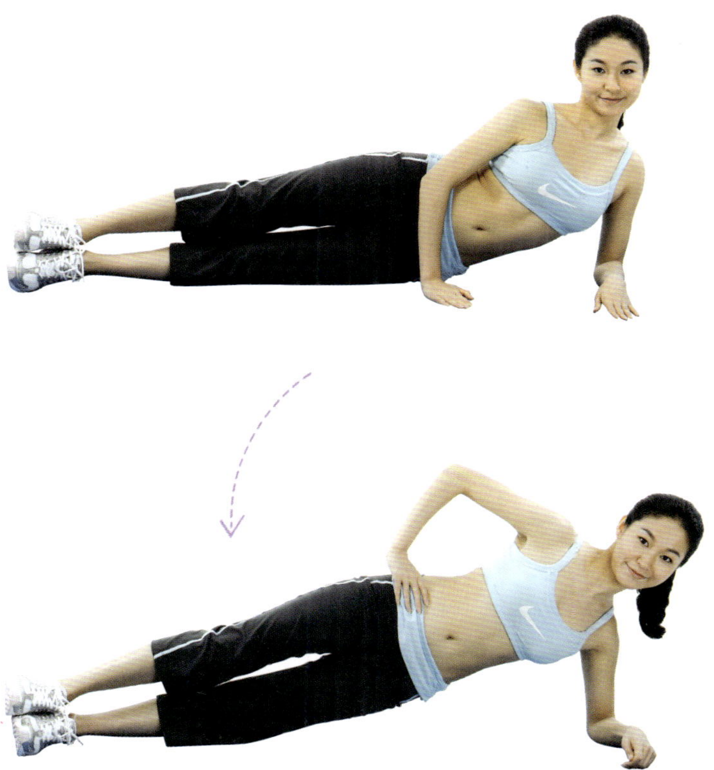

사이드 브리지

몸의 전체적인 옆 라인, 특히 허리의 옆 라인을 슬림하고 탄탄하게 만들어주는 운동이다.

>> **자세** 왼쪽 팔로 바닥을 짚고 옆으로 누운 상태에서 오른쪽 손은 골반 위에 가볍게 올린다. 골반을 밀어 몸통을 위로 올리면서 비스듬한 '– 자'가 되도록 자세를 잡는다. 브리지 자세가 된 몸을 약 5~10초간 유지한다. 이때 골반이 앞으로 혹은 뒤로 넘어가지 않도록 주의해야 한다.

Zoop in 이 자세가 익숙해지면 시간을 점점 늘려가도록 하고 강도를 높일 때에는 팔꿈치를 펴서 바닥을 손으로 지탱하도록 한다.
〈15회씩 4세트〉

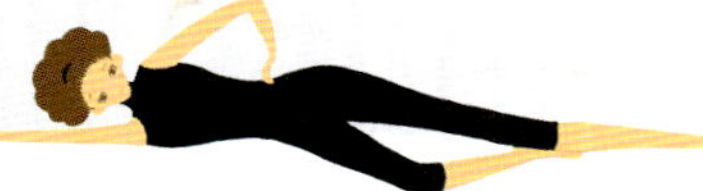

index

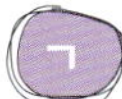

거료 ·································· 137
거미형 비만 ························ 30
거실에서 하는 스트레칭 ············ 184
건막 ······························ 63
건식 부황 ························· 130
결가부좌 ·························· 94
경락 마사지 ······················ 136
경락 운동의 특징 ················· 198
경락이란 ························· 136
경혈이란 ························· 136
계단 오르내리기 ··················· 28
계피차 ··························· 134
고강도 운동 ······················ 38
고도 비만 ························· 35
고양이 등 늘리기 ·················· 66
골밀도 검사 ····················· 122
과식을 줄이는 식탁 예절 ·········· 169
관원 ····························· 137
관장 ······························ 17
광배근 ························ 63 · 65
권투 선수용 체중 감량 다이어트 법 ·· 52
균형 자세 ························ 101
균형 체조 ····················· 99 · 100
근막 ······························ 63
기공 체조 ························ 128
기름진 음식에 손이 가는 이유 ······ 158
기본 식품의 100kcal 양 ··········· 165
기점 ····························· 125
기지개로 옆구리 펴는 스트레칭 ····· 175
기초 대사량 측정법 ··············· 164
기타 한방 요법 ··················· 131
기혈점 ··························· 126
까마귀 자세 ····················· 101
꼭 필요한 식품군과 기본적인 섭취량 ·· 166

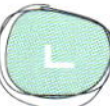

날씬한 복부를 유지하는 식사 원칙 ···· 155
날씬한 복부 유지를 위한 대표 음식 ···· 156
남자 몸 만들기 ··················· 204
내복사근 ························· 63
내분비 ··························· 125
내장비만 ························· 30
내장지방 ························· 26
녹차 ····························· 151
누워서 무릎 껴안기 ··············· 185
누워서 무릎 바닥에 대기 ··········· 73
누워서 상체 들어올리기 ······· 76 · 82
누워서 손으로 무릎 짚기 ··········· 70
누워서 허리 들기 ················· 67

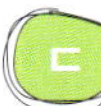

다리 교차하기 ···················· 69
다리 꼬아 엉덩이 돌리기 ··········· 78
다리 넘기기 ······················ 67
다리 벌리고 앉아 엉덩이 들면서 팔 들기 ·· 82
다리 벌리고 앉아서 몸 비틀기 ······· 70
다리 벌리고 앉아서 팔 들기 ········· 76
다리 옆으로 밀어주기 ·············· 85
다리 펴고 앉아서 상체 구부리기 ····· 78
다리 펴서 엉덩이 돌리기 ··········· 83
다리 펴서 엉덩이 밀어 올리기 ······· 76
다이어트 댄스 ··················· 104
단단한 살에 맞는 아로마 오일 ······ 139
단전 강화 자세 ··················· 95
단전 통일 자세 ··················· 96
당뇨병 ··························· 26
대장수 ·························· 137
대황차 ··························· 134
동규자차 ························· 134
동적 유연성 운동 ················· 64
두 다리 구부려 엉덩이 밀어 올리기 ··· 70
뒤로 발 잡기 ······················ 77
뒤로 손 짚고 다리 교차하기 ········· 75

등 밀기 …………………………………… 69 · 75
등받이 의자를 이용한 하복부 긴장 ………… 190
등받이 의자를 이용해 허리 단련하기 ……… 188
등산 ……………………………………………… 59
똑똑한 장보기 & 살 안찌는 요리 방법 ……… 192
뜸 치료 ………………………………………… 131

ㄹ

로즈마리 ……………………………………… 139
리덕틸 ………………………………………… 145

ㅁ

마인드 컨트럴 ………………………………… 44
마사지 & 지압법 ……………………………… 135
메조테라피 …………………………………… 146
명문 …………………………………………… 137
명상 요법 ……………………………………… 194
명현반응 ……………………………………… 123
목욕할 때 하는 스트레칭 …………………… 186
몸 굴려서 지방 없애기 ……………………… 189
몸이 늘 찌뿌둥한 사람에게 좋은 차 ……… 134
무릎 구부리고 상체 일으키기 ……………… 71
무릎 꿇고 뒤로 상체 젖히기 ………………… 66
무릎 대고 엎드려 옆구리 늘려주기 …… 78 · 84
무릎 세우고 윗몸 일으키기 ………………… 188
무릎 옆으로 구부렸다 펴기 ………………… 81
무통 경락 마사지 ……………………………… 136
물 속에서 허리 비틀기 ……………………… 187
물건 들고 상체 들어 올리기 ………………… 81
물렁살에 맞는 아로마 오일 ………………… 139

ㅂ

반대 발 · 손 마주 대기 ……………………… 76
반대편 무릎에 손대기 ………………………… 71
반대편 무릎에 팔꿈치 대기 …………… 77 · 83
발가락 스트레칭 ……………………………… 60
발바닥 중심 문지르기 ………………………… 60

발차기로 근육을 펴주기 ……………………… 177
밤식사 증후군 ………………………………… 20
배가 나오는 이유 ……………………………… 18
배둘레햄 ……………………………………… 18
배에 힘주그 빠르게 걷기 …………………… 177
배에 힘주그 서기 ……………………………… 183
뱃살 빼는 생활 수칙 ………………………… 40
뱃살 빼는 식사 법칙 ………………………… 42
뱃살 빼는 운동 법칙 ………………………… 38
뱃살 빼는 한방 요법 ………………………… 117
뱃살 빼는 혈자리 ……………………………… 126
뱃살 빼는 호흡법 ……………………………… 127
뱃살 빼는데 누르면 좋은 경혈점 ………… 137
뱃살 빼는데 자주 쓰이는 아로마 오일 …… 139
뱃살 빼주는 식품 & 체중 감량 보조제 …… 150
뱃살 안 찌는 사람들의 10가지 습관 ……… 45
뱃살 찌는 사람들의 10가지 습관 ………… 45
뱃살을 점점 찌게 하는 식품 ……………… 159
뱃살지방 날리는 일주일 식단표 ………… 172
변비 ………………………… 28 · 91 · 129 · 134
보조 치료법 …………………………………… 133
복결 …………………………………………… 126
복근 운동 ……………… 32 · 39 · 62 · 86 · 97
복근과 등을 단련하는 스트레칭 ………… 179
복부 근육의 명칭 ……………………………… 62
복부 근육의 분류와 특징 …………… 62 · 63
복부 지압 받을 때 주의할 점 ……………… 141
복부 해독의 효과 ……………………………… 194
복부비만 제거자세 …………………………… 91
복부비만과 성인병 …………………………… 25
복부비만의 측정기준 ………………………… 16
복부비만의 타입별 해결 방법 ……………… 27
복부비만이 되기 쉬운 태음인 ……………… 118
복부의 독소를 제거하는 해독 생활법 …… 193
복사근 늘리기 ………………………………… 66
복식 호흡 ……………………………………… 94
복직근 ………………………………… 62 · 63
복횡근 ………………………………………… 63
부력을 0 용한 스트레칭 …………………… 187
부위별 독근 운동 …………………………… 61

index

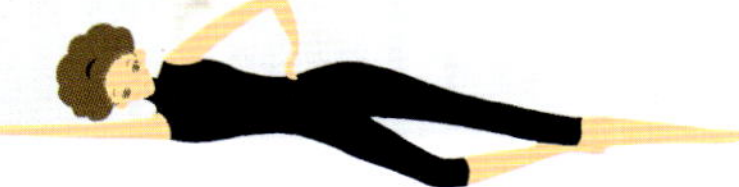

부황 치료 ·················· 129
붕어형 비만 ················ 26
비만 유형별 치료 오일 제조법 ········ 139
빨리 먹는 습관 고치는 비결 ········ 163

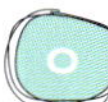

사이프레스 ················· 139
산후 비만 ················· 32
삼초수 ·················· 137
상 · 하체 동시에 엉덩이 밀어 올리기 ···· 83
상 · 하체 일으켜주기 ············ 79
상복부 뱃살 빼는 손가락 지압 반창고 ···· 142
상복부 비만 ················ 90
상체 젖히기 ················ 73
생활 속 T.P.O 복근 스트레칭 ······· 173
생활 속에서 운동 찾기 ··········· 38
서서 허리 젖히기 ·············· 65
성인병이 가장 염려되는 타입 ········ 34
성장 호르몬 ················ 147
셀룰라이트 ·············· 28 · 32
소양인 복부비만 스타일과 좋은 운동법 ··· 120
소음인 복부비만 스타일과 좋은 운동법 ··· 120
소장수 ·················· 137
소파에서 하는 복근 스트레칭 ········ 185
손 떼고 V자 만들기 ············ 82
손 짚고 V자 만들기 ············ 75
손 짚고 상체 옆으로 들어올리기 ······ 72
손 · 발 마주 대기 ············· 70
손가락 경락 지압법 ············ 142
손쉬운 체질 감별법 ············ 119
손으로 발 닿기 ·············· 77
수 치료 ·················· 131
수분 ··················· 137
수영 ············ 28 · 31 · 32 · 38 · 56
쉬운 지압법 ················ 140
식욕억제 지압법 ·············· 141
식이요법 ·················· 34
식전 호흡 ················· 97
신문 ··················· 125

신수 ··················· 137
신체 상태에 따른 뱃살 빼는 생활법 ····· 121
실내 자전거 ················ 55
심박수 ·················· 54

아랫배 강화 운동 ············· 97
아랫배 볼록형 ··············· 28
아랫배를 날씬하게 해 주는 동작 ······ 94
아로마 경락 마사지 ·········· 32 · 138
아로마 오일 흡입법 ············ 139
아르타 마센드라 자세 ··········· 90
아침에 일어나서 하는 복근 스트레칭 ···· 174
악어 자세 ················· 92
안복행법 ·················· 129
앞으로 구부려 등 펴기 ··········· 73
약물 치료법 ················ 144
약물 요법 ················· 34
양반다리로 앉아서 상체 구부리기 ······ 72
어깨 뒤로 젖히는 스트레칭 ········· 180
어혈제거 치료법 ·············· 129
엉덩이 돌리기 ··············· 71
여자 몸 만들기 ·············· 220
엎드려 뒷다리 잡기 ············ 71
엎드려 상체 들어올려 주기 ········· 67
엎드려 팔 짚고 상체 들어올리기 ······ 72
엎드려서 상체 들기 ············ 66
옆 허리 늘리기 ·············· 65
옆구리 단련하기 ·············· 191
옆구리 비어짐형 ·············· 32
옆구리 스트레칭 ·············· 174
옆구리 운동 ·············· 62 · 84
옆구리 지방연소 ·············· 106
옆으로 누워 상체 들어 올리기 ····· 77 · 84
오추 ··················· 137
옥수수 수염차 ··············· 133
올바른 워킹의 자세 ············ 51
외복사근 ·················· 63
외측복벽 ·················· 63

요가를 할 때 주의할 점 ································· 89
요가의 매력과 효과 ····································· 88
요가의 효과를 높이기 위한 10가지 방법 ······· 102
운동 후 피로를 풀어주는 발 맛사지 ············· 60
워킹 ·· 50
원활한 지방대사를 위한 물 마시기 ············· 120
위점 ··· 125
위험한 뱃살의 정체 ······································· 13
윗몸 뒤로 젖히기 ··· 29
윗몸 일으키기 ··· 39
윗배 볼록형 ··· 30
윗배를 날씬하게 해 주는 요가 동작 ············· 90
유산소 운동 ·················· 31 · 32 · 33 · 38 · 49
유산소 운동을 위한 휘트니스 센터 선택법 ······· 115
유연성 운동 ··· 62
유연성을 길러주는 스트레칭 ························· 64
율무차 ·· 134
의자를 이용한 트위스트 ······························ 181
이뇨 성분 ·· 133
이침 시술 방법 ··· 127
이침 요법 ·· 126
이침 치료시 주의할 점 ································· 127
잉여 칼로리 ··· 50

제왕절개와 복부비만 ····································· 20
조깅 ··································· ··········· 38 · 58
조리할 때 기본 자세 ·································· 160
조조바 ·· 139
좌훈 요법 ·· 132
주니퍼 ·· 139
주사 치료법 ─·· 146
줄넘기 ································· ········ 38 · 52
지방 분해 전기침 ······································ 124
지방 흡입술 ····················· 26 · 33 · 148
지방분해 체질약침 ······································ 132
지실 ────────── ········· 137
지압의 효과 ·· 140
지압할 때 올바른 손가락 사용법 ················· 140
지하철 계단을 오를 때 하는 스트레칭 ········· 183
지하철 문을 이용한 스트레칭 ····················· 183
지하철 의자에 앉아서 하는 스트레칭 ··········· 182
지하철에서 하는 스트레칭 ··························· 182
집에서 하는 명상 요법 ································ 195

자연 치료법 ·· 131
자전거 ······························· 31 · 54 · 69
잠자기 전에 하는 스트레칭 ························· 178
장세척 ··· 17
저강도 운동 ··· 38
저열량 다이어트 식단 짜기 ························· 167
저지방 식품 ··· 42
저칼로리 식이요법 ··· 30
전문 치료법 ·· 143
전신 균형 완성 자세 ···································· 101
전신의 균형을 잡아주는 동작 ························· 98
정적 유연성 운동 ··· 64
정화 체조 ·· 98
제니칼 ·· 144

책상을 이용한 스트레칭 ······························ 181
처진 살에 맞는 아로마 오일 ······················· 139
척추 기립근 ··· 63
천추 ································· ········· 126 · 137
천추 혈자리 ·· 131
청혈 요법 ·· 128
체성분 검사 ·· 122
체중 감량 보조제의 효능 ···························· 151
체질별 복부비만 스타일과 좋은 운동법 ········· 120
체침 요법 ·· 125
출 · 퇴근하면서 하는 스트레칭 ···················· 176
치료에 효과적인 귀의 혈자리 ······················ 125
침 요법 ·· 124

카페인 ·· 151
컴퓨터 적외선 전신체열 진단 ····················· 123

index

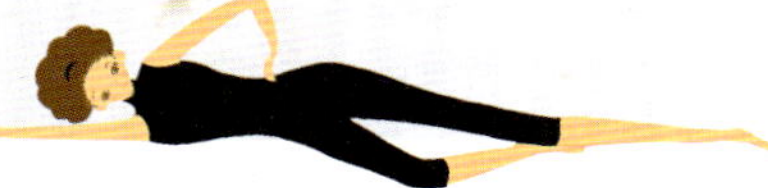

켄싱턴 다이어트 ···················162
켄싱턴 다이어트의 식품 조합법 ········163
코르셋과 뱃살 ·····················17
코브라 자세 ·······················91
코브라 자세의 두 가지 변형 ··········96
크롬 ·····························151
키토산 ···························151

ㅌ

탁구 ······························34
태양인 복부비만 스타일과 좋은 운동법 ····120
태음인 복부비만 스타일과 좋은 운동법 ····120
테니스 ····························34
테이핑 요법 ·······················132

ㅍ

팔 앞으로 들고 등 펴기 ··············80
팔과 다리를 동시에 드는 스트레칭 ·····179
팔다리 동시에 들기 ·············79 · 85
팔다리 번갈아 들기 ·················73
편안하게 근육 풀기 ················186
풍만한 남산형 ······················34
피하지방 ··························26

ㅎ

하복부 뱃살 빼는 손가락 지압 반창고 ····142
하복부 지압법 ····················141
하복부를 날씬하게 하는 스트레칭 ······184
한 무릎 세우고 상체 옆으로 구부리기 ·····78
한방 다이어트를 할 때 꼭 검진할 사항 ···122
한방 병원 프로그램 ················122
한방 차 치료법 ···················133
한방에서 본 복부비만의 원인 ·········118
한방차 달이는 시간 ················133
해독 경락 운동 ···················194
해독 식이요법 ····················196
해독 요법의 3단계 ················194

허기를 길들이는 방법 ···············166
허리 비트는 스트레칭 ··············175
허리 펴는 스트레칭 ················174
허리를 날씬하게 하는 경락 마사지 ·····137
허리를 단련하는 기본 스트레칭 ·······178
허리를 세워 의자에 앉는 법 ··········180
허리를 유연하게 하는 스트레칭 ·······187
허리의 피로를 풀어주는 스트레칭 ······178
험한 길 쉽게 걷는 노하우 ············59
혈당지수 ··························43
혈액 및 소변검사 ·················122
혈액 순환 장애 ···················128
혈액형으로 알아보는 내 몸에 맞는 식생활 ···170
호흡하기 ···················68 · 74 · 80
확실한 뱃살 제거 프로그램 7 가지 ······46
황기차 ···························134
황수 ····························137
회사에서 하는 스트레칭 ············180
효과적인 지압법 ··················140
훈증법 ···························133
흡연자의 복부둘레 ·················21

기타

3-3-3 법칙 ························39
6주 파워 트레이닝 ················203
TV볼 때 하는 스트레칭 ············188
V자 손발 동시에 대기 ··············81
X 증후군 ·························36

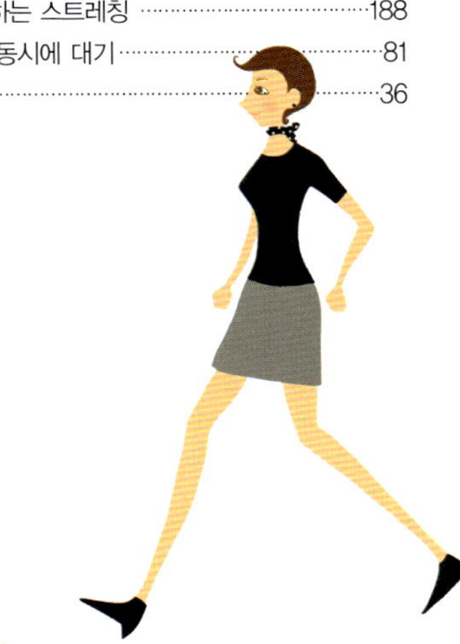